의료기기 글로벌 허가인증제도

의료기기 글로벌 허가인증제도

발행일   2016년 3월 31일

지은이   유 규 하
펴낸이   손 형 국
펴낸곳   (주)북랩
편집인   선일영   편집   김향인, 서대종, 권유선, 김예지
디자인   이현수, 신혜림, 윤미리내, 임혜수   제작   박기성, 황동현, 구성우
마케팅   김회란, 박진관, 김아름
출판등록   2004. 12. 1(제2012-000051호)
주소   서울시 금천구 가산디지털 1로 168, 우림라이온스밸리 B동 B113, 114호
홈페이지   www.book.co.kr
전화번호   (02)2026-5777   팩스   (02)2026-5747

ISBN   979-11-5585-897-4 93510 (종이책)   979-11-5585-898-1 95510(전자책)

이 도서의 국립중앙도서관 출판예정도서목록(CIP)은 서지정보유통지원시스템 홈페이지(http://seoji.nl.go.kr)와
국가자료공동목록시스템(http://www.nl.go.kr/kolisnet)에서 이용하실 수 있습니다.
(CIP제어번호 : CIP2016007366)

성공한 사람들은 예외없이 기개가 남다르다고 합니다.
어려움에도 꺾이지 않았던 당신의 의기를 책에 담아보지 않으시렵니까?
책으로 펴내고 싶은 원고를 메일(book@book.co.kr)로 보내주세요.
성공출판의 파트너 북랩이 함께하겠습니다.

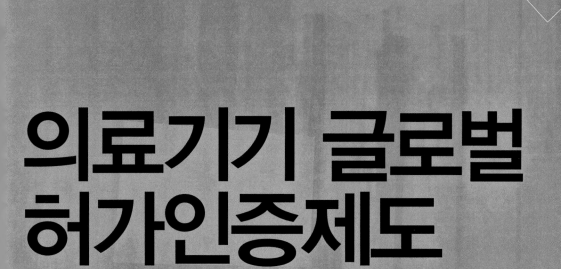

의료기기 글로벌 허가인증제도

21세기 대한민국을 먹여 살릴 의료산업의 청사진

유규하 지음

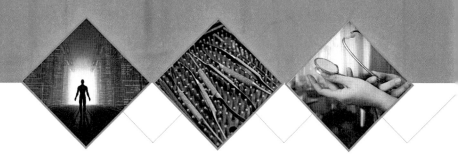

북랩 book Lab

머리말

　최근 들어 의료기기 산업은 전 세계 국가에서 차세대 미래 먹거리 산업으로 집중 육성되며 급격한 성장을 거듭하고 있으나, 아직까지 대부분의 시장은 일부 선진국이 점유하고 있다. 의료기기는 일반 제품과 달리 개발부터 실용화까지 의료기기법에 따른 복잡한 규제절차를 거쳐야 하므로 종래의 의공학 분야의 R&D 인력 외에도 개발에서 실용화까지의 각 과정에 따르는 전문지식과 경험을 갖춘 인력이 요구된다. 그뿐만 아니라 개발된 의료기기는 국내에 국한하지 않고, 해외 진출을 목적으로 하기에, 각국의 의료기기법 및 의료기기 사용실태 등에 대한 글로벌 수준의 지식과 경험을 바탕으로 한 전문성도 필요하다.

　본 교재는 종래의 의료기기 기술개발(R&D) 교육과 더불어 핵심 과목인 『의료기기 글로벌 허가인증제도』를 통해 산업현장에서 의료기기의 제품기획, 연구, 개발, 생산, 허가, 유통 등의 업무수행이 가능하도록 실질적이고 종합적인 지식을 제공하는 것을 목적으로 한다. 이로써 우리나라를 의료기기 선진국가로 발전시키는 데 기여할 수 있는 융합적 실무형 전문가를 양성하는 것을 궁극적인 목표로 한다.

　저자는 오랜 기간 식품의약품안전처 의료기기 허가심사 분야의 공직 경험과 대학에서의 교육 경험을 토대로, 의료기기 기술개발에만 치중하는 종래의 공학교육과는 달리 국가별 규제적 측면에서의 문제점과 대응방안 등 현장 중심의 『의료기기 글로벌 허가인증제도』에 대한 기본지식과 실무에 적용할 수 있는 현장지식을 본 교재에 담고자 하였다. 이를 통해 의료기기 산업 현장에서 필요로 하는 융합 실무형 글로벌 전문가로서의 역량을 발휘하는 데 도움을 주고자 한다. 본 교재는 의료기기 산업에 관심이 있는 학부생과 대학원생부터 현장에서 의료기기 규제 관련 업무를 수행하는 실무자에 이르기까지 폭넓은 독자층이 모두 이해하기 쉽게 기술되어 있으며, 최신의 글로벌 헬스케어 트렌드를 함께 담고 있다.

　전 세계 대상 국가의 규제기관 공시자료를 중심으로 작성되었으나, 규제의 속성상 내용이 변경될 수 있으므로 부족하거나 보완해야 할 부분에 대한 지적을 감사히 받아들여 계속해서 최신의 정보를 담은 개정판을 출시할 것을 약속드린다.

본 교재 발간의 필요성에 대하여 제안해 주시고 발간 과정에서 모든 지원을 아끼지 않으신 성균관대학교 삼성융합의과학원 임효근 원장님과 의료기기산업학과장 이규성 교수님, 윤엽 교수님을 비롯한 모든 교수님들께 진심으로 깊은 감사를 드린다. 무엇보다도 교재 기획부터 발간까지 짧은 일정임에도 교재의 완성을 위해 열과 성의를 다해 준 언제나 믿음직한 의료기기산업학과 석사과정 1기 제자들, 김정은, 김철희, 남지윤, 안재권, 정혜임 학생에게 무한한 감사를 드린다.

2016년 3월
저자 유규하

차 례

제1장__대한민국 의료기기 허가인증제도

제2장__미국 의료기기 허가인증제도

차 례

제7장__의료기기 국제 표준화

차 례

제8장__최신 의료기기 이슈

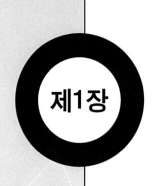

제1장

대한민국 의료기기 허가인증제도

CONTENTS

1 의료기기 법체계

1.1 의료기기 법령의 이해

「의료기기법」은 법률 제 6009호로 2003년 5월 29일에 공포되었고, 2004년 5월 30일부터 시행되었다. 「의료기기법」이 제정되기 이전 의료기기는 의약품 및 의약외품 등과 같이 '의약품 등'으로 분류되어 「약사법」에 따라 관리되었으나, 의료기기의 구조나 형태, 다양한 종류와 범위 등의 특성상 의약품 등으로 정의하여 관리하는 데 한계가 발생하였다. 또한, 인구 고령화 및 의료 서비스 향상 등으로 의료기기의 사용과 수요가 확대되며 의료기기만의 독립적 관리 체계가 필요함에 따라 「의료기기법」이 제정되었다.

1) 의료기기 법령체계

법령체계는 헌법과 헌법이념을 구현하기 위한 법률, 그 아래 대통령령, 총리령, 고시 등의 행정입법으로 구성되어 있다. 법령은 순서대로 일정한 위계체계를 가지고 있어 상위 법령의 위임에 의하여 제정되거나 상위 법령의 집행을 위하여 제정된다.

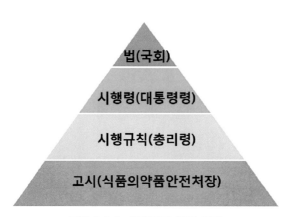

그림 1.1.1. 의료기기 법령 체계

의료기기 법령은 「의료기기법」, 「의료기기법 시행령」, 「의료기기법 시행규칙」으로 구성되어 있다. 「의료기기법」에서는 의료기기의 정의 및 허가 등 법령의 근거를 규정하고 있고, 「의료기기법 시행령」 및 「의료기기법 시행규칙」은 각각 대통령령과 총리령으로 규정되어 있다. 「의료기기법」, 「의료기기법 시행령」, 「의료기기법 시행규칙」의 위임에 따라 행정규칙도 규정 및 운영되고 있다. 식품의약품안전처 고시 행정규칙은 의료기기 품목 분류, 허가 절차 등 상위 법령에서 위임한 세부사항을 식품의약품안전처장이 규정한 것이다.

2) 의료기기 규정의 주요 내용

의료기기 규정별 주요 내용은 다음과 같다.

(1) 「의료기기법」

- 「의료기기법」의 목적, 의료기기 정의
- 의료기기의 제조·수입·수리·판매·임대 등 관련 허가 신고
- 의료기기의 재심사·재평가
- 제조업자 등의 의무사항(제조 및 품질관리기준 준수, 리베이트 금지 등)
- 용기 등의 기재사항 및 광고, 일반행위의 금지 등 취급 관련사항
- 의료기기 시험검사기관, 품질관리심사기관, 임상시험기관 지정 등
- 업무의 정지 및 벌칙 등 법률위반자에 대한 처분

(2) 「의료기기법 시행령」

- 의료기기위원회의 구성 등
- 판매 임대업자의 준수사항
- 과징금 산정기준 등
- 의료기기정보기술지원센터의 운영
- 권한의 위임
- 민감 정보 및 고유식별정보의 처리
- 휴·폐업 미신고 등에 대한 과태료 부과 기준

(3) 「의료기기법 시행규칙」

- 제조(수입)업허가 및 품목허가신청 절차 및 방법 등 상위 법령 위임 사항
- 행정처분 개별 기준 및 리베이트 허용범위 등 별표 규정
- 허가 심사에 대한 기준 및 절차 등 세부사항은 고시로 위임

3) 의료기기 규정의 이해

「의료기기법」은 의료기기의 제조, 수입 및 판매 등에 관한 사항을 규정함으로써 의료기기의 효율적인 관리를 도모하고, 국민보건 향상에 이바지함을 목적으로 한다.

(1) 의료기기의 정의

「의료기기법」제2조 제1항에 따르면 의료기기의 정의는 다음과 같다.

사람이나 동물에게 단독 또는 조합하여 사용되는 기구, 기계, 장치, 재료 또는 이와 유사한 제품으로서 다음 각 호의 어느 하나에 해당하는 제품으로 다만, 「약사법」에 따른 의약품과 의약외품 및 「장애인복지법」 제 65조에 따른 장애인 보조 기구 중 의지(義肢)·보조기(補助器)는 제외한다.
- 질병을 진단·치료·경감·처치 또는 예방할 목적으로 사용되는 제품
- 상해 또는 장애를 진단·치료·경감 또는 보정할 목적으로 사용되는 제품
- 구조 또는 기능을 검사 대체 또는 변형할 목적으로 사용되는 제품
- 임신을 조절할 목적으로 사용되는 제품

(2) 「의료기기법」의 규제 대상

「의료기기법」의 관리 하에 있는 대상은 의료기기 취급자와 의료기기 물품 두 가지이다.

"의료기기 취급자"란 의료기기를 업무상 취급하는 다음 각 호의 어느 하나에 해당하는 자로서 이 법에 따라 허가를 받거나 신고를 한 자, 의료법에 따른 의료기관 개설자 및 수의사법에 따른 동물병원 개설자를 말한다.

- 의료기기 제조업자
- 의료기기 수입업자
- 의료기기 수리업자
- 의료기기 판매업자
- 의료기기 임대업자

의료기기 제조업자와 수입업자는 의료기기의 제조 또는 수입을 업으로 하려는 자로서 식품의약품안전처장의 허가를 받아야 한다. 의료기기 수리업자는 의료기기를 허가를 받거나 신고한 내용대로 수리하는 자로서 법 상으로는 식품의약품안전처장에 신고하도록 되어 있으나, 「의료기기법 시행령」 제13조 제2항에 따라 특별시장, 광역시장, 도지사, 특별자치도지사에게 권한을 위임하였다.

의료기기 규제의 핵심은 제품이며, 규격, 허가, 판매, 제조, 수입, 품질 등 각 분야마다 규제를 두고, 「의료기기법」에 따라 관리되고 있다.

(3) 의료기기의 등급분류와 지정

「의료기기법」 제3조 제1항에서는 식품의약품안전처장은 의료기기의 사용목적과 사용 시 인체에 미치는 잠재적 위해도 등의 차이에 따라 체계적이고 합리적인 안전관리를 할 수 있도록 의료기기의 등급을 분류하여 지정하여야 한다고 명시되어 있다.

「의료기기법 시행규칙」 제2조에서는 의료기기 등급분류 및 지정에 관한 기준과 절차를 다음과 같이 나타내고 있다. 의료기기를 사용목적과 사용 시 인체에 미치는 잠재적 위해도에 따라 의료기기위원회의 심의를 거쳐 다음 4개 등급으로 분류한다. 하나의 제

품이 두 가지 이상의 등급에 해당되는 경우에는 가장 높은 위해도에 따른 등급으로 분류
된다. 의료기기의 잠재적 위해도는 인체와 접촉하고 있는 기간, 침습의 정도, 의약품이
나 에너지를 환자에게 전달하는지 여부, 환자에게 생물학적 영향을 미치는지 여부에 따
라 판단된다.

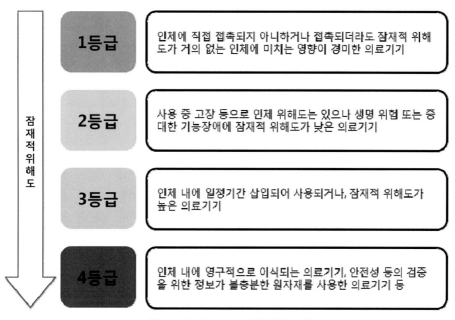

그림 1.1.2. 의료기기 등급분류 기준

　체외진단용 의료기기의 경우에는 개인과 공중보건에 미치는 잠재적 위해도도 함께
고려하여 4개의 등급으로 분류된다.

　체외진단용 의료기기란, 의료기기를 이용하여 반응·분석하는 시약으로서 주반응 시
약과 보조시약으로 구성된다(단, 실험실에서 조제하여 사용하는 조제 시약은 제외). 주
반응 시약은 인체에서 유래하는 검체를 시료로 사용하여 시료 중의 물질을 검출하거나
측정하여 인체의 질병 감염 여부 등을 판정할 목적으로 사용되는 시약을 말하며, 보조시
약은 체외진단분석기용 시약을 사용할 때 보조적 또는 부수적으로 사용되는 것이다.

　체외진단용 의료기기의 경우 잠재적 위해도에 대한 판단기준은 사용목적과 사용시
주의사항, 사용자의 임상적 경험(사용자가 의사 등 전문가인지 일반인인지 여부 등), 진
단정보의 중요성(진단정보를 단독으로 이용할 수 있는지 다른 진단정보와 결합하여 이
용할 수 있는지 여부 등), 진단 검사 결과가 개인이나 공중보건에게 미치는 영향력을 기
준으로 한다.

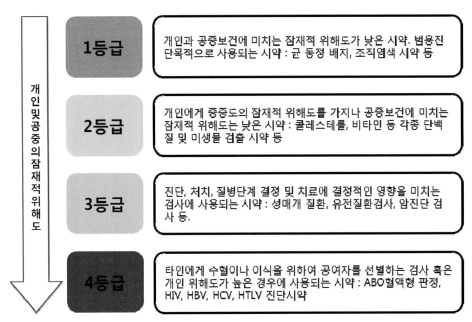

그림 1.1.3. 체외진단용 의료기기 등급분류 기준

식품의약품안전처 고시「의료기기 품목 및 품목별 등급에 관한 규정」에 따라 의료기기의 등급지정 절차는 대분류 및 중분류한 사항을 고시하고, 소분류된 의료기기는 품목별로 등급을 정하여 고시한다. 대분류의 경우 의료기기를 기구·기계, 장치 및 재료별로 분류하고, 중분류는 각 대분류군을 원자재, 제조공정 및 품질관리체계가 비슷한 품목군으로 분류한다. 소분류는 각 중분류군을 기능이 독립적으로 발휘되는 품목별로 분류한다.

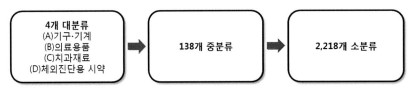

그림 1.1.4. 품목별 등급분류(2015.04.01 고시 기준)

예시) 범용수동식진료대
품목코드: A01010.01
- 대분류: A00000 (기구, 기계, Medical Instruments)
- 중분류: A01000 (진료대와 수술대, Operating and treatment table)
- 소분류: A01010 (진료대, Treatment table) [수동식-1등급, 전동식-2등급]

1.2 의료기기 관련 행정기관

1) 식품의약품안전처(Ministry of Food and Drug Safety, MFDS)

2013년 3월, 식품의약품안전청(Korea Food & Drug Administration, KFDA)은 국무총리 산하기관인 식품의약품안전처로 승격되었다. 주로 식품·의약품·의료기기·생물의약품·화장품·의약외품 등의 안전에 관한 업무를 담당하는 행정기관이다.

(1) 식품의약품안전처의 조직도

식품의약품안전처 조직은 7국, 1관, 1조정관, 43과 등으로 이루어져 있으며, 식품의약품안전평가원과 6개의 지방청, 15개의 검사소가 소속되어 있다. 아래의 그림은 식품의약품안전처 본부의 조직도를 나타낸 것이다. 그 중 의료기기안전국은 의료기기정책과, 의료기기관리과, 의료기기안전평가과로 구성되어 있다.

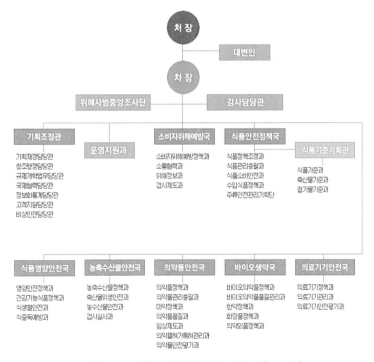

그림 1.1.5. 식품의약품안전처 조직도 (2015년)

출처: http://www.mfds.go.kr

현재 식품의약품안전처에 소속되어 있는 식품의약품안전평가원은 국립보건안전연구원으로 발족되었으며, 2009년 식품의약품안전평가원으로 확대되고, 2013년 식품의약품안전처 소속기관으로 개편되었다. 식품의약품안전평가원은 6부, 1센터, 2과로 이루어져

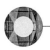

있으며, 의료기기심사부는 첨단의료기기과, 심혈관기기과, 정형재활기기과, 구강소화기기과, 체외진단기기과 등 총 5개 과로 구성되어 있다.

식품의약품안전평가원의 조직도는 아래와 같다.

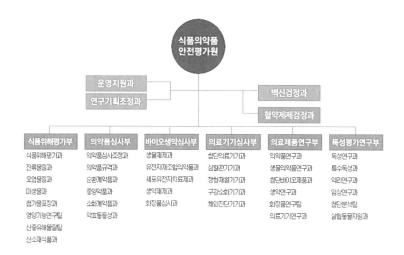

그림 1.1.6. 식품의약품안전평가원 조직도 (2015년)

출처: http://www.mfds.go.kr

그 외 6개의 지방청(서울, 부산, 경인, 대구, 광주, 대전)은 제조업·수입업 허가 및 관리, 의료기기의 제조 및 수입업체에 대한 제조 및 품질관리기준 심사, 의료기기 제조 및 품질관리기준 적용 업체의 사후관리 등의 업무를 담당하고 있다.

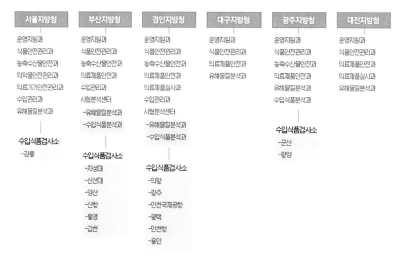

그림 1.1.7. 지방식품의약품안전청 조직도 (2015년)

출처: http://www.mfds.go.kr

(2) 담당 과별 업무분장

① 의료기기안전국의 업무

- 의료기기 정책에 관한 종합 계획의 수립 및 조정(식품의약품안전처 소관으로 한정)
- 의료기기 허가 제도 운영 및 정책 개발
- 의료기기 등급분류와 지정
- 의료기기(1등급 중 허가대상 및 3 · 4등급만 해당)의 품목류 및 품목별 제조 · 수입허가
- 의료기기 기술문서심사기관의 지정 및 지도 감독
- 의료기기 품질관리심사기관의 등록 및 지도 감독
- 의료기기위원회의 운영
- 의료기기의 기준규격 제 · 개정
- 의료기기 허가, 신고 및 임상시험 계획 승인 등의 사전검토제 총괄
- 의료기기 안전관리 선진화를 위한 연구개발 사업
- 의료기기 제조업 · 수입업 · 판매업 · 수리업 등의 시설 기준에 관한 사항
- 신개발의료기기의 허가 지원 및 관리 총괄
- 의료기기정보기술지원센터 지원 및 감독
- 의료기기 취급자에 대한 지도 · 단속 계획의 수립 · 조정
- 의료기기의 표시 사항 · 광고에 대한 지도 · 단속 계획의 수립 · 조정
- 유통 중인 의료기기의 품질관리에 관한 사항
- 의료기기의 부작용 등 안전성에 관한 정보 처리 및 추적 관리에 관한 사항
- 의료기기의 재심사 및 재평가에 관한 사항
- 의료기기감시원의 임면 및 교육
- 의료기기의 생산 · 수입 실적 등 통계에 관한 사항
- 의료기기 제조 · 수입업체에 대한 의료기기 제조 및 품질관리기준(GMP)의 설정 · 운영
- 의료기기 임상시험계획 승인 · 관리 총괄 및 임상시험 관리기준 운영
- 의료기기 임상시험기관의 지정 및 임상시험기관 지도 · 감독에 대한 지원

② 의료기기심사부의 업무

- 의료기기 기술문서 등의 심사에 관한 사항
- 의료기기 임상시험계획의 심사
- 의료기기 허가, 신고 및 임상시험계획 승인 등의 사전검토
- 의료기기의 기준규격의 설정 및 운영 지원
- 의료기기 기술문서 심사기관의 심사원 교육에 관한 사항
- 의료기기 기술문서 심사기관 및 시험 · 검사기관의 지정 및 지도 · 감독에 대한 지원
- 신개발의료기기 허가 지원
- 의료기기의 재심사 및 재평가에 관한 자료 심사
- 의료기기의 제조 및 품질관리기준(GMP)의 심사 지원

2) 의료기기정보기술지원센터

「의료기기법」 제42조에 의거 2012년 5월에 설립된 정부출연기관으로서, 국내 신개발

의료기기 개발 동향 및 임상 정보 등에 관한 종합적인 정보·기술 지원 등으로 의료기기 산업을 육성하고, 의료기기 안전관리 향상에 기여함을 목적으로 한다.

　의료기기정보기술지원센터는 위와 같은 다양한 사업을 운영 중에 있으며, 2015년 7월 부터는 의료기기 1등급 신고 및 2등급 인증 업무가 센터로 위임되었다.

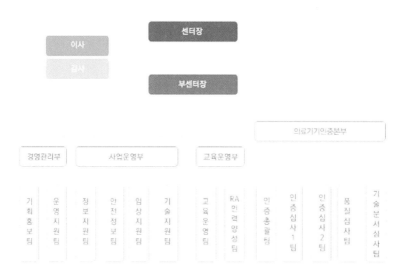

그림 1.1.8. 의료기기정보기술지원센터 조직도

출처: http://www.mditac.or.kr

의료기기정보기술지원센터의 주요 업무는 다음과 같다.

- 국제규격 가이드라인 개발
- 부작용 등 안전성정보 분석 및 평가
- 임상시험 지원
- 의료기기 품질책임자 교육
- 의료기기 RA양성 및 인증
- 개방형 시험실 운영
- 의료기기 기술문서 심사
- 의료기기 인증업무

2 의료기기 인허가

2.1 의료기기 제조(수입)업 허가

의료기기의 제조 또는 수입을 업으로 하려는 자는 「의료기기법」제6조, 제15조에 근거하여 식품의약품안전처장의 제조(수입)업 허가를 받아야 한다.

1) 의료기기 제조(수입)업 허가 절차

의료기기 제조(수입)업 허가신청 시 1개 이상의 제조(수입) 허가 및 신고와 동시에 신청하여야 한다. 의료기기 전자민원창구(http://emed.mfds.go.kr)를 통해 인터넷 접수하거나 식품의약품안전처 종합민원실에 직접 접수한다. 처리 기관은 관할 지방식품의약품안전청이며, 처리기간은 25일 이내이다.

- 개인 사업자: 의료기기 제조(수입)업 허가신청서, 품질책임자 관련 제출서류, 대표자 건강진단서(6개월 이내) 구비
- 법인: 의료기기 제조(수입)업 허가신청서, 품질책임자 관련 제출서류, 법인등기부등본(담당 공무원 확인사항) 구비

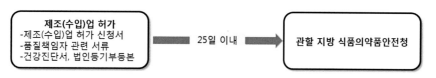

그림 1.2.1. 제조(수입)업 허가 절차

2) 의료기기 제조(수입)업 변경허가

제조업의 허가를 받은 사항에 변경이 있는 경우(업체명, 소재지, 대표자, 양도양수에 의한 변경 등)에는 「의료기기법 시행규칙」별지서식 29호에 따라 변경허가신청서와 그 외 필요한 자료를 첨부하여 변경이 있는 날부터 30일 이내에 지방식품의약품안전청장에게 제출하여야 한다.

제조업체의 소재지가 변경되거나 제조업체를 추가하는 경우에는 위탁계약서 사본 및 시설과 제조 및 품질관리 체계의 기준에 적합함을 증명하는 자료를 제출하여야 한다. 품질책임자가 변경된 경우에는 변경된 품질책임자에 대한 자격을 확인할 수 있는 자료를 첨부하여 제출하여야 한다.

2.2 의료기기 제조(수입) 신고 및 허가

　의료기기는 품목등급, 제조, 수입, 안전성·유효성 심사 여부에 따라 신고 및 허가 절차가 다르다.

1) 의료기기 신고 절차

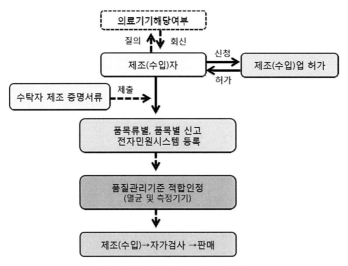

그림 1.2.2. 의료기기 신고 흐름도

　의료기기 제조(수입) 신고 대상은 1등급 중 이미 허가를 받거나 신고한 품목과 구조, 성능, 사용목적 및 사용방법 등이 본질적으로 동등한 의료기기이다. 의료기기 제조(수입)업자는 신고에 필요한 서류를 구비하여 의료기기 전자민원창구를 통하여 신고하여야 한다. 신고서에 기재하여야 하는 항목은 다음과 같다.

- 명칭(제품명, 품목명, 모델명)
- 분류번호(등급)
- 모양 및 구조
- 사용목적
- 사용방법
- 사용 시 주의사항
- 제조원(수입 또는 제조공정 전부 위탁인 경우)
- 비고

　의료기기 제조(수입) 신고는 의료기기 전자민원창구에 제조(수입)신고서가 등록된 경우 신고가 수리된 것으로 본다. 제조(수입)업 허가신청서와 동시에 제출된 경우 제조(수입)업 허가가 완료되었을 시 신고가 수리된 것으로 본다. 허가대상인 의료기기를 신고하거나 의료기기가 아닌 제품을 신청한 경우 또는 이미 신고한 1등급 의료기기와 구조·원리·성능·사용목적·사용방법 등이 본질적으로 동등하지 않은 의료기기를 신고한 경우 신고는 수리되지 않는다.

「의료기기 허가·신고·심사 등에 관한 규정」[별표 1]에 따라 품목류 신고대상 의료기기는 품목신고와 달리 품목류 신고를 하여야 한다. 품목류란, 「의료기기 허가·신고·심사 등에 관한 규정」에 따른 소분류를 의미하며, 품목류 신고에 해당되는 항목은 60가지이다. 품목류 신고를 할 경우 신고서의 "품목류" 구분란에 표기하고, 동일 제품군에 해당하는 대표 제품 하나 이상을 대상으로 작성한다.

> **예시** 재사용가능수동식의료용칼(A41010.01)의 모델이 AAA, AAA', AAA"의 경우, AAA로 품목류 신고를 신청하여야 함.

※체외진단용 의료기기

의료기기 전자민원창구에 신고 등록하여야 하고, 사용목적을 검사 대상, 검체 종류, 검사항목, 측정원리 및 정성 또는 정량 등을 구체적으로 기재해, 신고하여야 한다.

2) 2등급 의료기기 인증 및 허가 절차

2등급 의료기기 중 위해도가 낮은 의료기기의 경우, 의료기기정보기술지원센터를 통해 인증을 받아야 한다.

「의료기기법」제44조 제2항, 「의료기기법 시행규칙」제5조 제2항 및 제40조에 따른 제조 및 수입 품목류별 및 품목별 인증 대상 의료기기는 위해도가 낮은 2등급 의료기기 중 다음에 해당하는 의료기기는 인증 대상에서 제외된다.

- 의약품 또는 의약외품과 조합되거나 복합 구성된 의료기기
- 식품의약품안전처장이 「의료기기 품목 및 품목별 등급에 관한 규정」에 따라 고시한 중분류 품목 중 유헬스케어 의료기기
- 「의료기기법」제29조에 따른 추적관리대상 의료기기 중 상시 착용하는 호흡감시기
- 지속적인 사용으로 인체에 생물학적 영향을 미칠 수 있는 '매일 착용 하드콘택트렌즈', '매일 착용 소프트콘택트렌즈'와 같은 의료기기
- 식품의약품안전처장이 「의료기기 품목 및 품목별 등급에 관한 규정」에 따라 고시한 대분류 품목 중 (D)체외진단용 의료기기

또한, 1등급의 품목류 신고와 같이 2등급에서도 품목류 인증 및 허가대상 제품이 있다. 「의료기기 허가·신고·심사 등에 관한 규정」[별표 1]에 따라 식품의약품안전처장이

지정한 품목류 인증 및 허가대상의료기기는 제조(수입)허가신청서의 "품목류"란에 표기하고, 동일제품군에 해당하는 대표 제품 하나 이상을 대상으로 인증 및 허가를 신청하여야 한다. 모델명 추가 또는 삭제는 '동일제품군' 내에서 업체에서 자율적으로 관리하되 30일 이내에 의료기기정보기술지원센터에 제출하여야 한다.

품목류 인증 및 허가를 제외한 2등급 의료기기 및 3, 4등급 의료기기, 1등급 의료기기 중 이미 인증 및 허가를 받거나 신고한 의료기기와 구조·원리·성능·사용목적·사용방법 등이 본질적으로 동등하지 않은 의료기기는 품목별 허가대상이다.

2등급 의료기기의 경우 동등공고제품, 동등제품, 개량제품, 새로운 제품에 따라 허가에 필요한 서류와 인증 및 허가 시 소요되는 기간이 다르다. 2등급 의료기기의 인증 및 허가의 흐름도는 다음과 같다.

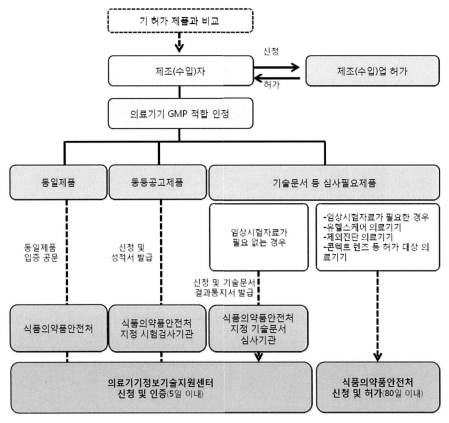

그림 1.2.3. 2등급 의료기기 인증 및 허가 흐름도

(1) 동일제품

이미 허가 받은 품목과 동일한 제조원(제조 국가, 제조 회사 및 제조소 동일)의 동일 제품인 경우 기술문서 심사가 면제된다. 식품의약품안전처에서 동일제품임을 입증 받은 후 의료기기정보기술지원센터에 인증 신청을 할 수 있다.

(2) 동등공고제품

동등공고제품이란 2등급 의료기기 중 동등제품으로 3회 이상 허가 받은 제품에 대하여 사용목적, 작용원리, 원재료, 성능, 시험규격 및 사용방법 등을 식품의약품안전처 홈페이지에 공고한 제품을 의미한다(의료용품에 한함). 동등공고제품을 인증받기 위해서는 식품의약품안전처 지정 시험검사기관에서 안전성 및 성능에 관한 시험검사성적서를 발급 받아 의료기기정보기술지원센터에 인증 신청 시에 함께 제출하여야 한다.

(3) 기술문서 등 심사 필요제품

기술문서 심사가 필요한 제품은 우선 본질적 동등품목 비교표(「의료기기 허가·신고·심사 등에 관한 규정」별지 3호서식)를 작성하여 아래와 같이 3가지로 구분하여야 한다.

- 동등제품: 이미 허가를 받은 의료기기와 사용목적, 작용원리, 원재료(의료용품에 한함), 성능, 시험 규격 및 사용방법 등이 동등한 의료기기를 말한다. 체외진단용 의료기기는 사용목적, 작용원리, 원재료 및 성능이 동등한 경우를 말한다.
- 개량제품: 이미 허가를 받은 의료기기와 사용목적, 작용원리, 원재료(의료용품에 한함)는 동등하나 성능, 시험규격, 사용방법 등이 동등하지 아니한 의료기기를 말한다. 다만 체외진단용 의료기기는 이미 허가를 받은 의료기기와 사용목적, 작용원리는 동등하나 원재료 또는 성능이 동등하지 아니한 제품을 말한다.
- 새로운 제품: 이미 허가를 받은 의료기기와 사용목적, 작용원리 또는 원재료(의료용품에 한함)등이 동등하지 아니한 의료기기를 말한다.

동등제품, 개량제품은 임상시험이 필요 없는 경우로서 식품의약품안전처 지정 기술문서심사기관에서 기술문서 심사 후 의료기기정보기술지원센터에 인증 신청을 할 수 있으며, 처리 기한은 5일 이내이다. 임상시험이 필요한 새로운 제품, 유헬스케어 의료기기, 체외진단용 의료기기는 임상시험 자료와 함께 식품의약품안전처 본부에 허가신청을 하여야 하며, 처리기간은 80일 이내이다.

3) 3, 4등급 의료기기 허가 절차

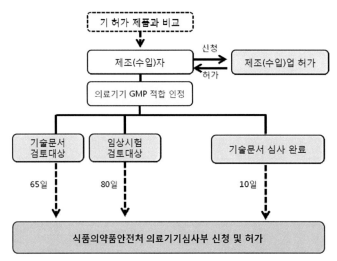

그림 1.2.4. 3, 4등급 의료기기 허가 흐름도

　동일제품의 경우 기술문서 심사 없이 허가를 받을 수 있으며, 처리기간은 10일 이내이다. 그 외 제품에 대해서는 기술문서 심사를 받아야 하며, 4등급의 경우 '의료기기 국제표준화기술문서(Summary Technical Documentation for demonstrating conformity to the principles of safety and performance of medical devices, STED)'로 기술문서를 작성하여야 한다. (제7장 2. STED 참조)

　3, 4등급 의료기기는 2등급 의료기기와 달리 동등제품, 개량제품, 새로운 제품으로 구분되지 않지만 본질적 동등품목 비교표를 통하여 심사자료를 면제받을 수 있다. 3, 4 등급의 경우 기술문서 심사와 허가를 동시에 신청할 수 있으며, 기술문서 검토대상의 경우 처리기간이 65일 이내이고, 임상시험 검토대상의 경우 처리기간이 80일 이내이다.

4) 변경허가

　허가 받은 후 제품에 변경이 생겼을 경우 다음 2가지로 나뉜다. 사용목적(성능에 영향을 미치는 경우), 작용원리, 국내에서 최초로 사용되는 원재료(의료용품에 한함)가 변경되었을 경우에는 신규허가(신고) 대상이므로 변경허가 대상이 아니다.

(1) 안전성, 유효성에 영향을 미치는 주요 변경의 경우

　본질적 동등품목 비교표에 기 허가 받은 사항과 변경된 사항을 비교 작성하여 제출하여야 한다. 기술문서 심사대상의 경우 처리기간이 42일이고, 임상시험자료가 포함되면

60일이다.

(2) 경미한 변경 대상

변경사항이 안전성 · 유효성에 영향을 미치는 주요 변경사항에 해당하지 않는 경미한 변경 대상으로서 업체에서 자율적으로 관리 가능한 111종에 해당하는 경우에는 경미한 변경사항 보고서를 제출하면 변경허가를 대신할 수 있다. 경미한 변경 보고사항은 보고 시기에 따라 30일 이내와 연차 보고할 사항으로 구분된다.

5) 허가 관련 공통사항

(1) 사전검토 절차

신개발의료기기, 희소의료기기, 그 밖에 식품의약품안전처장이 사전검토가 필요하다고 인정하는 의료기기의 경우 사전검토를 받을 수 있다.

(2) 전시목적 의료기기

전시할 목적의 의료기기를 진열하고자 하는 경우 다음과 같은 자료를 관할 지방청장에게 제출하여 승인 받아야 하며, 전시목적 의료기기를 진열하는 경우에는 '전시용 의료기기' 또는 '허가 받지 않은 의료기기'라는 표시를 누구나 쉽게 알 수 있도록 제품에 부착하여야 한다.

- 전시목적, 전시장소, 전시기간 등을 포함한 전시 계획에 관한 자료
- 제품 설명 및 홍보 자료
- 전시용 의료기기임을 표시하기 위한 기재 및 부착 방법에 관한 자료

(3) 중고 의료기기 허가

자사에서 기 허가 받은 제품의 중고를 수입하고자 하는 경우는 의료기기 수입 품목 변경허가를 신청하며, 변경허가 신청 시 비고란에 "중고 의료기기"라고 기재하고, 중고로 병행 수입하려 하는 모델명을 기재하여야 한다. 타사에서 기 허가 받은 제품의 중고를 수입하고자 하는 경우에는 신규허가 또는 동일성 검토로 품목허가를 받아야 한다. 국내 허가 사항이 없는 중고를 수입하고자 하는 경우, 신규허가 신청을 통해 중고 의료기기 수입허가를 받아야 한다.

(4) 신개발의료기기

작용원리, 성능 또는 사용목적 등이 이미 허가를 받거나 신고한 품목류 또는 품목과

본질적으로 같지 아니한 의료기기를 신개발의료기기라고 한다. 신개발의료기기는 「의료기기 품목 및 품목별 등급에 관한 규정」에서 품목이 분류되어 있지 않은 경우가 있다. 이러한 경우에는 중분류를 이용하여 신고 또는 허가를 신청한다. 중분류는 등급이 지정되어 있지 않기 때문에 사용목적과 잠재적 위해도를 기준으로 등급을 정하고, 추후 품목명과 등급은 의료기기위원회의 심의를 거쳐 결정하게 된다.

신개발의료기기는 「의료기기법」 제8조에 따라 의료기기 품목 신고 및 허가일로부터 4년 이상, 7년 이하의 범위에서 재심사를 신청하여야 한다. 이 기간 내에 재심사를 받지 않는 경우에는 행정처분 또는 허가취소가 된다.

2.3 기술문서 심사

국민보건 향상을 위해서는 안전성과 성능이 확보된 의료기기가 유통되어야 한다. 이를 위해 의료기기는 「의료기기법」에 따라 관리되고 있다. 개발자는 의료기기가 환자 또는 사용자에게 위해요인(Hazard)으로 인한 위험(Risk)을 일으키지 않도록 제품의 위험관리를 하여야 한다. 이를 허가당국에 입증하기 위한 서류를 '기술문서(Technical file)'라고 한다. 기술문서는 해당 의료기기의 안전성 및 성능 등 품질에 관한 자료로서 원자재, 구조, 사용목적, 사용방법, 작용원리, 사용 시 주의사항, 시험규격 등이 포함된 문서를 말한다. 허가당국은 개발자가 제시하는 기술문서가 제품의 안전성과 성능을 만족하는지 관련 규정에 따라 검토하게 되며, 이를 '기술문서 심사'라고 한다.

1등급 중 허가대상 의료기기, 2~4등급 의료기기는 기술문서 심사대상 제품이다. 2등급 제품 중 동일제품, 동등공고제품의 경우 기술문서 심사대상에서 제외된다. 2등급 의료기기는 민간위탁기관에서 기술문서 심사업무를 수행하고 있다. 그러나 임상시험자료가 필요한 개량제품 또는 새로운 제품은 식품의약품안전평가원 의료기기심사부에 기술문서 심사를 요청하여 심사 받아야 한다. 3, 4등급 의료기기는 식품의약품안전평가원 의료기기심사부에서 기술문서 심사업무를 수행하고 있다.

1) 의료기기 허가신청서 및 신고서

의료기기 기술문서는 '의료기기 허가신청서'와 '첨부자료'로 구성된다. 의료기기 허가신청서는 제품명 등 총 12개 항목으로 구성되어 있다.

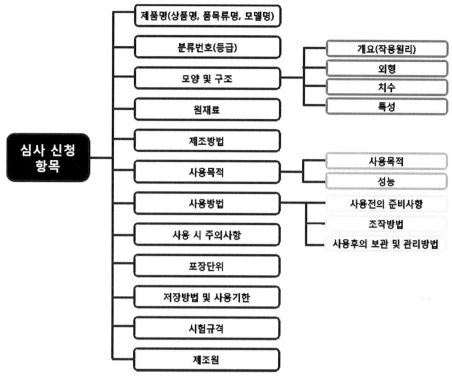

그림 1.2.5. 의료기기 허가신청서 구성

(1) 제품명

상품명을 기재하는 경우는 제조업소(수입업소)명, 품목류명, 모델명을 기재하여야 한다. 기존 허가 또는 신고 제품과 명칭이 동일하지 않아야 한다.

(2) 분류번호(등급)

「의료기기 품목 및 품목별 등급에 관한 규정」에 따라 의료기기의 품목분류번호와 등급을 기재하여야 한다.

(3) 모양 및 구조

제품의 모양, 치수, 구조, 중량 및 각 부분의 기능과 특성에 대한 내용을 기재하여야 하며, 작용원리, 외형, 치수, 특성으로 나누어 기재하게 된다. 작용원리는 제품을 개발하기 위해 적용한 물리, 화학, 전기, 기계적 원리를 작성하여야 하며, 외형은 제품의 구체적인 형상을 확인할 수 있는 사진을 설명과 함께 첨부하여야 한다. 제품에 대한 치수 및 중량을 작성하여야 하고, 국가표준법의 단위를 이용하여 기재한다. 전기제품의 경우 작동원리, 전기적 정격, 정격에 대한 보호형식 및 정도, 안전장치, 작동계통도, 전기회로도, 소프트웨어를 추가로 작성하여야 한다.

(4) 원재료

원재료는 의료기기 또는 의료기기 부분품으로 사용되는 합성 또는 천연 중합체, 금속, 합금, 세라믹, 자생력이 없어진 생물체에서 유래한 조직 등을 말한다. 원재료 작성 시 전기를 사용하지 않는 기구·기계, 의료용품, 치과재료 또는 전기를 사용하는 기구·기계로 구분하여 작성하여야 한다. 특히 인체에 접촉·삽입되거나 인체에 주입하는 혈액·체액 또는 약물 등에 접촉하는 제품은 물리·화학적 특성에 관한 자료를 토대로 작성하여야 한다.

(5) 제조방법

「의료기기 허가·신고·심사 등에 관한 규정」에 따르면 제조공정 등과 같은 구체적인 제조방법을 입력하지 않아도 되며, '제조원의 제조방법에 따른다.'로 기재할 수 있다. 4등급 의료기기의 경우 국제표준화 기술문서(STED)로 작성하여야 하므로 제조방법에 제조공정도를 명확히 기재하여야 한다. 멸균 의료기기의 경우 멸균방법과 함께 멸균 조건을 기재하여야 한다.

(6) 사용목적

사용목적은 적응증, 효능·효과, 사용목적을 근거자료에 따라 기재하여야 한다. 성능은 해당제품이 표방하는 제품의 물리·화학, 전기·기계적 특성을 기재하여야 한다.

(7) 사용방법

사용 전의 준비사항, 조작방법, 사용 후의 보관 및 관리방법에 대한 세부내용을 작성한다. 멸균의료기기의 경우 사용 후 폐기방법에 대해 기재하여야 하며, 사용 전 멸균이 필요한 경우 멸균방법을 기재하여야 한다. 일회용 의료기기는 재사용 금지 문구를 기재하여야 한다. 재사용 의료기기는 사용 전 세척방법, 세척조건, 멸균방법 및 조건 등 세부적인 절차를 작성하고 관련자료를 제출하여야 한다.

(8) 사용 시 주의사항

사용 시 주의사항에는 의료기기를 사용할 시 발생될 수 있는 이상 반응, 부작용, 주의사항 등에 대해 상세히 기재하여야 한다.

(9) 포장 단위

취급상 용이한 최소단위로 정하여 기재한다.

(10) 저장 방법 및 사용기한

의료기기를 보관하는 조건을 기재하고, 시간이 경과함에 따라 의료기기의 안전성 또는 성능 변화가 예측되는 경우 상세히 기재하여야 한다.

(11) 시험규격

시험규격은 해당제품의 안전성 및 성능을 검증하기 위하여 필요한 시험에 대한 내용을 기재하여야 한다. 안전성과 성능을 구분하여 시험규격을 기재하여야 하며, 안전성은 식품의약품안전처 고시와 동등 이상인 국제규격 등 공인된 규격을 적용하여야 한다. 성능은 의료기기 제조사가 근거에 의하여 설정한 시험항목, 시험기준 및 방법을 구체적으로 기재하여야 한다.

(12) 제조원

허가 받고자 하는 제품에 대한 제조원의 정보를 기재하여야 한다. 수입제품의 경우 수입하는 국가의 제조원 정보를 기재하여야 하며, 전공정 위탁제조의 경우 제조의뢰자, 제조업자의 정보를 함께 기재하여야 한다.

2) 첨부자료 구성

첨부자료의 구성은 허가받고자 하는 의료기기에 대한 자료와 안전성, 성능을 검증하기 위한 자료로 구분된다.

(1) 기 허가제품과 비교한 자료

기 허가제품과 비교를 위해서는 「의료기기 허가·신고·심사 등에 관한 규정」 별지 제3호 서식의 본질적 동등품목 비교표를 이용하여 작성하여야 한다. 본질적 동등품목 비교표는 다음과 같다. 기 허가·인증된 의료기기와의 차이가 명확하게 입증되도록 항목을 기재하여야 한다.

표 1.2.1. 본질적 동등품목 비교표

번호	비교항목	기허가(인증)제품	신청 제품	동등여부	
1	명칭 (제품명, 품목명, 모델명)				
2	분류번호 및 등급				
3	제조(수입)업소명				
4	제조원 및 소재지				
5	허가(인증)번호				
6	사용목적			예 아니오	□ □

번호	비교항목	기허가(인증)제품	신청 제품	동등여부	
7	작용원리			예 아니오	□ □
8	원재료			예 아니오	□ □
9	성능			예 아니오	□ □
10	시험규격			예 아니오	□ □
11	사용방법			예 아니오	□ □

위와 같이 동등함을 확인하였음.

년   월   일

신청자   (서명 또는 인)

(2) 사용목적에 관한 자료

의료기기의 적응증과 사용목적에 관한 자료를 첨부하여야 한다.

(3) 작용원리에 관한 자료

의료기기의 사용목적을 달성하기 위한 물리·화학·전기·기계적 작용원리에 관한 자료를 첨부하여야 한다.

(4) 제품의 안전성 및 성능 검증 자료

안전성과 성능을 검증하기 위해 공인된 시험검사기관에서 시험한 실측치 자료를 첨부하여야 한다.

- 전기·기계적 안전에 관한 자료
- 생물학적 안전에 관한 자료
- 방사선에 관한 안전성 자료
- 전자파안전에 관한 자료
- 성능에 관한 자료
- 물리·화학적 특성에 관한 자료
- 안전성에 관한 자료

전기를 사용하는 의료기기의 경우, 전기·기계적·방사선·전자파 안전에 관한 자료를 제출하여야 한다. 식품의약품안전처장이 지정한 시험검사기관, 국제전기기술위원회 (International Electrotechnical Commission, IEC)가 운영하는 국제전기기기인증제도

(IECEE CE-Scheme)에 따른 의료기기 국제공인시험기관, 한국인정기구(Korea Laboratory Accreditation Scheme, KOLAS)에서 인정한 의료기기 분야의 시험검사기관에서 3년 이내에 발급된 시험검사성적서를 제출하여야 한다. 그 외 경제협력개발기구(Organization for Economic Cooperation and Development, OECD) 회원국에 허가 당시 제출되어 평가되고 승인 받은 3년 이내의 시험검사성적서는 이를 확인 또는 공증한 자료를 제출하면 된다.

생물학적 안전에 관한 자료는 식품의약품안전처장이 지정한 시험검사기관 또는 OECD의 비임상시험관리기준(Good Laboratory Practice, GLP)에 의하여 공인 받은 GLP 시험검사기관에서 받은 3년 이내의 시험검사성적서를 제출하면 된다. 허가 받고자 하는 제품과 원재료, 인체접촉시간, 접촉부위 등이 동등하거나 동등 이상인 제품의 생물학적 안전에 관한 자료를 제출할 수 있다.

성능과 특성에 관한 자료는 식품의약품안전처장이 지정한 시험검사기관, 국내외의 전문기관, 「의료기기 제조 및 품질관리기준」 또는 동등 이상의 규격에 따른 제조사의 품질관리시스템 하에서 실시한 제품의 성능에 관한 3년 이내의 시험검사성적서를 제출하여야 한다.

(5) 기원 또는 발견 및 개발 경위에 관한 자료

(6) 임상시험에 관한 자료

허가에서 임상시험에 관한 자료가 필요한 경우에는 공인된 임상시험기관에서 시험한 자료를 제출하여야 한다. 「의료기기 임상시험 관리기준」에 따르고 실시기관의 신뢰성이 인정되는 외국자료, 경제협력개발기구(Organization for Economic Cooperation and Development, OECD) 회원국에 허가 당시 제출되어 승인 받았음을 확인 또는 공증하는 자료, 과학논문인용색인(Science Citation Index, SCI)에 등재된 전문학회지에 게재된 자료로 제출할 수 있다.

1, 2등급의 의료기기의 경우 허가를 받고자 하는 제품과 동등한 제품의 임상시험에 관한 자료로 대체가 가능하다.

(7) 외국의 사용현황 등에 관한 자료

의료기기 심사에 도움을 줄 수 있는 각 국가의 사용현황에 관한 자료를 제출한다. 허가현황, 사용 시 보고된 부작용, 제조허가 경위 등과 관련된 자료, 제조국에서 사용되지 않는 경우는 그 사유 등을 제출한다.

3) 기술문서 첨부자료 범위

(1) 2등급 의료기기

2등급 의료기기 중 허가를 받기 위해 기술문서 심사를 받아야 하는 제품은 동등, 개량, 새로운 제품으로 구분하여 첨부자료의 범위가 정해진다. 동등제품, 개량제품, 새로운 제품에 대한 판단기준은 아래와 같다.

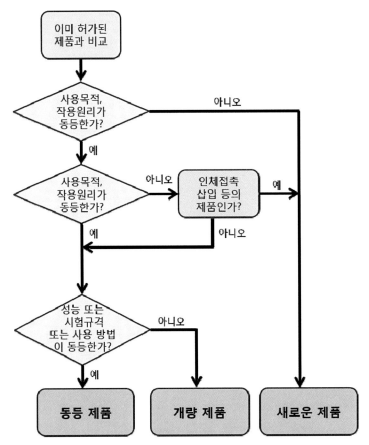

그림 1.2.6. 2등급 의료기기 구분 흐름도

제품 구분 흐름도를 통하여 동등, 개량, 새로운 제품을 구분하고 난 뒤「의료기기 허가·신고·심사 등에 관한 규정」[별표5]에 의거 제출 첨부자료 범위를 알 수 있다.

표 1.2.2. 2등급 의료기기 인증 및 허가 시 제출 첨부자료

○: 같음, ●: 다름, ×: 해당없음

	구분	사용목적	작용원리	원재료	성능	시험규격	사용방법
새로운 제품	전기	○또는●	○또는●	×	●	○또는●	○또는●
	의료용품	○또는●	○또는●	○또는●	●	○또는●	○또는●
개량제품	전기	○	○	×	●	○또는●	○또는●
	의료용품	○	○	○	●	○또는●	○또는●
기허가 제품과 동등한 제품 (동등 제품)	전기	○	○	×	○	○	○
	의료용품	○	○	○	○	○	○

(2) 3, 4등급 의료기기

2등급 제품과는 달리 3, 4등급 의료기기는 「의료기기 허가·신고·심사 등에 관한 규정」[별표6]을 기준으로 기 허가제품과 비교하여 첨부자료 중 5, 6, 7번에 해당하는 자료 중 일부를 면제받을 수 있다. 아래의 그림은 [별표 6]의 내용과 같다.

제출자료 / 구분		1 본질적 동등품목 비교표	2 사용목적	3 작용원리	4-가 전기	4-나 방사선	4-다 전자파	4-라 생물학적	4-마 성능	4-바 물리화학	4-사 안정	5 임상	6 기원·발견 및 개발경위	7 외국사용현황
1. 새로운 제품	가. 사용목적이 다른 것	○	○	X	○	△주4)	○	X	○	X	X	○	○	○
	나. 작용원리가 다른 것	○	X	○	○	△주4)	○	X	○	X	X	○	○	○
	다. 원재료가 다른 것	○	X	X	X	X	X	X	X	X	X	X	X	X
2. 개량 제품	라. 성능이 다른 것	○	X	X	X	X	X	X	X	X	X	△주1)	X	X
	마. 시험규격이 다른 것	○	X	X	○주2)	△주3)	○주2)	X	X	X	X	X	X	X
	바. 사용방법이 다른 것	○	X	X	X	X	X	X	X	X	X	△주3)	○	○
3. 동등제품		○	X	X	X	X	X	X	X	X	X	X	X	X

○ : 제출하여야 하는 자료, × : 면제되는 자료, △ : 개개 제품에 따라 판단하여야 하는 자료

주1) 임상을 통해서만 개량된 성능을 확인할 수 있는 경우 (예: 의료용소프트웨어에 CAD(Computer Aided Diagnosis)기능이 추가돼 성능이 일부달라진 경우)
주2) 식약청장이 인정한 시험규격 이외의 규격을 설정한 경우
주3) 적용부위 및 조작방법이 달라 안전성·유효성 확인이 필요한 경우 (예: 하지의 부분마비 환자의 보행기능을 개선하기 위하여 하지 경 (배둔신경, 대퇴신경 등)에 사용되는 전기자극기를 뇌·척수에 사용하는 경우)
주4) "방사선에 관한 안전성자료" 는 방사선기기에 한함
※ 조합되거나 한벌 구성된 의료기기 또는 인체에 접촉하는 부분품이 있는 경우는 '의료용품분야' 의 자료를 추가로 제출하여야 함

그림 1.2.7. 전기 사용 의료기기 기술문서 등 제출자료 범위

구분 \ 제출자료		1	2	3	4-가	4-나	4-다	4-라	4-마	4-바	4-사	5	6	7
		본질적동등품목비교표	사용목적	작용원리	전기	방사선	전자파	생물학적	성능	물리화학	안정성	임상	기원·발견 및 개발경위	외국사용현황
1. 새로운제품	가. 사용목적이 다른 것	○	○	X	X	X	X	○	○	○	○	○	○	○
	나. 작용원리가 다른 것	○	X	○	X	X	X	○	○	○	○	○	○	○
	다. 원재료가 다른 것	○	X	X	X	X	X	○	○	○	○	△주1)	○	○
2. 개량제품	라. 성능이 다른 것	○	X	X	X	X	X	X	○	X	X	X	X	X
	마. 시험규격이 다른 것	○	X	X	X	X	X	X	X	○	X	X	X	X
	바. 사용방법이 다른 것	○	X	X	X	X	X	X	X	X	X	△주2)	○	○
3. 동등제품		○	X	X	X	X	X	X	X	X	X	X	X	X

○ : 제출하여야 하는 자료, × : 면제되는 자료, △ : 개개 제품에 따라 판단하여야 하는 자료

주1) 기 허가된 제품에서 한번도 사용되지 않은 원재료를 사용하는 경우(예: 치과재료에 새로운 고분자 또는 금속을 적용하는 경우)
주2) 적용방법이 달라 안전성·유효성 확인이 필요한 경우(예: 개방되지 않은 창상에 적용하여 흉터를 최소화하는데 사용하는 점착성투명 창상피복재를 개방된 창상에 사용하는 경우)
※ 조합되거나 한벌 구성된 의료기기 또는 전기를 사용하는 제품의 경우는 '전기분야'의 자료를 추가로 제출하여야 함

그림 1.2.8. 의료용품 기술문서 등 제출자료 범위

출처:「의료기기 허가·신고·심사 등에 관한 규정」[별표 6]

3 의료기기 임상시험

3.1 개요

임상시험이란, 사람의 질병·질환 등을 예방하거나 진단, 치료하는 데 이용하는 의료기기나 기술을 상품화 이전에 사람을 대상으로 안전성·유효성을 입증하는 과정이다. 임상시험의 대상은 사람이기 때문에, 윤리성·과학성·신뢰성을 필수원칙으로 지키며 진행되어야 한다. 따라서, 과학 및 의학적인 방법으로 임상시험이 실시되어야 하고, 임상시험에 참여하는 피험자가 윤리적으로 보호될 것임을 임상시험 실시 이전에 입증받아야 한다. 또한, 임상시험의 질적 수준을 평가함에 있어 과학적인 방법론의 수준 및 피험자의 윤리를 어떻게 준수하였는지가 가장 중요한 기준이며, 이러한 기준에 대한 국제적인 안내서들은 헬싱키선언을 근간으로 꾸준히 개발되고 있다. 또한, 임상시험은 비용과 시간이 많이 소요되는 연구과정이므로, 목적에 부합하는 임상시험설계를 통하여 임상시험의 형태와 규모를 최적화 하는 것이 중요하다.

3.2 의료기기 임상시험 관련 규정

1) 「의료기기법」

- 제10조 (임상시험계획의 승인 등)

2) 「의료기기법 시행규칙」

- 제20조 (임상시험계획의 승인 등)
- 제23조 (임상시험의 변경 명령 등)
- 제24조 (임상시험실시기준 등)
- 제43조 (첨부문서의 기재사항)
- 제51조 (부작용 보고)
- [별표3] (의료기기 임상시험 관리기준)

3) 「식품의약품안전처 고시」

- 「의료기기 임상시험계획 승인에 관한 규정」
  (「식품의약품안전처 고시」 제2014-178호, 2014. 10. 31.)
- 「의료기기 임상시험 기본문서 관리에 관한 규정」
  (「식품의약품안전처 고시」 제2013-211호, 2013. 8. 29.)
- 「의료기기 임상시험기관 지정에 관한 규정」
  (「식품의약품안전처 고시」 제2014-85호, 2014.2.12.)

3.3 임상시험계획서에 포함되어야 할 사항

「의료기기법 시행규칙」 제20조를 참조한다.

(1) 임상시험의 명칭
(2) 임상시험기관의 명칭 및 소재지
(3) 임상시험의 책임자·담당자 및 공동연구자의 성명 및 직명
(4) 임상시험용 의료기기를 관리하는 관리자의 성명 및 직명
(5) 임상시험 의뢰자의 성명 및 주소
(6) 임상시험의 목적 및 배경
(7) 임상시험용 의료기기의 사용목적(대상질환 또는 적응증을 포함한다.)
(8) 임상시험용 의료기기의 적용 대상이 되거나 대조군에 포함되어 임상시험에 참여하는 사람(이하
    "피험자" 라 한다)의 선정기준·제외기준·인원 및 그 근거
(9) 임상시험 기간
(10) 임상시험방법(사용량·사용방법·사용기간·병용요법 등을 포함한다.)

(11) 관찰항목·임상검사항목 및 관찰검사방법
(12) 예측되는 부작용 및 사용 시 주의사항
(13) 중지·탈락 기준
(14) 유효성의 평가기준, 평가방법 및 해석방법(통계분석 방법에 의한다.)
(15) 부작용을 포함한 안전성의 평가기준·평가방법 및 보고방법
(16) 피험자동의서 서식
(17) 피해자 보상에 대한 규약
(18) 임상시험 후 피험자의 진료에 관한 사항
(19) 피험자의 안전보호에 관한 대책
(20) 그 밖에 임상시험을 안전하고 과학적으로 실시하기 위하여 필요한 사항

■ 의료기기법 시행규칙 [별지 제19호서식]   전자민원창구(emed.mfds.go.kr)에서도 신청할 수 있습니다.

의료기기 임상시험계획승인신청서

접수번호	접수일	처리일	처리기간	30일

신청인 (대표자)	성명		생년월일	
	주소			

제조(수입) 업소	명칭(상호)		업허가번호	
	소재지			

제조원 (수입 또는 제조공정 전부 위탁의 경우)	명칭(상호)		제조국	
	소재지			

명칭(제품명, 품목명, 모델명)	분류번호(등급)
모양 및 구조	원재료 또는 성분 및 분량
제조방법	저장방법 및 사용기간

임상시험 개요	임상시험의 제목	
임상시험 기관	명칭 및 소재지	
	연구자의 성명	전화번호

「의료기기법」 제10조 및 같은 법 시행규칙 제20조제1항에 따라 위와 같이 의료기기 임상시험계획의 승인을 신청합니다.

년   월   일

신청인   (서명 또는 인)

담당자 성명

담당자 전화번호

식품의약품안전처장 귀하

첨부서류	1. 임상시험계획서 또는 임상시험변경계획서 2. 임상시험용 의료기기가 별표 2에 따른 시설과 제조 및 품질관리체계의 기준에 적합하게 제조되고 있음을 입증하는 자료 3. 「의료기기법 시행규칙」 제9조제2항제2호부터 제5호까지의 자료. 다만, 체외진단용 의료기기의 경우에는 「의료기기법」 제9조제3항 각 호의 자료를 제출합니다.	수수료 (수입인지) 없음

처리절차

신청서 작성	→	접 수	→	검 토	→	결 재	→	승인서 작성	→	통 보
신청인		식품의약품안전처		식품의약품안전처		식품의약품안전처		식품의약품안전처		신청인

210mm × 297mm[백상지 80g/㎡ 또는 중질지 80g/㎡]

그림 1.3.1. 의료기기 임상시험계획승인신청서

3.4 임상시험 관련자별 책임과 역할의 이해

- 임상시험(Clinical Trial): 임상시험에 사용되는 의료기기의 안전성과 유효성을 증명하기 위하여 사람을 대상으로 시험하거나 연구하는 것을 말한다.
  (관련 규정: 의료기기 임상시험 관리기준 제2항 용어의 정의 중 가목)
- 임상시험의뢰자(Sponsor): 임상시험의 계획, 관리, 재정 등에 관련된 책임이 있는 자로서 의료기기 제조업자 또는 수입업자 등을 지칭한다.
- 임상시험책임자(Investigator): 시험책임자, 시험담당자, 임상시험조정자를 포함한다.
  - 시험책임자(Principle Investigator, PI): 임상시험이 진행되는 병원인 시험기관에서 임상시험의 수행에 대한 책임을 가지고 있는 사람을 지칭한다.
  - 시험담당자(Subinvestigator): 시험책임자의 위임 및 감독 하에 임상시험과 관련된 업무를 담당하거나 필요한 사항을 결정하는 의사, 치과의사, 한의사, 및 기타 임상시험에 관여하는 사람을 지칭한다.
  - 임상시험조정자(Coordinating Investigator, CI): 각 시험기관의 시험책임자 중에서 다기관 임상시험에 참여하는 시험자들 사이의 의견을 조정하는 책임을 부여 받은 사람을 지칭한다.
- 연구코디네이터(Clinical Research Coordinator, CRC): 의료기기 임상시험 관리기준의 원칙에 따라 기관 내에서 시험책임자를 도와 임상시험을 지원하고 운영하는 사람을 지칭한다. 실질적으로 임상시험의 전 과정에 걸쳐 피험자를 직접 보살피고 그들과 상호작용을 하며 가장 많은 시간을 할애하는 역할을 한다. 의학, 약학 및 임상시험에 관한 지식을 갖추어야 하기 때문에 현재 다수가 간호사이며, 연구간호사(Clinical Research Nurse, CRN)와 연구코디네이터(CRC)가 혼용되어 사용되고 있다.
- 의료기기관리자(Investigational Device Manager, IDM): 임상시험기관의 장이 지정하는 임상시험용 의료기기의 보관, 관리를 담당하는 의사, 치과의사, 한의사, 간호사, 약사 또는 의료기사를 지칭한다. 다기관 임상시험의 경우, 각 임상시험기관마다 의료기기관리자를 지정하여야 한다.
- 임상시험모니터요원(Clinical Research Associate, CRA): 임상시험수행에 관한 전반적인 절차를 감독하고, 해당 임상시험이 시험계획서, 표준작업지침서(Standard Operating Procedures, SOPs), 의료기기 임상시험관리기준(Korea Good Clinical Practice, KGCP) 및 관련 규정에 따라 실시되고 기록되는지의 여부를 검토하고 확인한다. 모니터링은 임상시험과 관련된 데이터의 신뢰성을 보증하기 위한 필수적인 활동으로 그 책임은 의뢰자에게 있으며, 모니터링의 범위와 강도는 임상시험의 목

적, 디자인, 규모 등을 기준으로 결정된다.

- 점검자(Auditor): 해당 임상시험이 임상시험계획서, 표준작업지침서, 임상시험 관리기준, 관련 규정 등에 따라 수행되고 있는지 체계적이고 독립적인 조사를 실시하여 임상시험에서 수집된 자료의 신뢰성을 확보하는 자를 지칭한다. 일반적으로 특정 임상시험의 기본 문서, 일부 시험기관, 프로그램 및 시스템 제공사, 데이터베이스, 시험보고서, 보건당국 제출자료 등을 점검한다.

- 실태조사자(Inspector): 식품의약품안전처장이 임상시험 관리기준 및 규정에 따라 임상시험이 적절히 실시되었는지를 확인할 목적으로, 시험기관, 의뢰자 또는 임상시험수탁기관 등의 모든 시설, 문서, 기록 등을 현장에서 공식적으로 조사하는 사람을 지칭한다. 실태조사 완료 후, 실태조사서를 작성하여야 한다.

- 임상시험심사위원회(Institutional Review Board, IRB): 임상시험에 참여하는 피험자의 권리, 안전, 복지를 보호하기 위해 시험기관 내에 독립적으로 설치된 상설위원회를 지칭한다. 임상시험기관의 장은 임상시험 관리기준에 따라 적절한 자격을 갖춘 구성원으로 심사위원회를 구성하여야 하며, 이들은 임상시험계획서 또는 임상시험변경계획서 등을 지속적으로 검토하고 확인하여야 한다.

기타 임상시험과 관련된 용어는 다음과 같다.

- KGCP: 의료기기 임상시험관리기준
- Institution: 임상시험실시기관
- CTC(Clinical Trial Center): 임상시험센터
- Protocol: 임상시험계획서
- CRF(Case Report Form): 증례기록서
- ICF(Informed Consent Form): 피험자동의서
- IB(Investigator's Brochure): 임상시험책임자 자료집
- CRO(Contract Research Organization): 임상시험수탁기관

3.5 의료기기 임상시험의 이해

1) 임상시험의 목적에 따른 분류

임상시험을 크게 나누면 의뢰자주도 임상시험(Sponsor Initiated Trials, SIT)과 연구자주도 임상시험(Investigator Initiated Trials, IIT)으로 나눌 수 있다. 연구자주도 임상시험(IIT)은 연구자가 임상시험을 계획하고 설계하며, 자료기록, 이상반응 보고, 의료기기 관리 점검 등을 책임지는 임상시험이고, 의뢰자 주도 임상시험은 해당 업무를 의뢰자

(주로 의료기기 제조(수입)업체)가 맡게 되는 임상시험이다. 임상시험 절차의 차이는 존재하지 않으며, 실시하고자 하는 임상시험의 개념적인 아이디어를 누가 제시하느냐에 따라 나뉘어지게 된다.

의료기기의 임상시험은 개발단계에 따라 다양한 목적을 위해 시행된다.

아직 제품화의 단계까지는 미치지 못한 원형제품, 시제품(Prototype) 수준의 의료기기일 때에는 의료기기 개발 시 이용되는 그 개념이 의료기기로서 사람에게 적용될 수 있는지를 탐색적으로 연구하는 '탐색적임상시험(개념입증연구)'이 시행된다. 제품의 초기 안전성·유효성을 확인하기 위해 시행하는 임상시험으로, 임상시험프로토콜의 피험자 선정·제외기준에 따라 같은 조건의 비교적 소수의 피험자를 등록하여 실시한다. 통상적으로 1개의 기관에서 5인 이내의 적은 수의 피험자에서 실시되므로 피험자수 산출이나 결과 분석 등에 통계적 유의성은 요구되지 않는다. 이는 안전성·유효성이 확보 되지 않은 의료기기를 이용한 임상시험으로, 피험자의 안전보호가 가장 중요한 고려사항이다. 탐색적 임상시험의 결과는 의료기기의 제품화를 위한 초기 안전성·유효성 확보자료로 반영된다.

어느 정도 제품이 의료기기로서의 타당성이 있다고 여겨지면, 의료기기의 개발이 상당부분 진행된 상태에서 타당성연구를 진행한다. 이 연구를 통해 안전성, 유효성의 양상을 확인하여 제품의 추가 개발에 반영한다. 제품의 최종 품목허가 전까지는 변경의 가능성이 여전히 존재하고, 품목허가용 임상시험의 설계에 반영할 확률적 근거를 찾을 목적으로 실시된다. 통상적으로 1~3개의 실시기관에서 20인 이하의 피험자에게 실시되며, 제품에 따라 피험자의 수는 달라진다.

품목허가용 임상시험은 개발하고자 하는 제품의 안전성·유효성에 관한 자료를 얻은 후, 품목허가를 얻을 목적으로 실시되는 연구이다. 이 자료를 최종 근거로 의료기기의 품목허가가 진행되기 때문에, 과학적 타당성·신뢰성·윤리성 측면에서 가장 엄격한 기준이 적용되어야 한다. 선행연구를 통해 안전성·유효성에 대한 합리적인 근거자료가 제출되어야 임상시험승인이 가능하며, 특히 유효율에 대한 통계적 근거자료가 필요하다. 통상적으로 피험자수가 100명이 넘는 경우 유의성이 있는 것으로 간주된다.

시판후 조사연구는 식품의약품안전처의 품목허가를 조건으로 부여하는 경우에만 실시된다. 시판전까지 실시된 연구결과의 안전성·유효성에 관한 자료가 미흡하거나, 적절하다고 해도 실제의 임상현장에서 추가로 안전성·유효성을 수집할 목적으로 실시된다.

표 1.3.1. 개발단계에 따른 임상시험 분류와 특징

유형	연구 분류	주요 특징
의뢰자 주도 임상시험 (Sponsor-Initiated Trials, SIT)	탐색적 임상시험 (개념입증연구) (Proof of Concept Study)	- 제품의 개발단계에서 알고리즘을 개발하거나 제품의 초기 안전성·유효성을 확인하기 위해 시행하는 임상시험
	타당성연구 (Pilot Study, Feasibility Study)	- 연구를 통해 안전성, 유효성의 양상을 확인하여 제품의 추가 개발에 반영하고자 시행하는 임상시험
	품목허가용 임상시험 (확증적 임상시험) (Pivotal Study)	- 식품의약품안전처로부터 품목허가를 얻기 위해, 인체에 적용 되었을 때의 안전성, 유효성에 관한 입증 자료를 수집하기 위한 임상시험
	시판후 조사연구 (Postmarket Surveillance Study)	- 식품의약품안전처가 품목허가의 조건으로 시판후 조사를 요구하고, 이를 이행하기 위한 시험. 시판후 조사계획서에 대한 식품의약품안전처의 사전 승인 필요 (재심사대상 의료기기)
연구자주도 임상시험 (Investigator-Initiated Trials, IIT)	연구자주도 임상시험	- 일반적으로 의료인이 연구목적으로 기획하는 임상시험 - 의료인이 연구자와 스폰서의 책임을 모두 가짐 - 기업이 연구에 필요한 자원(제품 등)에 대한 일부 지원 가능

2) 임상시험 절차 흐름도

표 1.3.2. 의료기기 임상시험 진행 절차

구분	의료기기업체	임상시험 실시기관	식품의약품안전처
임상시험 전	임상시험계획수립		
	연구자 선정		
	임상시험계획서 개발	임상시험계획서 개발	
	연구자 미팅	연구자 미팅	
	임상시험 계획 승인신청		임상시험 계획 승인
	IRB 승인신청 자료준비		
		IRB 계획승인	
	계약	계약	

구분	의료기기업체	임상시험 실시기관	식품의약품안전처
임상시험 중	개시모임	개시모임	
	임상시험용 의료기기 공급	임상시험용 의료기기 인수	
	모니터링	피험자 등록 및 관리	
	식품의약품안전처 임상시험 실시상황 보고 IRB 중간/지속보고	IRB 중간/지속보고	업체로부터 임상시험 실시상황 보고 받음
	종료 방문 IRB 종료보고 식품의약품안전처 종료보고	IRB 종료보고	업체로부터 임상시험 종료상황 보고 받음
임상시험 후	Data Management		
	통계분석		
	결과보고서 작성		
		IRB 결과보고	
	품목허가신청		실태조사
			품목허가

4 의료기기 품질관리

4.1 개요

급속한 과학기술의 발전과 사용자의 의료기기에 대한 인식의 향상에 의하여 우수품질의 의료기기 공급에 대한 사회적 요청도 점차 커지고 있다. 또한 국제무역 환경의 빠른 변화와 국가 간 FTA체결 등 시장 개방과 글로벌 경쟁의 가속화로 국내 의료기기산업의 국제경쟁력 제고를 위하여 공정 전반에 걸쳐 충분한 조직적 관리 하에 의료기기를 생산하는 체제를 확립할 필요성이 높아지고 있다.

의료기기 제조 및 품질관리기준(Good Manufacturing Practice, GMP)이란 의료기기가 안전(Safe)하고, 유효(Effective)하며, 의도된 용도(Intended Use)에 적합한 품질로, 일관성(Consistently) 있게 생산됨을 높은 수준으로 보장하기 위한 품질보증시스템이다. 'UK DHSS 우수의약품제조지침(Good Pharmaceutical Manufacturing Practice)에 관한 가이드: 1983'에서 유래되었고, 제조업체의 구조 설비, 제품의 설계, 원자재의 구입, 제조, 포장, 설치와 같은 의료기기 공정 전반에 걸쳐 적용하여 조직적으로 관리하고 지켜야 할 사항들을 규정한 기준이다.

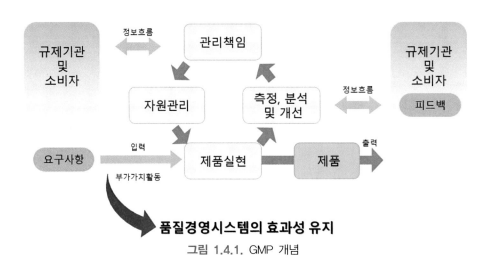

그림 1.4.1. GMP 개념

각 프로세스는 독립적 운영이 아닌 상호연관성이 존재한다. 품질경영시스템이 고객 및 법적 요구사항에 부합하고, 안전하며 효과적인 의료기기를 제공할 수 있다는 것을 검증한 후에 제조업체는 내부감사, 경영검토 및 외부기관의 독립적 평가 등과 같은 활동을 통하여 수립된 시스템의 효과성을 유지할 수 있어야 한다. 규제기관에서 요구하는 법적 요구사항을 기반으로 소비자의 요구사항을 실현하는 것으로 시작되며, 규제기관 및 소비자를 만족시키는 것으로 끝난다.

4.2 의료기기 품질관리 관련 규정

1)「의료기기법」

- 제10조 (임상시험계획의 승인 등)
- 제13조 (제조업자의 의무)
- 제15조 (수입업 허가 등)
- 제 28조 (품질관리심사기관의 지정 등)

2)「의료기기법 시행규칙」

- 제13조 (임상시험실시기준 등)
- 제15조 (제조업자의 준수사항 등)
- 제20조 (수입업자의 준수사항 등)
- 제29조 (품질관리심사기관의 지정 등)

3)「식품의약품안전처 고시」

- 의료기기 제조 및 품질관리기준

4) 최근 개정사항

(1) 의료기기 품질책임자 의무고용제도

품질관리 적정을 위해 제조(수입)품질책임자를 의무고용하고 지정하여야 한다. 품질책임자는 안전성·유효성 확보 및 품질관리에 필요한 법령 제도 등을 지정된 교육기관에서 1년에 8시간이상 교육 받아야 하며, 이를 지키지 않은 위반자에 대하여 100만원 이하의 과태료가 처분된다. 2014년 9월 2일부터 시행된 품질책임자 의무고용제도는 관련규정「의료기기법」제6조의2 및「의료기기법 시행규칙」제11조에 따라 적절한 자격의 품질책임자를 갖추어야 하며, 종전의 제조(수입)업자는 2016년 7월 29일까지 품질책임자 지정 후 업허가증을 재교부 받아야 한다. 지정된 품질책임자는 종업원의 교육, 훈련, 감독 등의 업무를 맡게 되며, 제조 및 품질관리기준에 따라 의료기기를 제조하도록 표준작업지침서를 작성하고, 작성된 표준작업지침서에 따라 의료기기를 제조하도록 품질경영시스템을 확립 및 시행하고 유지하는 것과 관련된 업무를 수행하여야 한다.

(2) 허가 전 GMP제도

한국의 GMP제도는 국제조화된 허가 전 GMP체계와는 달리, 품목허가 또는 인증을 받은 후 시판전 GMP를 실시하였다. 그러나, 품목허가 또는 인증 후 GMP적합성 인정을 받지 않고 판매하는 등 품질 및 안전성이 확보되지 않은 의료기기가 시중에 유통되는 경우와 같은 문제점이 발생하여 유통되는 의료기기의 안전성 확보의 목적으로 허가 전 GMP제도를 도입하였다. 이는 2016년 1월 28일부터 시행되며, 의료기기 허가신청 시 'GMP적합인정서'를 제출하여야 하며, 이외의 경우에는 '조건부 허가'로 허가신청을 하여야 한다. 조건부 허가의 경우에는, 품목허가를 받은 후 추가적으로 GMP적합인정서를 식품의약품안전처에 제출하여야 한다.

4.3 의료기기 제조 및 품질관리기준 적합성 평가·심사

1) 적합성인정 등 심사 주체

　　GMP의 심사주체는 제조(수입) 1, 2등급 의료기기의 경우, 서류심사 또는 품질관리심사기관의 단독심사가 이루어진다. 다만, 의료기기의 해당 제조업체가 신개발의료기기 제조원이거나 최근 3년간 심사에서 보완 또는 부적합이력이 있는 경우 또는 위해우려 제조업체인 경우, 서류검토 및 단독현장조사 대상이라 하더라도 합동현장조사를 실시한다. 제조(수입) 3, 4등급 의료기기의 경우 식품의약품안전처(또는 지방식품의약품안전청) 및 품질관리심사기관의 합동심사를 행한다.

　　2015년 기준, 식품의약품안전처가 지정한 품질관리심사기관은 총 4개가 있다. 한국산업기술시험원(Korea Testing Laboratory, KTL), 한국기계전기전자시험연구원(Korea Testing Certification, KTC), 한국화학융합시험연구원(Korea Testing & Research Institute, KTR), 한국건설생활환경시험연구원(Korea Conformity Laboratory, KCL)이 지정되어 있다. 의료기기 제조 및 품질관리기준 적합성인정 등 심사, 심사에 따른 적합인정서 발급, 그 밖의 적합성인정 등 심사에 필요한 사항들에 관한 업무를 수행한다.

표 1.4.1. 적합성인정 등 심사주체

적합성인정 등 심사주체					
구분	등급	최초심사	추가심사	변경심사	정기심사
제조	2등급	단독	서류	단독	단독
	3등급	합동II	서류	단독	단독
	4등급	합동II	서류	합동II	합동II
수입	2등급	단독	서류	서류	단독
	3등급	합동 I	서류	서류	단독
	4등급	합동 I	서류	서류	합동 I

- 합동 I : 식품의약품안전처 및 품질관리심사기관의 합동 현장조사
- 합동II: 지방식품의약품안전청 및 품질관리심사기관의 합동 현장조사
- 단독: 품질관리심사기관의 단독 현장조사
- 서류: 현장조사를 면제하여 서류검토만 실시

2) 심사결과의 판정기준

GMP 심사결과의 판정기준은 다음과 같이 4개의 등급으로 분류된다.

표 1.4.2. GMP 심사결과의 판정기준

심사 결과	판정	판정기준
A	적절함	GMP에서 규정한 요구사항을 준수하고 있음이 인정되는 경우
B	보완필요	GMP에서 규정한 요구사항을 미이행하거나, 준수의 입증근거 또는 실현가능성, 기록의 적절성 등이 미흡하여 보완조치가 필요한 경우
C	부적절함	보완필요사항에 대해 보완조치가 이루어지지 않거나 「의료기기법」을 위반한 경우
D	해당없음	품질관리기준에서 규정한 요구사항에 해당하지 않는 경우

상기의 4개의 GMP 심사 판정기준에 따라, 의료기기 제조 시설의 GMP심사결과가 적합, 보완, 부적합으로 나눠지게 된다.

- 적합 – 심사기준별, 모든 항목이 적절(A)인 경우
- 보완 – 심사기준별 심사결과, 1개 이상의 항목이 보완필요(B)인 경우
- 부적합 – 보완결과 미제출 또는 보완사항이 보완되지 아니한 경우
  심사기준별 심사결과, 1개 이상의 항목이 부적절(C)한 경우

GMP심사결과 적합판정 시, 품질관리심사기관의 장은 '의료기기 제조 및 품질관리 적합인정서'를 식품의약품안전처장 및 지방식품의약품안전청장의 공동명의로 발급하며, 발행일은 최종결과 판정일자로 기재한다. GMP기준 적합인정을 받은 제조업체에서 제조되는 의료기기에 한하여, 의료기기 제조 및 품질관리 적합인정표시도안을 부착·표시할 수 있다. 이 표시는 사용자가 사용하는 의료기기가 안전하고 유효하다는

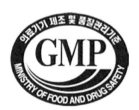

그림 1.4.2.
GMP적합인정표시

것을 입증하며, 사용자에게 신뢰감을 준다. GMP적합인정을 받은 품목군의 모든 품목에 한하여 적합인정표시 부착이 가능하다.

3) GMP심사 실시절차

품질관리 심사기관의 장은 제7조(적합성인정 등 신청)에 따라 적합성 평가를 신청 받

은 경우, 신청 받은 날로부터 7일 이내에 식품의약품안전처장 또는 지방식품의약품안전 청장에게 보고하고 적합성 평가심사 7일 전까지 신청인에게 심사일을 통보하여야 한다. 최초·추가·변경심사에 대한 적합성 평가는 제출된 자료에 대하여 심사한다. 제출한 의 료기기 목록 중 신개발의료기기가 있는 경우, 해당 제조업체에서 처음으로 적합성 평가 를 신청한 경우, 최근 3년 이내에 품질부적합, 안전성·유효성 문제 등이 발생한 의료기 기 제조업체인 경우에는 현장심사를 실시한다. 품질관리심사기관의 장은 적합성 평가 를 신청 받은 날로부터 30일 이내에 적합성 평가를 실시하고, 평가를 실시한 날부터 7일 이내에 그 결과를 신청인에게 문서로 통지하여야 한다. 다만 부득이한 사유로 동 기간 내에 처리할 수 없을 때에는, 미리 신청인에게 지연 사실을 통보하여야 하며, 보완필요 시 보완을 요구하고 결과를 제출 받아 최종결과를 판정한다. 만약 부적합한 경우 식품의 약품안전처장 또는 식품의약품안전청장에게 즉시 보고한다.

4.4 GMP 심사 신청 시 제출자료

적합성인정(GMP심사)을 받고자 하는 의료기기 제조(수입)업자에는 의료기기제조 (수입)업 허가증 사본 또는 경우에 따라 의료기기 조건부 제조(수입)업 허가증 사본과 (최초심사 또는 임상시험용 의료기기인 경우에는 제외) 의료기기 적합성인정 등 신청서 에 항목들을 작성하여 품질관리심사기관의 장에게 제출하여야 한다. 단, 의료기기 제조 (수입)업체가 적합성인정 최초심사를 신청하거나 임상시험용 의료기기인 경우 의료기 기제조(수입)업 허가증 사본 또는 의료기기 조건부 제조(수입)업 허가증 사본의 제출은 제외한다. 세부항목은 아래의 설명과 의료기기 적합성인정 등 신청서 서식을 참고한다.

- 제조업체 개요
  제조업체 명칭, 소재지 등을 기재하며, 여러 개의 제조업체로 구성되어 있거나 제조 위탁을 맡기는 경우에 모든 제조업체의 명칭 및 소재지와 제조 범위 등을 기재하여야 한다.
- 총 종업원 수
  제조 및 품질관리 업무에 기여하는 총 종업원의 수를 의미하며, 당해 제조업체에서 의료기기 제조 및 관리에 직·간접적으로 관련된 업무 종사자를 모두 포함한 인력의 수를 기재하여야 한다. 생산 부서, 품질부서, 시설관리부서뿐만 아니라 연구부서 및 행정관리부서 등이 모두 포함된다. 단, 제 조업체와 독립적으로 운영되는 연구소 또는 영업소 인력의 수는 포함하지 않는다.
- 의료기기 목록
  해당 제조업체에서 제조되는 의료기기 목록으로서, 적합성 평가가 실시되는 모든 의료기기의 품목 명과 등급을 기재하여야 한다. 품목명과 등급은 「식품의약품안전처고시」 의료기기 품목 및 품목별 등급에 관한 규정에 따라 기재하여야 한다. 외국 제조업체의 경우, 우리나라 미허가 품목에 대한 기재는 생략 가능하다.
- 품질경영시스템 적합인정서 사본

생산국 정부 또는 해당 정부에서 위임한 품질관리심사기관에서 발행한 GMP적합인정서 또는 ISO 13485적합인정서를 보유하고 있는 경우 사본을 제출하여야 한다.

- 제조업체의 시설 개요

  평가대상이 되는 제조업체의 평면도, 시설장비 등을 포함하는 시설 개요로서 해당제조업체의 건물, 작업소, 보관소, 시험소 등이 반영된 평면도면과 제조 및 품질관리에 필요한 주요 시설장비의 명칭, 용도 및 수량을 표시한 목록을 작성하여 제출한다. 평면도면의 경우 위치, 구조 등을 식별할 수 있도록 작성하여야 하며, 청정도관리 제조업체의 경우 청정도를 표시한 간략한 도면을 함께 제출하여야 한다.

- 주요 공급업체의 소재지 및 위탁공정 계약을 포함한 업무범위

  품목허가증에 원재료 항에 기재되는 원자재를 공급받는 업체명, 소재지를 기재하며, 주요공정을 위탁하는 경우에 해당 업체명, 소재지 및 위탁공정의 범위 등을 기재하여야 한다.

- 타 인증기관으로부터 받은 실사결과 자료

  외국 품질시스템 인증기관으로부터 최근 3년 이내에 실사를 받은 적이 있는 제조업체의 경우, 당해 실사결과에 의한 자료인 인증기관, 실사 유형, 실사 기간, 결과 등을 요약표로 작성하여 제출하여야 한다.

- 품질방침을 포함한 품질매뉴얼

  적합성 평가를 받고자 하는 제조업체의 품질방침 및 품질매뉴얼 사본을 제출하여야 한다. 품질방침이 품질매뉴얼에 포함되어 있지 않은 경우, 품질방침에 관한 문서를 따로 제출하여야 한다. 해당 문서는 제출 당시에 적절하게 승인되었고 유효함을 표시하여야 하며 영어 이외의 외국어로 작성된 경우에는 한글·영어 번역본을 사본과 함께 제출하여야 한다.

- 제품표준서

  멸균, 소프트웨어 등 특정 제조공정에 대한 설명을 포함한 해당 품목의 제품표준서는 적합성 평가를 받고자 하는 품목에 대하여, '품목명(모델명), 등급, 모양 및 구조, 원자재의 규격, 제조 및 시험에 사용되는 장비명, 용도 표시, 제조방법(멸균, 소프트웨어 등 특별공정 포함), 위탁공정이 있는 경우 수탁자와 그 범위, 시험기준 및 시험방법을 포함하는 시험규격, 사용기한, 포장단위, 라벨링 등'을 기재하여야 한다. 제품표준서의 사본 또는 이와 동등한 자료를 제출하여야 한다.

- 제품설명서

  적합성 평가를 받고자 하는 품목이 설치가 필요한 장비·기기·장치 또는 판매 후 사후지원이 필요한 의료기기의 경우, 이와 관련된 설명서를 제출하여야 한다. 또한 적합성 평가를 받기 위해서는 해당 품목에 대하여 1회 이상의 제조 및 품질관리 실적을 확보하도록 규정하고 있는데 이것은 GMP기준에 따라 품질경영시스템을 실제 적용하고 있는지를 검토함으로써, 시스템의 적합성을 평가하기 위함이다. 이 자료는 신청 시 제출할 대상 자료는 아니지만, 현장심사 시 반드시 검토·평가하게 된다. 또한 품질매뉴얼이나 제품표준서에 기업비밀이 포함되어 자료제출이 곤란한 경우에는 해당 내용은 삭제하고 제출이 가능하다. 그러나, 관련사항에 타당한 사유를 기재하고 현장심사에서 확인 할 수 있도록 하여야 한다.

[별지 제1호서식]   (앞쪽)

의료기기 적합성인정등 신청서

접수번호			
업 체 명	한글 : 영문 :		
대 표 자	한글 : 영문 :	업허가번호	
소 재 지	한글 : 영문 : (☎) (FAX)		
품질책임자		연 락 처	

심사구분	☐ 제조 의료기기 ☐ 수입 의료기기 ☐ 최초심사 ☐ 추가심사 ☐ 변경심사 ☐ 정기심사	☐ 임상시험용 의료기기

품목	제조소 명칭 및 소재지(해당되는 경우)	
	품 목 군	
	품 목 명	
	등 급	

현장조사 희망일	년 월 일

「의료기기 제조 및 품질관리기준」 제7조에 따라 위와 같이 적합성인정
등 심사를 신청합니다.

년   월   일

신청인   (서명 또는 인)

○○○ **품질관리심사기관장** 귀하

※ 구비서류 제7조에서 정한 적합성평가에 필요한 자료	수수료
	별도로 정함

210mm×297mm[일반용지 60g/㎡(재활용품)]

그림 1.4.3. 의료기기 적합성인정 등 신청서

4.5 의료기기 제조 및 품질관리 적합성 평가기준

의료기기 제조 및 품질관리 적합성 평가기준은 다음의 사항들의 요구사항들에 따라 여러 가지 기준이 적용되고 있다.

임상시험용 의료기기의 경우, 제품이 개발단계이고, 제조업이 완전히 구성되지 않은 단계임을 감안하여 평가기준에 제4항 품질경영시스템부터 제5항 경영책임에 관한 평가 항목을 제외하고 당해 제품의 제조 및 품질관리에 해당되는 항목만을 적용하여 평가한다. GMP심사는 품목군별로 실시하며 품목군을 추가하게 되는 경우, 새로운 품목군에 대한 문서관리, 작업환경관리, 설계 및 생산관리 등에 해당하는 항목만을 적용하여 심사한다. 의료기기 제조업체의 소재지가 변경되는 경우 제조시설 및 작업 환경 등이 바뀌게 되어 제품의 품질에 영향을 미칠 수 있으므로 전체적인 문서관리, 환경관리 및 생산관리 등에 해당하는 항목만을 적용하여 심사한다. 임상시험용 의료기기, 품목군이 추가된 경우, 의료기기 제조업체 소재지가 변경된 경우, 각각의 평가 요구사항은 아래의 표와 같다.

표 1.4.3. 의료기기 제조 및 품질관리 종류별 적합성 평가기준표

의료기기 제조 및 품질관리 적합성 평가기준표				
종류별 평가 요구사항		임상시험용	품목군추가	소재지변경
제4항 품질경영시스템	4.1 일반요구사항 4.2 문서화요구사항		4.1 4.2	4.1 4.2
제5항 경영책임	5.1 경영의지 5.2 고객중심 5.3 품질방침 5.4 기획 5.5 책임과 권한 및 의사소통 5.6 경영검토			
제6항 자원관리	6.1 자원의확보 6.2 인적자원 6.3 기반시설 6.4 작업환경	6.1 6.2 6.3 6.4	6.1 6.2 6.3 6.4	6.1 6.3 6.4
제7항 제품실현	7.1 제품실현의 기획 7.2 고객관련 프로세스 7.3 설계 및 개발 7.4 구매 7.5 생산 및 서비스 제공 7.6 모니터링 및 측정 장비의 관리	7.1 7.3 7.4.3 구매품의 검증 7.5 7.6	7.1 7.2 7.3 7.4 7.5 7.6	 7.5 7.6

의료기기 제조 및 품질관리 적합성 평가기준표				
종류별 평가 요구사항		임상시험용	품목군추가	소재지변경
제8항 측정, 분석 및 개선	8.1 일반요구사항 8.2 모니터링 및 측정 8.3 부적합 제품의 관리 8.4 데이터의 분석 8.5 개선	8.2.4.1 제품의 모니터링 및 측정 -일반요구사항	8.2.4 8.3	8.2.4 8.3 8.5

　　의료기기 제조·수입업자는 의료기기 제조 및 품질관리기준(GMP)을 준수하고, 동 기준에 적합함을 인정받은 의료기기를 판매하여야 한다. 의료기기GMP는 품질경영시스템을 기반으로 하여, 문서화와 기록관리를 거치며 그 내부에서 경영책임, 자원관리, 제품실현 등의 기준항목을 포함하고 있다.

　　GMP적합성 평가기준에 관한 세부항목은 다음과 같다.

1) 문서화(Documentation, 4.2)

- 품질방침(Quality Policy): 최고경영자에 의해 공식적으로 표명된 품질 관련 제조업자의 전반적인 의도 및 방향으로서, 일반적으로 제조업자의 전반적인 방침과 일관성이 있어야 하며, 품질목표를 설정하기 위한 틀을 제공한다. 품질방침은 문서화 되어야 하고, 제조업자의 의사결정체계에 따라 최종 승인된 것을 의미한다.
- 품질목표(Quality Objective): 품질방침을 토대로 설정된다. 이는 측정 가능하여야 하고 문서화 되어야 한다.
- 품질매뉴얼(Quality Manual): 제조업자의 품질경영시스템을 규정한 문서로서 개별 조직의 규모 및 복잡성에 따라 세부사항 및 형식이 달라질 수 있다.
- 이 외에도 표준작업지침서(Standard Operating Procedures, SOPs), 제품표준서(Device Master Record, DMR), 각종 기록물 및 출력물이 문서화 될 수 있다.
- 품질경영시스템의 일반적 문서들은 관리되어야 하는데, 문서의 관리란 문서의 작성 → 검토 → 승인 → 적용 → 폐기 등 문서의 일생을 말한다. 품질기록은 제조 시 매번 작성되어야 한다. 문서의 관리에 관한 절차에는 다음의 사항들이 포함되어야 한다. '권한 지정자에 의한 검토 및 승인, 문서의 이력관리, 재검토 기한(주기) 설정, 문서 종류별 식별코드 및 개정번호 부여, 배포상태 관리, 손실·손상 및 열화방지 시설 내 열람이 쉽도록 보관, 효력상실 문서의 최소 5년(시판후 2년) 보존 등의 내용'이 포함되어야 한다.

2) 품질책임자(Management Representative, 5.5.2)

품질책임자는 당해 의료기기 제조업체가 제조하는 의료기기의 품질 전반에 대하여 책임과 권한을 부여받은 자이다. 일정 자격조건을 갖춘 자로, 품질관리의 독립성확보를 위해 품질책임자가 다른 부서로부터 영향을 받지 않도록 조직체계가 확보되어야 한다. 품질책임자는 제조업자, 최고경영자에게 품질경영시스템의 검토결과 및 개선 사항 등을 직접 보고할 수 있어야 하며, 의료기기 관련 법적 의무사항 등을 숙지하고 이를 제조업체 내 모든 분야에 적용할 수 있도록 노력하여야 한다.

3) 경영검토(Management Review, 5.6)

당해 제조업체 내에서 수행된 의료기기의 제조 및 품질관리 관련 행위 전반에 대하여 확보된 자료를 통해 주기적으로 GMP실시 사항이 적절하게 유지되고 있는지 적합지속성, 적절성, 효과성 등을 검토하는 것이다. 경영검토를 위한 절차와 경영검토 조직이 품질경영시스템 하에 미리 정해져 있어야 하고, 이에 따라 검토가 이루어져야 한다. 경영검토를 통해 당초 설정된 품질목표에 따라 적합하게 운영되고 있는지 평가하고 개선이 필요한 사항이 있을 경우 이를 수정 및 보완하여야 한다. 검토방법·과정·결과 등은 문서화하여 기록·관리되어야 하며, 경영검토 주기는 계획된 주기에 따라 정기적으로 운영되어야 한다.

4) 자원(Resources, 6)

자원은 크게 인적자원인 인력(Human)과 물적자원인 시설(Infrastructure)로 나눌 수 있다. 인적자원에는 학력, 교육훈련, 숙련도, 경력/경험, 기록유지 등이 포함되며, 물적자원에는 건물(작업소, 시험실, 창고), 장비(제조/시험), 지원시설(하드웨어/소프트웨어), 작업환경, 기록유지 등이 포함된다. 적정한 자원을 제공하고 유지하는 것은 품질경영시스템 및 그 프로세스에 효과적인 수립·유지·관리의 필수전제조건이며, 그러한 자원의 특성과 양은 관련 프로세스에 의하여 결정된다.

5) 제품표준서(Device Master Record, 7.1)

조직은 고객에게 제공하고자 하는 서비스나 제품이 전 수명 기간에 걸쳐 일관되게 실행할 수 있는 품질경영계획과 품질요구 사항에 적합하도록 하는 수단을 수립하였음을 보증하여야 한다. 이때 제품실현의 기획은 품질경영시스템의 요건의 적용과 제품의 품질이 어떻게 적합할 것인가를 포함하여 제품표준서나 특정 프로젝트의 개발기획서 등의 문서로 보여 줄 수 있는데, 제품표준서에는 제품명, 제조방법(제조기록서 양식), 시험방법과 판정기준(품질기록서 양식) 등과 같은 내용들을 담고 있다.

6) 유효성 확인(Validation, 7.5.2)

제조업자는 단순한 모니터링과 시험만으로는 적합성을 보장할 수 없는 제조공정 및 수리 점검 등 서비스 절차에 대하여 밸리데이션을 진행하여야 한다. 유효성 확인(밸리데이션)이란 특정한 목적을 위해 정한 기준을 연속적으로 3회 이상 만족함을 시험이나 객관적인 증거 등으로 확인하고 이를 문서화 하는 것을 의미한다. 밸리데이션의 분류에는 공정 밸리데이션(멸균, 세척과정 포함)과 품질에 영향을 미칠 수 있는 서비스 밸리데이션, 장비 밸리데이션, 소프트웨어 밸리데이션 등으로 분류할 수 있다. 당초 계획된 제조 공정 또는 서비스 제공절차에 의해 설정된 결과 목적을 달성 할 수 있음을 증명하고 이를 문서화 하여야 한다. 밸리데이션 실행 단계로는 프로토콜 작성 및 승인, 밸리데이션 수행, 보고서 작성 및 승인, SOPs(표준작업지침서)작성이 있다. 프로토콜에는 최악의 조건(worst case)을 반영하여 제조공정상 발생할 수 있는 최악의 경우에 대비하여야 한다.

7) 식별 및 추적성(Identification & Traceability, 7.5.3)

의료기기 제조업자는 의료기기 제조에 사용되는 자재, 원료, 반제품 및 완제품 등 모든 단계에서 개별 제품마다 식별할 수 있도록 관리번호를 부여하는 체계, 문서화 된 절차를 만들고 이에 따라 모든 제품은 표시되어야 한다. 제품식별은 제품이나 용기에 마킹, 명판 또는 위치표시로 나타낸다. 이는 제조공정 중 작업자에게 발생할 수 있는 오류를 방지하고, 단계별로 적절한 상태를 확인한 후 다음 공정을 진행하는 데 반드시 필요한 절차이며, 추적성을 확보할 수 있는 바탕이 된다. 특히 원자재, 부품과 완제품의 식별은 제조 중의 원자재 관리, 제품의 출처, 상태와 안전 요구사항의 증거제시, 추적성의 용이, 품질문제의 오류진단과 같은 사항에 용이하게 작용되기 때문에 매우 중요하다. 원자재표시라벨, 제조공정표시, 제품상태표시, 시험진행상태표시, 청소상태표시 등이 식별되어야 하며, 반품된 제품의 경우 적합한 제품과 구별되도록 표식을 부착하여 관리하여야 한다. 추적대상 제품의 경우 개별 고유번호를 부여하여 식별을 관리하여야 하는데, 원자재관리번호(구매의 경우), 제품제조번호(제조의 경우), 제품 판매기록(출고의 경우)이 개별 고유번호에 해당한다.

8) 모니터링(Monitoring, 8.2)

모니터링은 시정 및 예방조치를 위한 것으로, 외부고객의 피드백과 내부감사를 통해 실행된다. 고객 요구사항에 관한 모니터링은 제조업자가 고객의 요구사항에 대하여 접수·검토·조치사항 등에 대하여 문서화하고, 조치 사항에 대하여 고객의 충족 여부를 모니터링 하도록 정하고 있으며, 이것은 품질경영시스템의 성과측정의 하나로 활용할 수 있다. 또한 설문조사·피드백조사·방문조사 등의 결과와 고객의 요구사항을 활용하여 제품의 기능 및 품질이 개선될 가능성이 있으므로 개발 및 설계의 중요한 기초 자료로 생각하여야 한다. 정기적인 내부감사를 통해 품질경영시스템이 제조업체 전반에 걸쳐서 적절하고 효과적으로 실행되고 있는지 주기적으로 내부감사를 실시하여야 한다.

9) 개선(CAPA: Corrective Action & Preventive Action, 8.5)

제품의 사용목적 및 고객의 요구사항에 적합하게 하기 위하여 품질경영시스템의 지속적 적절성과 효과성을 확보하고 유지하는 데 필요한 사항을 파악하고 실행하는 것이다. 즉, 품질경영시스템이 적절하고 효과적인 상태로 운영되도록 시정 및 예방조치를 수행함으로써 파악된 문제뿐 아니라 잠재적인 문제점을 수정하는 것을 의미한다. 개선의 활동으로 품질방침, 품질목표, 감사결과, 데이터 분석, 시정조치 및 예방조치, 경영검토 등을 활용하며, 활동 결과로 발생되는 모든 변경사항을 식별하고 실행하여야 한다. 즉, 부적합 판정에 대한 검토조사와 평가가 이루어지고 이에 대한 시정 조치를 실행하며 또한 예방조치를 이루는 활동이 개선에 포함되는 내용이다.

4.6 의료기기 제조 및 품질관리기준 적합성 평가 구분

「의료기기법 시행규칙」 제15조(제조업자의 준수사항 등), 제20조(수입업자의 준수사항 등)에 따라 의료기기 제조(수입)업자는 GMP적합인정을 받은 제품만 판매가 가능하다.

1) 최초심사

최초심사의 경우 의료기기 제조(수입)업자가 해당 제조업체에 대하여 처음으로 GMP 적합성 평가를 받는 경우에 해당한다. 새롭게 GMP시스템을 구축하거나, 시설장비를 구비한 경우 최초심사대상에 해당된다.

2) 추가심사

GMP적합인정을 받은 제조업체에서 새로운 품목군을 제조하는 경우, 추가된 품목군에 한하여 추가심사에서 정한 항목 기준에 따라 추가적인 GMP심사를 받아야 한다.

3) 변경심사

GMP적합인정을 받은 제조업체가 소재지를 변경, 이전하는 경우 또는 소재지를 이전하며 새로운 시설장비를 구매한 경우, 변경심사를 통하여 GMP적합성 인정을 받아야 한다. 단, 제품의 품질에 미치는 영향이 미비한 보관소, 시험실의 변경은 변경심사대상에서 제외한다.

4) 정기갱신심사

의료기기 제조(수입)업자는 GMP기준 준수사항들에 대하여 식품의약품안전처장이 고시한 바에 따라, GMP적합인정을 받은 제조업체에 대하여 매 3년마다 1회 이상 GMP 적용실적을 심사하는 GMP정기갱신심사를 받아야 한다. 이를 통해 적합인정서에 유효기간을 부여받고 관리를 받게 된다. 정기심사는 적합인정서 유효기간이 만료되기 90일 전까지 신청하여야 하며, 식품의약품안전처 홈페이지를 통해 업체별로 신청하여야 하는 월(月)이 사전에 공지된다. GMP적합인정서 유효기간이 경과되는 날부터는 적합인정 효력이 상실되므로 주의하여야 한다.

GMP정기갱신심사의 제출자료는 다음과 같다. 최초심사 시 제출자료 중 신청품목에 관한 자료를 제외한 자료를 제출하여야 한다. 추가적으로, 위해도가 가장 높은 최상위 등급 의료기기 중 가장 많이 제조 또는 수입된 품목(수량 → 금액 순)을 대표 품목으로 정하고 해당품목의 *제품표준서(Device Master Record, DMR: 의료기기 품목 또는 형명별로 규격, 제조공정, 제조기준, 설치 등 제품의 설계부터 출하 또는 설치까지 전 제조공정에 대한 상세한 정보를 포함한 문서를 의미)를 제출하도록 한다. 이때 적용되는 기간은 지난번 GMP심사를 받은 이후인 최근 3년 동안이다. 또한 하나 이상의 외국 제조업체에서 제조된 의료기기를 수입하는 수입업자는 외국 제조업체에 대한 정기심사를 일괄하여 신청할 수 있으며, 외국 제조업체별로 허가품목 목록을 작성하고 제조업체별 대표품목을 표시하며 제출자료는 제조업체별로 작성하여 제출하도록 한다.

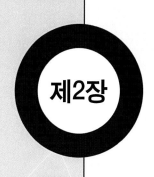

제2장

미국 의료기기 허가인증제도

📋 CONTENTS

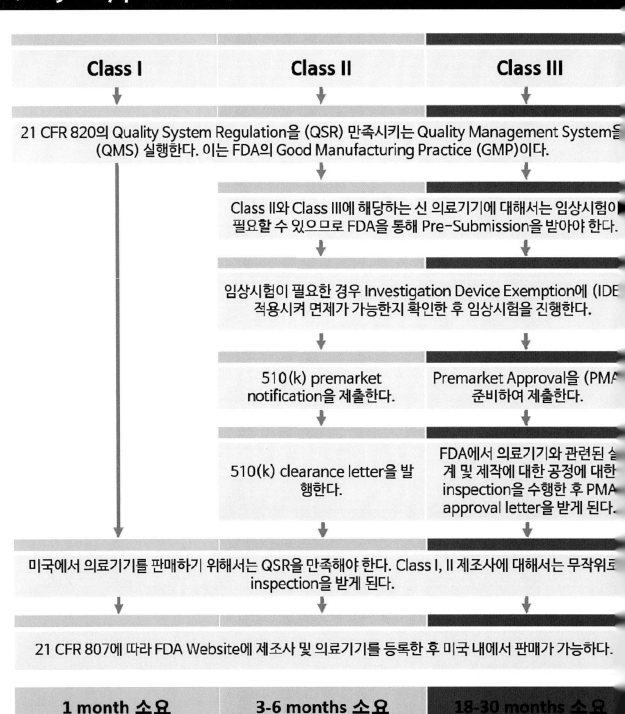

United States

The regulatory process for medical devices

Class I	Class II	Class III

21 CFR 820의 Quality System Regulation을 (QSR) 만족시키는 Quality Management System을 (QMS) 실행한다. 이는 FDA의 Good Manufacturing Practice (GMP)이다.

Class II와 Class III에 해당하는 신 의료기기에 대해서는 임상시험이 필요할 수 있으므로 FDA을 통해 Pre-Submission을 받아야 한다.

임상시험이 필요한 경우 Investigation Device Exemption에 (IDE 적용시켜 면제가 가능한지 확인한 후 임상시험을 진행한다.

510(k) premarket notification을 제출한다.

Premarket Approval을 (PMA 준비하여 제출한다.

510(k) clearance letter을 발행한다.

FDA에서 의료기기와 관련된 설계 및 제작에 대한 공정에 대한 inspection을 수행한 후 PMA approval letter을 받게 된다.

미국에서 의료기기를 판매하기 위해서는 QSR을 만족해야 한다. Class I, II 제조사에 대해서는 무작위로 inspection을 받게 된다.

21 CFR 807에 따라 FDA Website에 제조사 및 의료기기를 등록한 후 미국 내에서 판매가 가능하다.

1 month 소요	3-6 months 소요	18-30 months 소요

미국은 전세계 의료기기 시장의 약 40%를 차지하는 세계 1위의 시장이며, 의료기술, 인허가 규제 등을 선도하고 있다. 전세계 상위 30대 주요 의료기기 기업의 67%가 미국에 기반을 두고 있으며, 'Johnson & Johnson Medical, Medtronic, GE Healthcare' 등과 같은 미국의 다국적 의료기기 업체는 전세계에서 그들의 영향력을 점차 확대해 나가고 있다(2014년 기준, 미국 의료기기 시장규모 1,338억 달러).

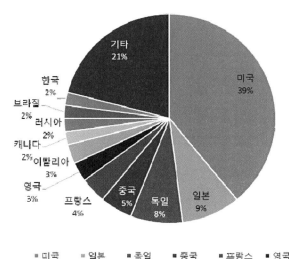

그림 2.1.1. 2014년 국가별 의료기기 시장규모 비율

출처: BMI Espicom, Worldwide Medical Market Forecasts to 2019, 2014.10

1 의료기기 법체계

1.1 규제당국

1) FDA (Food and Drug Administration)

미국 FDA는 우리나라의 식품의약품안전처, 일본의 후생노동성 및 Pharmaceuticals and Medical Devices Agency (PMDA), 중국의 China Food and Drug Administration 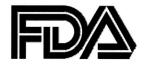 (CFDA) 등과 같은 역할을 하는 미국 보건복지부(United States Department of Health and Human Services, HHS)의 산하기관이다. 연방 「식품·의약품·화장품법(Food, Drug and Cosmetics Act, FD&C Act)」과 관련 국민보건법을 운영하고 있으며, 미국 소

비자를 보호하는 주체이다.

미국 FDA는 식품 및 의약품 등에 대한 관리규제를 하는 기관으로서 대부분의 의약품 및 식품에 대한 규제관리와 규격 제·개정, 의료기기, 방사선 발생 및 측정 기구, 화장품 등 다양한 분야의 안전 규칙을 정하는 기관이다.

미국 FDA가 운영하는 홈페이지는 www.fda.gov이며, 참고하여 의료기기에 대한 정보를 확인할 수 있다.

(1) FDA 조직도

FDA 조직은 Office of the Commissioner(청장실), Medical Products and Tobacco(의료제품 및 담배), Foods(식품), Global Regulatory Operations and Policy(국제규제정책)과 Operations(집행)으로 구분되어 있다.

(2) FDA 개요

FDA는 의약품, 의료기기, 식품, 화장품, 방사선 방출 제품 등의 안전성·유효성을 보장함으로써 공중보건에 대한 책임을 질 의무가 있다. 또한 FDA는 효과적이고 안전한 제품을 소비자에게 제공할 수 있도록 혁신을 가속화하고, 국민의 건강을 유지하기 위해 정확하고 과학적인 정보 제공을 통해 공중보건을 증진시킬 책임을 가지고 있다.

의료기기의 설계(Design), 제조(Manufacture), 재포장(Repackage), 재라벨링(Relabel), 수입의료기기(Import Medical Device) 등은 Center for Devices and Radiological Health(CDRH)를 통해 규제되고 있다.

CDRH에서 수행하는 주요 기능은 다음과 같다.

- 의료기기의 안전성, 성능, 올바른 라벨링 사항을 보장하기 위한 프로그램 개발
- 의료기기의 시판전 허가(Premarket Approval, PMA), 제품개발 프로토콜(Product Development Protocols, PDPs), 의료기기 임상시험 계획 승인(Investigative Device Exemption, IDE), 시판전 신고(Premarket Notification, 510(k)) 등에 대한 심사 및 평가
- 의료기기와 방사선 방출 제품 관련 위험관리(Risk Management, RM), 검토, 적합성 및 성능기준 개발
- 의료기기와 방사선 방출 제품 관련 부작용 및 유해 사례에 대한 정보 수집
- 의료기기와 방사선 방출 제품의 품질시스템 요구사항, 의료기기 제조 및 품질관리기준(GMP)에 대한 성능기준 개발 및 실행
- 의료기기와 방사선 방출 제품의 적합성 및 사후감시 시스템 개발 및 감시 · 실행
- 의료기기 중소기업에 대한 지원 체계 마련

위와 같은 기능을 수행하고, 이 외에도 미국 외 국가와 의료기기 규정에 대한 협의 등의 업무도 수행하고 있다.

(3) 의료기기 분야 홈페이지

홈페이지는 www.fda.gov/MedicalDevices/default.htm이다. 의료기기와 관련된 전반적인 내용이 포함되어 있으며, 사용목적에 따라 의료기기 분류 및 설명, 안전성 정보 보고 목록, 요구사항, 연구 동향 등으로 구분하여 나타내고 있다.

(4) 용어

의료기기를 판매하기 위해서는 FDA에서 심사를 받아야 하는데, 심사결과는 "Clear"와 "Approve"로 나누어진다. FDA는 제출된 시판전 신고(Premarket Notification, 510(k))서인 510(k) 자료를 심사하고, 그 결과에 대해 "의료기기 판매를 승인한다(Clear)" 또는 "시판전 허가(Premarket Approval, PMA) 신청서를 심사한 후 허가한다(Approve)"로 표시한다.

2) 기타 규제 관련 기관

- Department of Health and Human Services(DHHS) http://www.hhs.gov/
- Food and Drug Administration(FDA) http://www.fda.gov/
- Center for Devices and Radiological Health(CDRH)
  http://www.fda.gov/cdrh/
- Agency for Health Care Policy and Research(AHCPR)
  http://www.ahrq.gov/
- Centers for Disease Control and Prevention(CDC) http://www.cdc.gov/
- Centers for Medicare & Medicaid Services(CMS)
  http://www.cms.hhs.gov/
- Health Industry Distributors Association(HIDA) http://www.hida.org/
- National Centre for Health Statistics http://www.cdc.gov/nchs/

1.2 의료기기 정의

1) 의료기기

의료기기의 정의는 「식품·의약품·화장품법(FD&C Act)」 Section 201(h)에서 찾을 수 있다.

The Section 201(h) of the Food, Drug and Cosmetic Act defines a medical device as any healthcare product that does not achieve its principal intended purposes by chemical action or by being metabolized.

Section 201(h)의 정의에 따르면, "의료기기는 화학적 작용이나 대사작용에 의해 주요 사용목적 달성을 하지 않는 모든 헬스케어 제품"을 말한다.

"An instrument, apparatus, implement, machine, contrivance, implant, in vitro reagent, or other similar or related article, including a component part, or accessory which is,:
 - recognized in the official National Formulary, or the United States Pharmacopoeia, or any supplement to them,
 - intended for use in the diagnosis of disease or other conditions, or in the cure, mitigation, treatment, or prevention of disease, in man or other animals, or
 - intended to affect the structure or any function of the body of man or other animals, and which does not achieve its primary intended purpose through chemical action within or on the body of man or other animals and which is not dependent upon being metabolized for the achievement of any of its primary intended purposes"

"기구, 장치, 도구, 기계, 이식물, 진단시약 또는 이와 유사하거나 관련된 제품으로서, 다음과 같은 부속품 또는 액세서리를 포함한다.
- 공식국가처방서(Official National Formulary) 또는 미국약전과 그 부록에서 인정되고,
- 사람이나 동물의 질병 또는 기타 상태의 진단, 치료, 경감, 처치 또는 예방을 목적으로 하거나, 또는
- 사람이나 동물의 구조 또는 기능에 영향을 미치며, 화학적인 작용을 통해 그 주요 목적을 이루지 아니하고, 그 목적 달성을 위해 신진대사 작용에 영향을 받지 아니하는 것"으로 해석된다.

2) 체외진단용 의료기기(In Vitro Diagnostic Device, IVD)

In vitro diagnostic products are those reagents, instruments, and systems intended for use in the diagnosis of disease or other conditions, including a determination of the state of health, in order to cure, mitigate, treat, or prevent disease or its sequelae. Such products are intended for use in the collection, preparation, and examination of specimens taken from the human body. These products are devices as defined in section 201(h) of the Federal Food, Drug, and Cosmetic Act (the act), and may also be biological products subject to section 351 of the Public Health Service Act.

미국에서의 체외진단용 의료기기의 정의는 미국 연방규정인 21 Code of Federal Regulations(CFR) 809(In Vitro Diagnostic Products For Human Use)에 언급되었으며, "체외진단용 의료기기는 질병 또는 기타 증상의 치료, 경감, 처치 또는 예방을 목적으로 질병 또는 기타 증상을 진단하기 위한 목적으로 사용되는 시약, 기기, 시스템"을 의미한다. 이러한 제품은 인체로부터 채취된 검체(혈액, 소변 등)에 의해 진단된다.

1.3 등급분류

FDA는 의료기기를 위해도에 따라 Class I, II, III으로 분류한다. FDA는 의료기기를 약 1,700 품목으로 분류하고 있으며, 16 Medical Specialties(전문 진료과목)에 따라 다시 분류한다. 이는 21 CFR 862-892에 설명되어 있다.

표 2.1.1. 등급분류에 따른 인허가 절차

등급	규제 사 항			
	규제수준	시판전 심사절차	품질관리	시판후 관리
Class I	일반관리	면제	대부분 Class I 제품(단, 미국 내 수입자의 경우 유통 30일 전 제품 및 시설을 FDA에 등록, 해외 제조업자는 선적 전에 제품 및 시설 등록 필요)	GMP 면제 (단, 기록과 불만 처리 요건 준수 필요)	부작용 보고
				GMP 준수 필요	
		510(k)	일부 품목 510(k) 신고	GMP 준수 필요	부작용 보고
Class II	일반관리, 특별관리	510(k)	대부분의 Class II 제품	GMP 준수 필요	부작용 보고 시판후 조사 및 추적관리 (FDA가 특별 지정 의료기기만 해당)
		510(k) 면제	일부 Class II 제품 (단, 미국 내 수입자의 경우 유통 30일 전 제품 및 시설을 FDA 에 등록, 해외 제조업자는 선적 전에 제품 및 시설 등록 필요)	GMP 준수 필요	
Class III	일반관리, PMA	PMA	대부분 Class III	GMP 준수 필요	

위해도에 따른 등급 이외에, 미국의 의료기기는 임상적 사용을 기준으로 분류되어 있으며, 이에 따른 의료기기의 대분류는 아래와 같다.

- 862 Clinical Chemistry and Clinical Toxicology
- 864 Hematology and Pathology
- 866 Immunology and Microbiology
- 868 Anesthesiology
- 870 Cardiovascular
- 872 Dental
- 874 Ear, Nose, and Throat
- 876 Gastroenterology and Urology
- 878 General and Plastic Surgery
- 880 General Hospital and Personal Use

- 882 Neurology
- 884 Obstetrical and Gynecological
- 886 Ophthalmic
- 888 Orthopedic
- 890 Physical Medicine
- 892 Radiology

2 의료기기 인허가

2.1 미국 인허가 절차

미국 내에서 의료기기 인허가 절차는 다음과 같다.

표 2.2.1. 미국 인허가 절차

순번	단계	세부내용	관련규정
1	시설 등록	미국 내 판매 및 유통을 할 경우 제조업자와 수입업자는 시설 등록을 하여야 한다. 수입업자의 경우 미국대리인을 지정할 수도 있다.	21 CFR 807
2	제품 등록	미국 내 판매 및 유통을 할 의료기기 리스트를 FDA에 등록하여야 한다.	
3	시판전	시판전 신고(Premarket Notification, 510(k)) - Class I: 대부분 면제 (약 7% 적용) - Class II: 대부분 적용 - Class III: 일부 품목 적용	
		시판전 허가(Premarket Approval, PMA) - PMA라고 함 - Class III 제품에 대부분 적용	21 CFR 814
4	시판후	시판후 조사(Postmarketing Surveillance) - 특별관리 해당 내용 - Class II와 Class III 의료기기 중 FDA 지정 의료기기에 적용	21 CFR 822
		의료기기 추적관리(Medical Device Tracking, MDT) - 특별관리 해당 내용 - Class II와 Class III 의료기기 중 FDA 지정 의료기기에 적용	21 CFR 821
		의료사고 보고(Medical Device Reporting) - 일반관리 해당 내용 - 모든 의료기기에 해당	21 CFR 803

순번	단계	세부내용	관련규정
5	품질 관리	QSR (Quality System Regulation) 심사 - Class I 의료기기 면제 - Class II와 Class III 모든 의료기기	21 CFR 820

출처: 한국보건산업진흥원

2.2 시판전 승인 절차

미국의 의료기기 등급은 잠재적 위해도에 따라 Class I, II, III 로 나누어진다. (1.3. 등급분류 참고) Class I에서 Class III로 등급이 높아질수록 위해도가 높아지고, 법적 규제 또한 강화된다. 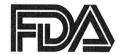 Class I의 경우 미국 내에서 판매 및 유통하기 위한 최소한의 법적 규제를 가지며, 최상위 등급인 Class III의 경우, 잠재적 위해도가 크기 때문에 안전성·유효성 입증을 위해 FDA 에서 강력하게 규제하고 있다.

등급별 규제사항은 다음과 같다.

- Class I (Low to moderate risk): 일반관리
- Class II (Moderate to high risk): 일반관리 및 특별관리
- Class III (High risk): 일반관리 및 시판전 허가(PMA)

1) 일반관리(General Controls)

일반관리는 FDA에서 가장 기본적으로 적용하는 규제(Provision)로, 1976년에 개정된 「의료기기개정법(Medical Device Amendments)」을 적용하며, 이는 의료기기의 안전성·유효성을 확보하기 위한 것이다. 「의료기기개정법」상 일반관리는 Class I부터 Class III까지 모든 의료기기에 적용된다. Class I의 경우 유일하게 일반관리만 적용되며, 이때 의료기기가 생명유지나 생명연장과 관련되어 있거나 질병을 잠재적 또는 직접적으로 유발할 경우 등에는 특별관리가 적용될 수 있다. 일반관리에 포함되는 규제사항은 불순품(Adulteration), 부정상표(Misbranding), 라벨링(Labeling), 의료기기 등록 및 목록화(Device Registration and Listing), 시판전 신고(Premarket Notification), 기록 및 보고(Records and Reports), 의료기기 제조 및 품질관리기준(Good Manufacturing Practices, GMP) 등이다.

(1) 시설등록(Establishment Registration)

미국의 시설등록은 21 CFR 807(Establishment Registration And Device Listing For

Manufacturers And Initial Importers Of Devices)에 규정되어 있으며, 우리나라의 제조 (수입)업 허가와 유사한 규제사항이다. 시설등록은 시설이 필요한 활동이 시작된 후 또는 수출입 전, 30일 이내에 이루어져야 한다. 미국 내 제조업자뿐만 아니라 외국 제조업자도 해외 공장 또는 시설 등을 FDA에 등록하여야 하며, 이를 의무화 하고 있다.

또한 미국 내 제조업자가 아닌 해외 제조업자들은 미국대리인(U.S. Agents)을 지정 및 임명할 수 있다. 21 CRF 807.40에 따르면 미국대리인은 미국 내에 상주하여야 하며, 수입업자 또는 기타 대리인이 미국대리인의 역할을 수행할 수 없다. 미국대리인은 회사의 취급제품과 규격 등을 숙지하여 FDA와 질의응답을 할 수 있어야 하며, 회사를 대신하여 품질시스템 심사, FDA 심사, 의료기기 부작용 보고(Medical Device Reporting, MDR) 등 FDA의 통신문을 접수할 책임 및 의무가 있다. 단, 의료기기 부작용 보고와 510(k) 등의 제출 업무에 대한 책임은 없다.

미국대리인의 책임 및 의무에 대한 세부사항은 다음과 같다.

- 품질시스템 감사
- FDA 실사 담당(Representation during an FDA Inspection)
- 미국 내 불만사항 관리 및 의료기기 부작용 보고
- 규격 제출(Regulatory Submission)
- 규제 교육 및 전략 수립(Regulatory Training, Strategy and Advice)
- FDA와 회의 및 커뮤니케이션 담당(Meeting and Communication with FDA)

제조업자는 제조업자의 시설등록(Establishment Registration)을 완료한 후에 제조업자가 보유한 의료기기 목록을 작성하여야 한다. 또한 추후에 있을 실사를 위하여 제조사의 위치, 제조 중인 의료기기 등을 기입하여야 한다. 시설등록은 Device Facility User Fee 웹사이트에서 진행되며, 크게 세 가지 형태로 구분된다.

- 정기등록(Annual Registration): 매 10월~12월에 연간 정기등록을 시행한다.
- 최초등록(Initial Registration): 제조업자가 510(k) / PMA를 받은 후 또는 제조업자의 의료기기 시판 최소 30일 이전에 시행되어야 한다.
- 변경등록 및 목록정보(Update Registration and Listing Information): 새로운 의료기기의 추가, 최초등록된 목록에 대한 변경, 의료기기의 공급 중단에 따른 목록 삭제 등의 사항이 있을 때 변경사항을 통보할 의무가 있다.

(2) 의료기기 등록 및 목록화(Device Listing)

미국 내에서 의료기기를 판매하려고 하는 제조업자는 FDA에 등록되어야 하며, 미국 내에서 유통되는 모든 의료기기도 제조업자에 의해 각각 등록되어야 한다. 완제품에 대한 정보가 FDA에 등록이 되어야 하며, FDA에 시설이 등록된 제조업자가 의료기기 등록

신청서를 FDA에 제출한다. 이는 제조업자의 의료기기 시판 30일 전 또는 510(k) / PMA 을 받은 후에 시행되어야 한다.

의료기기 등록신청서의 기재사항은 다음과 같다.

- 제조업자
- 수입업자
- 대리점
- 미국대리인 이름
- 등록번호
- 제품군 분류명, 번호 (21 CFR 820.XXXX)

(3) 시판전 신고(Premarket Notification, 510(k))

시판전 신고는 미국 내에서 판매될 제품과 기허가제품 등 합법적으로 판매되고 있는 제품과의 안전성·유효성 등 동등성을 입증하는 절차이며, FDA에 판매 전 서류로 제출 하여야 한다. 추가적인 내용은 "3)시판전 심사제도 (1) 510(k)"을 참고한다.

(4) 품질시스템(Quality Systems)

의료기기 제조업자는 FDA의 품질시스템 규정, 품질시스템 규정(Quality System Regulation, QSR) 등을 준수하여야 한다. 품질시스템과 관련된 자세한 내용은 "제2장 4. 의료기기 품질관리" 내용을 참고한다.

(5) 라벨링(Labeling)

일반관리에서는 모든 의료기기가 적절하게 라벨링 되어 있을 것을 요구한다. 라벨링 은 규정에 따라 제품 포장, 설명서, 광고 문구 등을 포함한다. 제품의 포장면, 보이는 곳 등에 사용방법 및 주의사항 등이 영문으로 기재되어 있어야 한다. 또한, 광고는 허위 광 고, 과대 광고 등을 금하며, 광고 시에는 품목명, 모델명, 제조업자 또는 수입업자의 성명 및 주소를 기재하여야 한다.

(6) 의료기기 부작용 보고(Medical Device Reporting, MDR)

의료기기 부작용이 발생할 경우 모든 제조업자, 의료기관 등 사용자, 수입자는 보고의 의무를 가진다. 이를 FDA의 의료기기 부작용 보고(Medical Device Reporting, MDR)라 고 명한다. 이는 21 CFR 803(Medical Device Reporting)에 규정되어 있으며, 시판되는 의료기기 중 어느 하나가 사망 또는 심각한 부상을 입혔거나 또는 입힐 가능성이 있는 경우, 예상되지 않은 기기의 오작동으로 인해 사망 또는 심각한 부상을 초래하거나 가능 성이 있을 때 FDA에 부작용 보고를 하는 것이 의무화 되어 있다. 이는 의료기기의 부작용으로 인해 국민건강에 위해를 끼치는 것을 방지하기 위함이다.

2) 특별관리(Special Controls)

특별관리는 Class II 이상의 의료기기에 적용하는 규제사항이다. Class II 이상의 의료기기의 경우 일반관리로는 안전성·유효성을 확보하기 어렵다고 판단하여 일반관리와 함께 특별관리가 필요하다. 특별관리는 사후감시(Postmarket Surveillance), 특수 라벨링(Special Labeling), 필수성능기준(Mandatory Performance Standard) 등을 포함한다.

3) 시판전 심사제도 – 사전 허가(Premarket Submission)

(1) 시판전 신고(Premarket Notification, 510(k))

510(k)는 일반관리 프로그램으로서 510(k)를 요구하는 의료기기는 몇몇의 Class I 의료기기와 대부분의 Class II 의료기기이다. 신청하는 의료기기의 종류에 따라 새로운 제품이 가진 사용목적, 기술적 특성, 성능 등이 기존에 시판되고 있는 제품과 '본질적으로 동등하다'는 것을 증명할 필요가 있다. 510(k)를 준비하는 방법과 심사하는 절차에 관한 내용은 FDA 홈페이지의 Device Advice Premarket Notification을 참고하도록 한다.

510(k)의 목적은 시판하려는 의료기기가 이미 시판 중인 의료기기와 본질적으로 동등하다는 것을 입증하는 것이며, 시판하기 최소 90일 이전에 510(k)를 제출할 의무가 있다. 이미 시판 중인 의료기기는 1976년 이전에 시판되었을 가능성도 있다. 1976년 5월 28일 「의료기기개정법(Medical Device Amendments)」이 개정되기 전에 미국에서 시판되었을 경우 또는 시판전 신고(510(k)) 절차를 통해 본질적으로 동등함을 입증한 경우 '인정 의료기기(Predicate Device)'라고 칭한다.

그러나 앞서 말한 것처럼 모든 Class I 의료기기와 Class II 의료기기에 대하여 510(k)를 요구하는 것은 아니다. Class I 의료기기와 Class II 의료기기 중 면제대상으로 명시되어 있는 제품의 510(k)는 면제된다. Class I의 경우 대부분이 시판전 신고 제외대상이지만, Class I 의료기기의 약 7%는 시판전 신고가 필요하다. Class II는 대부분의 기기들이 시판전 신고가 필요하지만, Class II 의료기기의 약 9%는 시판전 신고를 면제받을 수 있다. 즉, 면제 여부를 추측할 필요 없이 규정에 따라 시판전 신고를 받아야 하는지 여부를 확인하여야 한다.

다음의 대상 품목의 경우 시판전 신고가 필요하지 않다.

- 21 CFR 862~892 분류 규정에서 의료기기의 시판전 신고 면제 사항이 규정된 경우
- 시판전 허가(PMA) 과정이 필요한 경우

- 1976년 5월 28일 「의료기기개정법」 전에 시판되거나 현저한 변경이 없는 경우
- 의료기기에 "Private Label" 부착 후 판매되는 경우
- 시판전 신고를 한 의료기기로서 현저한 변경이 없으며, 새로운 소유자가 의료기기에 변경 조치를 취하려는 의도가 없는 경우

① 본질적 동등성(Substantial Equivalence, SE)

이미 FDA로부터 승인되어 판매하고 있는 기허가제품과 '본질적으로 동등하다'는 것은 기허가제품과 동등한 안전성·유효성을 가진다는 것을 의미한다.

의료기기의 본질적 동등성은 FDA가 구체적인 기준을 가지고 결정하게 된다. 사용목적, 기술적 특성, 성능 관련자료, 안전성·유효성 평가, 기준규격 확인 등을 통해 모든 요건에 부합하였을 때 본질적 동등성이 성립된다.

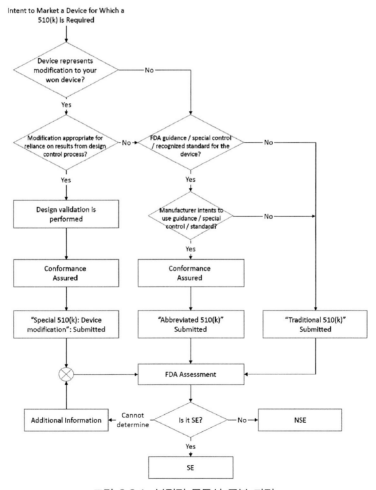

그림 2.2.1. 본질적 동등성 구분 과정

출처: http://www.fda.gov

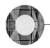

② 약식(Abbreviated) 510(k)

약식 510(k)는 일반(Traditional) 510(k)에서 요구되는 자료보다 적은 요약문만을 가지고 심사를 진행하며, 90일 이내에 심사가 완료될 수 있다. 약식 510(k)는 FDA 가이던스, 표준, 지침 등을 준수하였을 때 진행된다. 약식 510(k)에서는 인정되는 합의된 규격에 대한 적합성 선언이 중요하게 요구된다.

적합성 선언의 요소들은 다음과 같다.

- 해당제품에 대한 인정되는 합의된 규격 (recognized consensus standard)
- 각 합의된 규격에 따른 요구사항을 만족시킨다는 제품 설명서
- 각 합의된 규격에 따라 심사를 할 때 기준을 해당제품에 적용
- 각 합의된 규격에 대해 적용되지 않는 요구사항 및 차이점 설명
- 시험의료기기와 시판전 신고를 받으려고 하는 의료기기의 차이점 설명 및 근거 제시
- 합의된 규격의 기준을 만족시켰다는 것과 관련된 시험기관 또는 증명 기관

③ 특별(Special) 510(k)

510(k)를 변경하거나 변경할 필요성을 가지고 있는 경우, 품질시스템 규정의 일부분인 설계 및 부품 변경에 한정하여 특별 510(k)를 적용한다. 이때 설계관리 적합성(Conformance to Design Controls) 문서를 통해 적격성을 갖는다. 특별 510(k)의 경우 30일 이내에 심사가 완료될 수 있다.

특별 510(k)에 적용될 수 있는 변경사항은 다음을 참조한다.

- 에너지 형태
- 환경적 사양
- 성능 사양
- 환자와 사용자 인터페이스의 인체 공학
- 소프트웨어 또는 펌웨어
- 포장 또는 만료일
- 멸균

④ 일반(Traditional) 510(k)

특별 510(k)와 약식 510(k)에 적용되지 않는 새로운 의료기기는 일반 510(k)를 따른다. 미국에서 판매하거나 유통하기 위해 FDA에 의료기기 심사이력이 없는 대부분의 업체 및 제품들이 이에 포함된다.

(2) 시판전 허가(Premarket Approval, PMA)

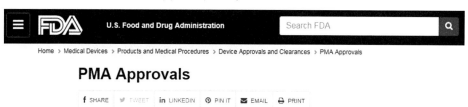

출처: http://www.fda.gov

시판전 허가(PMA)는 오직 Class III 의료기기에만 적용되며, 대부분의 Class III 의료기기에 요구되는 조건이다. Class III 의료기기 심사는 안전성·유효성 입증을 위하여 가장 엄중하게 심사가 진행되며, 제조업자는 FDA로부터 PMA를 받기 위해 의료기기의 안전성·유효성에 대한 과학적 증거를 제시하여 증명할 수 있어야 한다.

시판전 허가(PMA)는 심사 받는 과정이 매우 까다롭고 요구하는 자료 역시 매우 복잡하다. 왜냐하면 자료를 통해 안전성·유효성을 입증할 수 있어야 하기 때문이다. FDA에 제출한 자료가 불충분하거나 정확성에서 미흡한 것이 발견되면, 시판전 허가(PMA)는 거절될 수 있으며, 심사가 지연될 수 있다. 즉, 제조업자는 시판전 허가(PMA)를 받기 전, 신청하려는 제품에 관한 자료의 완전성 여부를 확인하여야 하며, 자료의 논리성, 품질시스템 보증 등을 확보하여야 할 것이다.

시판전 허가(PMA)에서 적합 여부를 결정하는 것은 비임상 연구 자료와 임상 연구 자료다. 비임상 연구 자료는 미생물, 면역, 독성 등의 생체적합성 자료와 내구성(Stress), 마모 등의 성능 자료를 말한다. 이 자료는 FDA의 21 CFR 58(Good Laboratory Practice for Nonclinical Laboratory Studies)에 의거한다. 임상 연구 자료는 승인된 임상시험 계획(Investigational Device Exemption, IDE) 하에서 실시되었는지를 확인하여야 한다. 또한 임상 연구 자료에는 임상시험 계획서, 결과 데이터, 피험자 부작용과 합병증 데이터, 환자 정보, 환자 불만사항, 개별 피험자에 대한 데이터, 통계분석 결과 및 임상시험으로부터 도출된 정보들이 모두 포함되어야 한다.

① 시판전 허가(PMA) 심사 과정

시판전 허가(PMA)는 아주 복잡한 과정을 거쳐 심사가 진행된다. 서류심사뿐만 아니라 제조시설과 임상시험 실시기관 감사, 안전성·유효성 심사, 임상시험 관련 적합성 심사 등을 실시한다.

시판전 허가(PMA)를 실시하는 절차는 다음과 같다.

- 제출서류 요건 심사
- 통계분석 결과를 통한 통계심사
- 품질시스템 적합성 확인을 위한 제조시설 감사
- 서류 접수 여부 결정
- 제조시설 감사
- 임상 데이터를 근거로 연구 분야에 대한 체계적 문헌 고찰
- 패널 미팅 (필요한 경우)
- 최종 결정 및 문서 작성

심사는 약 180일 동안 진행되며, 승인, 승인가능, 승인불가능, 승인거부 등 네 가지 결정으로 나뉘게 된다.

② **품질시스템(Quality System)**

품질시스템의 경우 설계관리(Design Control), 제조관리(Manufacturing Control), 사전허가 실사(Pre-approval Inspection), 사후허가 실사(Post-approval Inspection)라는 세부적인 내용으로 구성되어 있다. 자세한 내용은 "제2장 4. 의료기기 품질관리"를 참고한다.

3 의료기기 임상시험

3.1 임상시험 관리기관

1) CDRH (Center for Devices and Radiological Health)

의료기기의 규제·안전관리 등은 FDA의 CDRH에서 담당한다. CDRH는 의료기기의 안전성·유효성을 검증하며, 일상생활에서 흔히 사용되는 방사선기기(의료용, 작업용, 일반 소비자용)에서 나오는 인공 방사선에 대한 불필요한 노출을 방지할 책임을 지고 있다. FDA의 관리대상 방사선 발생 장치로는 가정용 전자레인지, 비디오, 의료용 초음파 기기 및 X-ray 기기가 포함된다.

(1) 조직도

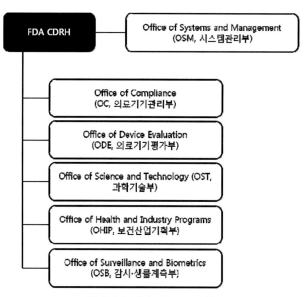

그림 2.3.1 FDA CDRH 조직도

출처: 주요 선진국의 의료기기 임상시험 관리제도 비교 연구 및 개선방안 연구, 식품의약품안전청

(2) 주요 업무

- 의료기기의 안전성·유효성·라벨링을 관리하는 정책 개발과 집행
- 의료기기 시판전 허가(PMA), 제품개발 프로토콜(PDPs), 의료기기 임상시험 승인(Investigational Device Exemption, IDE), 시판전 신고(510(k)) 등에 대한 심사 및 평가
- 의료기기 및 방사선 발생 장치에 대한 적합성 및 사후감시 프로그램 개발, 감독, 평가 및 감시
- 의료기기 관련 중소기업에 대한 기술적·비재정적 지원
- 전자파 노출 방지 등에 관한 국가적 프로그램 기획
- 의료기기와 방사선 발생 장치 및 품질시스템 요구사항, 의료기기 제조 및 품질관리기준(GMP)에 대한 성능기준 개발, 공포 및 시행
- 의료기기 교역의 상업적 활성화를 위해 미국 외 타 국가들과 의료기기 규정에 대한 협의

출처: 미국의 의료기기 관련 기관(FDA의 CDRH), 보건산업진흥원, 2004

2) 의료기기 평가부(Office of Device Evaluation, ODE)

ODE는 CDRH의 하위 부서로 다음과 같은 업무를 담당하고 있다.

- 시판전 허가(PMA), 허가 철회, 제품개발 프로토콜, IDE에 대한 센터의 대책을 계획, 실행, 조정
- 시판전 신고(510(k)) 신청서류의 의료기기의 본질적 동등성 판단
- 허가 심사, 감시, 라벨링, 임상시험, 기타 임상시험의뢰자에 의해 제출된 필수보고서에 대한 의학적 평가
- 의료기기 자문 패널에 대한 지원 제공: 적절한 패널 구성에 대한 추천

- 의료기기 등급분류, IDE, 시판전 허가(PMA), 제품개발 프로토콜(PDPs), 시판전 신고(510(k)) 등의 신청서류에 대한 관련 규정 및 가이드라인 개발
- 센터 내 담당영역 감시: 의료기기에 대한 민원을 심사하거나 재분류

출처: 미국의 의료기기 관련 기관(FDA의 CDRH), 보건산업진흥원, 2004

3.2 의료기기 임상시험계획 승인(Investigational Device Exemption, IDE)

1) IDE의 정의

IDE는 21 CFR 812.1(Investigational Device Exemptions)에 다음과 같이 정의되어 있다.

An approved investigational device exemption (IDE) permits a device that otherwise would be required to comply with a performance standard or to have premarket approval to be shipped lawfully for the purpose of conducting investigations of that device.

의료기기 임상시험계획 승인(IDE)은 성능기준을 충족하거나 시판전 허가(PMA)를 취득하기 위하여 의료기기에 대한 임상연구를 수행하기 위한 목적으로 해당 의료기기를 판매가 아닌 합법적인 수송을 허가해 주는 것이다.

의료기기 임상시험계획 승인은 의료기기 시판전 허가(PMA), 인도적 의료기기(Humanitarian Device Exemption, HDE) 심사, 시판전 신고(Premarket Notification, 510(k)) 등에 필요한 안전성·유효성 자료를 확보할 수 있도록 임상시험용 의료기기의 사용을 승인해주는 제도이다. 이 제도는 공중보건과 의료기기의 안전성에 대한 일관된 기준 하에서 사람에게 유용한 의료기기의 개발을 장려하고, 미국이 의료기기의 혁신을 주도하기 위해 시행하는 제도이다. 그뿐만 아니라, 임상 연구에 참여하는 피험자를 보호하기 위한 내용을 매우 중요하게 다루고 있다. 임상연구를 수행하기 위해 제품 판매를 위한 일반규정을 면제하고, 임상시험용 의료기기를 이동시킬 수 있도록 합법적 수송을 허용하는 내용 또한 포함되어 있다.

2) 근거 법령

IDE는 21 CFR 812에 따라 적용된다.

TITLE 21--FOOD AND DRUGS
CHAPTER I--FOOD AND DRUG ADMINISTRATION
DEPARTMENT OF HEALTH AND HUMAN SERVICES
SUBCHAPTER H--MEDICAL DEVICES
PART 812 INVESTIGATIONAL DEVICE EXEMPTIONS

Subpart A--General Provisions

Sec. 812.1 Scope.

(a) The purpose of this part is to encourage, to the extent consistent with the protection of public health and safety and with ethical standards, the discovery and development of useful devices intended for human use, and to that end to maintain optimum freedom for scientific investigators in their pursuit of this purpose. This part provides procedures for the conduct of clinical investigations of devices. An approved investigational device exemption (IDE) permits a device that otherwise would be required to comply with a performance standard or to have premarket approval to be shipped lawfully for the purpose of conducting investigations of that device. An IDE approved under 812.30 or considered approved under 812.2(b) exempts a device from the requirements of the following sections of the Federal Food, Drug, and Cosmetic Act (the act) and regulations issued thereunder: Misbranding under section 502 of the act, registration, listing, and premarket notification under section 510, performance standards under section 514, premarket approval under section 515, a banned device regulation under section 516, records and reports under section 519, restricted device requirements under section 520(e), good manufacturing practice requirements under section 520(f) except for the requirements found in 820.30, if applicable (unless the sponsor states an intention to comply with these requirements under 812.20(b)(3) or 812.140(b)(4)(v)) and color additive requirements under section 721.
(b) References in this part to regulatory sections of the Code of Federal Regulations are to chapter I of title 21, unless otherwise noted.
[45 FR 3751, Jan. 18, 1980, as amended at 59 FR 14366, Mar. 28, 1994; 61 FR 52654, Oct. 7, 1996]

출처: http://www.accessdata.fda.gov/

21 CFR 812의 세부항목은 다음과 같다.

PART 812—INVESTIGATIONAL DEVICE EXEMPTIONS
- Subpart A—General Provisions
- Subpart B—Application and Administrative Action
- Subpart C—Responsibilities of Sponsors
- Subpart D—IRB Review and Approval
- Subpart E—Responsibilities of Investigators
- Subpart F [Reserved]
- Subpart G—Records and Reports

3) IDE 종류

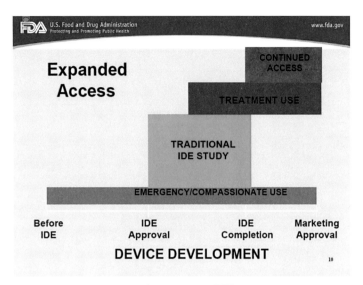

그림 2.3.2. IDE 종류

출처: http://www.fda.gov

(1) 일반 IDE 연구(Traditional IDE Studies)

일반 IDE 연구는 위 표에서 나타난 것처럼 IDE Approval과 IDE Completion 기간 사이에 시행될 수 있으며, 크게 타당성 조사(Feasibility Study)와 품목허가용 임상시험(Pivotal Study)으로 분류된다. 타당성 조사는 임상시험 프로토콜의 유효성과 최적화 연구를 수행하는 연구이다. 품목허가용 임상시험은 FDA에 품목허가를 얻기 위해 시행하는 임상시험으로서, 의료기기의 안전성·유효성에 대한 입증자료를 수집하기 위한 임상시험이다. 또한 의도하는 사용목적의 확대에 관한 연구도 일반 IDE 연구에 포함된다.

(2) 확대 적용 연구(Expanded Access Studies)

일반 IDE 연구 외에 예외적으로 FDA 허가 전인 의료기기를 환자에게 확대 적용 연구할 수 있는 경우는 응급 사용(Emergency Use), 동정적 사용(Compassionate Use), 치료적 사용(Treatment Use), 연속적 사용(Continued Access) 등이 있다. 응급사용과 동정적 사용은 위 그림에서 나타난 바와 같이, IDE 허가 전(Before IDE)부터 판매 허가 시까지 적용될 수 있다. 응급 사용은 임상시험계획을 승인하기 전, 응급한 상황에서 임상시험용 의료기기를 사용할 수 있도록 한 것이다. 동정적 사용은 기존 치료법으로는 치료가 불가능한 환자에게 인도적 차원으로 마지막 치료 기회를 주기 위한 것이다. 주치의 등의 책임 아래 환자의 동의 절차를 거쳐 제한적으로 사용 가능하다. 치료적 사용은 생명을 위협하는 중대한 질환 등을 가진 환자를 치료하기 위하여 임상시험 허가 이후에 임상시험을 진행하고 있는 의료기기를 인도적 차원에서 사용하는 것이다. 연속적 사용은 임상시험용 의료기기를 임상시험이 끝난 후에도 연속해서 사용하는 것으로서, 해당 기기를 대체할 대안이 없을 경우에 한하여 이를 승인해 준다.

4) IDE 절차

(1) 임상시험계획서 사전검토 절차(Pre-IDE Process)

IDE 규정 하에서 임상시험 개시를 용이하게 하기 위해, FDA는 정식 IDE 신청서 제출 전에 임상시험의뢰자가 의료기기평가부(ODE) 심사부서와 상담을 할 수 있도록 하고 있다.

① 목적

임상시험과 개발 계획을 세우는 데 있어 심사 및 승인에 대한 예측이 가능하고 시간과 비용이 절감될 수 있으며, 제조업자와 FDA의 보다 협동적인 접근이 가능하다.

② 절차

● 비공식 자문 회의(Informal Guidance Meetings)

IDE 신청서를 제출하여 검토 받기 전에, 제조업자는 전임상 자료(Pre-clinical Data)나 임상연구계획서 개발에 참고가 될 만한 조언 또는 지침을 제공받기 위하여 ODE의 심사부서에 상담을 요청할 수 있다. 전화회의, 화상회의, 또는 직접 토론 등의 형태를 취하며, 형태와 관계없이 모든 회의 결과들은 ODE 심사부서에 의해 기록 되어야 하고, 분기별로 ODE 상임관리국에 보고하여야 한다.

● 공식 자문회의(Formal Guidance Meetings)

제조업자나 신청인은 임상시험계획(임상시험 프로토콜 포함)의 FDA심사에 대해 FDA와 합의에 도달하기 위한 회의요청서를 제출할 수 있다. 공식 자문회의는 제조업자나 신청인에게 요청을 받은 후 30일 이내에 개최되어야 한다는 것이 법령에 명시되어 있다. 요청서에는 의료기기와 제안된 사용 조건에 대한 자세한 설명서, 효능에 대한 신뢰성이 있는지를 결정하기 위한 계획(임상시험 프로토콜 포함), 해당 의료기기의 예상되는 성능에 대한 정보 등이 포함되어 있어야 한다. 임상시험계획(임상시험 프로토콜 포함)의 범위에 관하여 FDA, 제조업자 또는 신청인 간에 합의가 이루어지면, 합의서의 조건 등은 성문화되고, FDA에 행정기록으로 남게 된다.

● 사전-IDE 제출문(Pre-IDE Submissions)

제조업자는 공식 자문회의 이외에도 사전 IDE(Pre-IDE) 제출문으로 FDA의 사전검토를 의뢰할 수 있다. 사전 IDE 제출문의 검토결과는 심사부서가 접수 후 60일 이내에 편지, 회의, 전화 컨퍼런스 등을 통하여 제조업자에게 통보된다.

출처: 주요 선진국의 의료기기 임상시험 관리제도 비교 연구 및 개선방안 연구, 식품의약품안전청

(2) IRB 승인

IRB는 해당 의료기기가 중대한 위험(Significant Risk, SR)을 가진 의료기기인지 중대한 위험이 없는(Non-Significant Risk, NSR) 기기인지를 FDA의 업무 위임을 받아 임상시험심사위원회(Institutional Review Board, IRB)에서 검토하고 판단한다. SR기기는 임상시험계획 승인을 위해 FDA와 IRB 모두에게 승인을 받아야 하고, 모든 요구사항(Full Requirements)을 만족하여야 한다. 이에 반해, NSR기기는 IRB의 승인만 얻으면 되고, 약식 요구사항(Abbreviated Requirements)을 만족하면 된다.

● Significant Risk(SR), Non-Significant Risk (NSR)
SR 기기는 사람을 대상으로 한 연구에서 피험자의 건강, 안전, 복지에 대한 잠재적인 위험을 가지고 있는 기기를 말한다. 생명을 지탱하고 유지하는 기기나 장애를 방지하는 데에 상당한 중요성을 가지는 기기가 이에 해당한다. 잠재적인 위험이 크지 않은 기기는 NSR 기기로 분류된다.

표 2.3.1. SR 기기와 NSR 기기의 예

SR(Significant Risk) 기기	NSR(Non-significant Risk) 기기
• 이식형 의료기기 • 심폐소생술 장치 • 장기간 사용 콘텍트렌즈 • 주사용 콜라겐	• 일일 사용 콘텍트렌즈 • 일반 병원용 카테터 • FDA가 정한 범주 내의 MRI • 위해도가 낮은 상처 드레싱 제품

(3) FDA 행정 절차

FDA는 IDE 신청서 접수 날짜에 대하여 임상시험의뢰자에게 서면으로 통보한다. FDA는 자료 검토 후 승인, 보완 후 승인, 또는 승인 거부를 할 수 있고, 필요 시 추가적인 정보를 요청할 수 있다. 자료 불충분으로 승인 거부 시, 임상시험의뢰자는 거부 정보를 제공받거나 설명을 요청할 수 있다. 임상시험은 FDA와 IRB 승인으로 IDE 획득 후 시작할 수 있고, IRB의 승인을 받고 FDA에 IDE 신청 접수가 있은 후 30일이 지나면 시작할 수 있다.

(4) 이상반응 보고(21 CFR 803, Medical Device Reporting)

임상시험 중에 이상반응(Adverse Event, AE)이 발생하면, 21 CFR 803(Medical Device Reporting)에 따라 다음과 같이 보고하여야 한다.

표 2.3.2. 이상반응 보고

보고 주체	내용	보고 대상	기한
제조업자 Manufacturer	사망, 부상, 기능장애에 대한 보고	FDA	30일 이내
	심각한 위해를 일으킬 수 있고 이를 방지하기 위해 추가적인 조치가 필요한 이상반응에 대한 보고	FDA	5일 이내
수입업자 Importer	사망과 부상에 대한 보고	FDA, 제조업자	30일 이내
	기능장애에 대한 보고	제조업자	30일 이내
의료기관 User Facility	사망 발생 보고	FDA, 제조업자	10일 이내
	부상 발생 보고	제조업자, 제조업자를 모를 경우 FDA	10일 이내
	연간 요약 보고	FDA	매년 1월 1일

출처: http://www.fda.gov

(5) 임상시험 종료에 따른 보고 절차

시험책임자는 임상시험 완료 또는 종료 후 3개월 이내에 최종보고서를 임상시험의뢰자와 IRB에 제출하여야 한다. 임상시험 대상 기기가 SR기기인 경우 임상시험의뢰자는 임상시험 완료 또는 종료 후 30일 내에 모든 결과를 검토한 후 FDA와 IRB에 보고하여야 한다.

5) IDE 규정 목차

21 CFR 812에 따르면 IDE 규정의 목차는 다음과 같다.

- Recent IDE Tracking Improvements - 최신 허가
- IDE Approval Process – 승인 절차
- IDE Definitions and Acronyms – 용어 정의
- IDE Responsibilities - 책임 권한
- IDE Application – 신청서류
- IDE Reports – 관련 서류
- IDE Records – 관련 기록
- IDE Institutional Review Boards(IRB) – 임상시험심사위원회
- IDE Informed Consent – 동의서
- IDE Financial Disclosure – 시험책임자의 재무투명성 공개

- IDE Early/Expanded Access – 조기/확대적용 연구
- IDE Enforcement of Good Clinical Practices Regulations(GCP) – 임상시험 관리기준
- Import and Export of Investigational Devices – 임상시험용 의료기기 수입/수출
- FAQs about IDE – 자주 묻는 질문
- IDE Related Topics – 관련 주제
- IDE Guidance – 가이드라인 문서
- IDE Regulations – 관련 규정
- IDE Links – 관련 링크

6) IDE 규정 면제 (IDE Exempt Investigations)

21 CFR 812.2(c)에 따라 다음 경우에 한해 IDE 규정이 면제된다.

- 다음 조건을 만족하는 진단용 의료기기
  - 검사가 비침습적임
  - 심각한 위험(Significant Risk)을 유발할 정도의 첨습적 검체 채취를 하지 않음
  - 검사 대상자에게 에너지를 가하지 않음
  - 의학적으로 정립된 다른 진단 기기에 의한 확진이 가능할 때에만 진단 방법으로 사용함
- 피험자에 대한 위험이 전혀 없고, 기기의 안전성·유효성을 판단하는 목적이 아닌 경우에 한하여, 이미 시판 중인 의료기기에 대한 사용자 선호 테스트(Consumer Preference Testing), 세부 변경에 대한 테스트(Testing of a Modification), 두 가지 이상의 기기의 조합에 대한 테스트(Testing of a Combination of Devices)를 시행하는 경우
- 가축에게만 사용하는 것을 의도하는 기기
- 실험실 동물을 활용한 연구를 위한 기기
- 21 CFR 812.3(b)에 정의된 개인 맞춤형 의료기기

3.3 임상시험관리기준(Good Clinical Practice, GCP)

1) 임상시험관리기준의 개요

임상시험에 있어 피험자의 권익보호차원에서 세계 의사회는 1964년 헬싱키(Helsinki) 선언을 통하여 임상연구를 시행하며 1) 피험자의 동의 취득, 2) 전문가 위원회의 계획서 검토의 중요성을 강조하였다.

이후 미국 의회는 사람을 대상으로 하는 임상연구의 윤리기본 강령을 제정하기 위하여 "National Committee on Biomedical Research"라는 특별위원회를 조직하였다. 이 위원회는 1978년 "벨몬트 보고서(Belmont Report)"에서 사람을 대상으로 하는 임상연구에서 가장 중요한 윤리적 고려사항은 1) 동의의 취득 2) 전문가 위원회의 계획서 검토 3) 임상연구 참여의 사회적 균등한 배분임을 강조하였다.

FDA는 GCP의 법제화를 통하여 모든 임상시험을 관리하기 시작하였으며, 임상시험

의 질적 보증을 위해 정부가 임상시험 내용을 실사(Inspection)하고, GCP에 적합한 임상시험 진행을 유도하기 위한 세부 가이드라인을 발간하고 있다.

2) 임상시험관리기준의 정의

GCP는 사람을 대상으로 하는 임상시험을 설계, 수행, 기록 및 보고하는 데 관한 국제적으로 통용되는 윤리적, 과학적 기준을 뜻한다. (출처: Guideline for Good Clinical Practice; ICH Harmonized Tripartite Guideline)

GCP는 FDA 규정과 지침, GCP에 대한 ICH(International Conference on Harmonization of technical requirements for registration of pharmaceuticals for human use) 지침, 헬싱키 선언문이나 벨몬트 보고서와 같은 윤리적 규범을 포함한다. 이것은 임상시험을 수행하는 데 있어 총체적인 표준작업지침서(Standard Operating Procedures, SOPs)로 인정받고 있으며, 동의서 획득 절차, 데이터의 정확한 수집, 점검기록 유지, 이상반응 보고, 기록 유지 등을 포함하고 있다.

3) GCP 관련 FDA 규정

- 21 CFR 812, Investigational Device Exemptions
- 21 CFR 50, Protection of Human Subjects
- 21 CFR 56, Institutional Review Boards
- 21 CFR 54, Financial Disclosure by Clinical Investigators
- 21 CFR 820 Subpart C, Design Controls of the Quality System Regulation

4) GCP 관련 FDA 가이던스(Guidance) 및 정보지(Information Sheets)

FDA는 임상시험 수행에 있어 유용한 다수의 지침과 정보지를 발행하였는데, 여기에는 임상시험 수행에 대한 자세한 설명과 함께, 중요한 항목에 대해서는 자주 하는 질문과 답변이 수록되어 있어 이해에 도움을 준다. 비록 이러한 지침이 국내에서 필수적으로 따라야 하는 것은 아니지만 국내 임상시험 자료가 미국 FDA에 제출되는 경우도 있으므로 가능한 한 준수하는 것이 좋다.

FDA와 ICH 홈페이지에 아래와 같은 지침들이 수록되어 있다.

- FDA Information Sheet for IRBs and Investigators
  : www.fda.gov/oc/ohrt/irbs
- Good Clinical Practice in FDA Regulated Clinical Trials
  : www.fda.gov/oc/gcp/default.htm

- Guidance: General Considerations for Clinical Trials
  : www.ich.org/ich5e.html, E8, 9, 10: CT Design
- Exception from Informed Consent Requirements for Emergency Research
  : www.fda.gov/ora/compliance_ref/bimo/err_guide.htm
- Recruiting Study Subjects
  : www.fda.gov/oc/ohrt/irbs
- Disqualified/restricted/Assurance List of Clinical Investigators
  : www.fda.gov/ora/compliance_ref/bimo/dis_res_assur.htm

5) 국제 임상시험관리기준 통일안(ICH-GCP)

국제 임상시험관리기준 통일안(ICH-GCP)은 허가·심사관리 국제조화 가이드라인 마련을 위해 미국, 일본, 유럽연합의 의약품 규제당국 및 제약단체 협의체인 ICH(International Conference on Harmonization of technical requirements for registration of pharmaceuticals for human use)가 제정한 GCP 가이드라인이다. ICH-GCP E6 문서 목차는 다음과 같다.

- Glossary - 용어 정의
- The principles of ICH-GCP - ICH-GCP의 원칙
- Institutional Review Board/Independent Ethics Committee, IRB/IEC - 임상시험심사위원회/독립적 윤리위원회
- Investigator – 시험자
- Sponsor - 임상시험의뢰자
- Clinical Trial Protocol and Protocol Amendments - 임상시험계획서와 임상시험계획서 변경
- Investigator's Brochure - 시험자 자료집
- Essential Documents for The Conduct of a Clinical Trial - 임상시험 수행을 위한 필수문서

출처: ICH Harmonised Tripartite Guideline, E6: Guideline for Good Clinical Practice

3.4 임상시험심사위원회(Institutional Review Board, IRB)

1) IRB의 개요

임상시험을 실시할 때는 피험자의 안전이 최우선이다. 임상시험심사위원회(IRB)의 운영과 피험자 동의 절차를 통해 피험자의 안전을 보호한다.

2) 근거 법령

미국 IRB는 21 CFR 56(Institutional Review Boards)을 따른다. 이 규정은 IRB가 무엇인지 정의하고, 조직의 기능 및 운영, 기록의 관리 등을 규정하고 있다.

TITLE 21--FOOD AND DRUGS
CHAPTER I--FOOD AND DRUG ADMINISTRATION
DEPARTMENT OF HEALTH AND HUMAN SERVICES
SUBCHAPTER A--GENERAL
PART 56   INSTITUTIONAL REVIEW BOARDS

Subpart A--General Provisions
§ 56.101 - Scope.
§ 56.102 - Definitions.
§ 56.103 - Circumstances in which IRB review is required.
§ 56.104 - Exemptions from IRB requirement.
§ 56.105 - Waiver of IRB requirement.
Subpart B--Organization and Personnel
§ 56.106 - Registration.
§ 56.107 - IRB membership.
Subpart C--IRB Functions and Operations
§ 56.108 - IRB functions and operations.
§ 56.109 - IRB review of research.
§ 56.110 - Expedited review procedures for certain kinds of research involving no more than minimal risk, and for minor changes in approved research.
§ 56.111 - Criteria for IRB approval of research.
§ 56.112 - Review by institution.
§ 56.113 - Suspension or termination of IRB approval of research.
§ 56.114 - Cooperative research.
Subpart D--Records and Reports
§ 56.115 - IRB records.
Subpart E--Administrative Actions for Noncompliance
§ 56.120 - Lesser administrative actions.
§ 56.121 - Disqualification of an IRB or an institution.
§ 56.122 - Public disclosure of information regarding revocation.
§ 56.123 - Reinstatement of an IRB or an institution.
§ 56.124 - Actions alternative or additional to disqualification.

출처: http://www.accessdata.fda.gov/

3) IRB의 정의

임상시험심사위원회(IRB)는 사람을 대상으로 하는 의학실험 및 행동연구에서 피험자의 권리와 복지를 보호하기 위해 공식적으로 구성되는 위원회이다. 미국에서는 FDA와 보건복지부(Department of Health and Human Services, HHS)에서 IRB가 연구계획을 승인, 수정, 거부할 수 있는 권한을 부여한다. IRB는 과학, 윤리 분야 등에서 사람을 대상으로 하는 연구의 심의를 맡고 있다.

4) IRB의 목적

IRB의 목적은 사람을 대상으로 하는 연구에서 피험자의 권리와 복지를 보호하기 위한 절차를 보증하는 것이다. 이러한 목적 달성을 위해, IRB는 임상시험계획서와 관련자료를 심사한다. IRB 심사의 주요 목적은 임상연구와 연구방법론의 윤리성을 평가하고, 피험자에게 임상시험과 관련된 모든 정보를 제공함으로써 자발적 참여를 권장하고, 피험자의 안전을 극대화 하기 위함이다.

5) IRB의 운영 원칙

생명의학 연구를 심의함에 있어서 위원회 활동의 목표는 실제적이고 잠재적인 모든 연구 참여자의 존엄성, 권리, 안전 및 안녕을 보호하는 데 기여하는 것이다. 이를 위해서 IRB는 그 운영 등에 있어 다음 원칙을 지켜야 한다.

- Independence(독립성): IRB는 위원회의 구성, 절차 및 의사 결정에 있어서 정치적, 제도적 영향과 관련 전문 단체 및 업계의 영향으로부터 독립성을 유지하여야 한다.
- Competency(역량): IRB는 자신의 분야에서 역량과 능력이 증명된 사람들로 구성되어야 한다.
- Justice(정의): IRB는 정의의 원칙을 고려하여야 한다. '정의'라 함은 연령, 성별, 경제상태, 문화 및 인종 등을 고려하여, 연구의 이익과 책임을 사회의 모든 계층과 분야에 균형 있게 분배하는 것을 말한다.
- Continuing Effort(지속적 노력): IRB 위원으로 연구심의에 참여하는 모든 사람들은 각자의 업무수행을 위해 필요한 교육, 훈련 등을 지속적으로 받아야 한다. 또한 IRB는 국가, 연구기관 및 지역사회와 함께 잠재적 피험자를 최대한 광범위하게 보호하고, 의학연구가 최대한 과학적, 윤리적으로 진행될 수 있도록 윤리성 심의체계를 지속적으로 개발하는 데 노력하여야 한다.
- Transparency(관리의 투명성): IRB의 연구심의는 신뢰성을 보증하고 확인할 수 있는 체계 하에서 실시되어야 한다.

6) IRB의 의무

ICH-GCP에 따르면 IRB/IEC(Institutional Review Board/Independent Ethics Committee)는 피험자의 권리, 안전, 복지를 보호하여야 할 의무가 있다. 임신한 여성이나, 유아, 수감자, 노인 등 약자를 대상으로 하는 시험일 경우 더욱 세심한 주의가 요구된다. 피험자 보호에 대한 주요 윤리 원칙은 벨몬트 보고서에 요약되어 있으며, 사람에 대한 존중, 선행(Beneficence), 정의를 포함한다. IRB는 오직 고지에 입각한 동의 절차를 거친 경우, 피험자에 미칠 수 있는 위험이 사회에 대한 잠재적 효용과 균형이 맞을 경우, 피험자의 선정에서 위험과 효용을 볼 수 있는 대상의 분포가 공정할 경우에만 연구를 허가한다.

IRB/IEC는 반드시 다음의 서류를 제시하여야 한다.

- 임상시험 원안/수정안
- 고지에 입각한 동의서 형식과 임상시험에서 사용하기 위하여 시험담당자가 실제로 사용한 동의서 형식
- 피험자 모집절차(광고 등)
- 피험자에게 제공된 서류 형태의 정보
- 시험자 자료집
- 안전 정보
- 피험자에게 제공된 보상에 대한 정보
- 시험담당자의 이력서와 자격 증명서류
- 이 밖에 IRB/IEC의 책무 수행에 필요한 기타 자료 등

IRB는 반드시 연구가 국가의 법이나 규정 또는 적용되는 시험기관의 정책이나 관례를 위반하지 않는지 확인하여야 한다. 미국의 경우에는 각 주마다 각각의 규정을 가지고 있

는데, 예를 들어 캘리포니아는 다음과 같은 환자 권리장전을 임상시험에 참가하는 모든 피험자들에게 제공하도록 하고 있다.

임상시험 참여를 제안 받은 모든 사람은 다음과 같은 권리가 있다.

- 연구의 목적과 본질에 대한 정보를 제공받을 권리
- 임상시험의 절차나 사용하는 모든 약물과 기구에 대해 설명을 받을 권리
- 예상되는 위험이나 불편함에 대해 설명을 받을 권리
- 임상시험에 참여함으로써 피험자가 받을 수 있는 모든 이득에 대해 설명을 받을 권리
- 피험자에게 유리할 수 있는 모든 대체 가능한 시술, 약물 또는 기구에 대한 정보와 함께, 상대적인 위험과 이득에 대한 정보를 제공받을 권리
- 임상시험 종료 후 또는 합병증 발생 시, 피험자가 받을 수 있는 의학적 치료 방법에 대한 정보를 제공받을 권리
- 임상시험이나 이와 관련된 절차에 대한 어떠한 질문도 할 수 있는 권리
- 의학시험 참여에 대한 동의는 언제든지 취소 가능하고, 피험자는 불이익 없이 임상시험을 참여를 철회할 수 있다는 것을 알 권리
- 피험자가 원할 시, 서명과 날짜가 적힌 피험자 동의서 사본을 제공받을 권리
- 피험자 결정에 대한 완력, 부정 수단, 강요, 강압 등이 없이 임상시험에 대한 동의 여부를 결정할 수 있는 권리

4 ▌ 의료기기 품질관리

4.1 품질시스템 규정(Quality System Regulation, QSR)

의료기기 제조업체는 품질시스템을 마련하여 FDA가 제시하는 제품 요구사항 및 규격을 준수하여야 한다. Current Good Manufacturing Practice(CGMP)는 FDA의 현행 의료기기 제조 및 품질관리기준이다. 의료기기의 품질관리기준인 Quality System Regulation(QSR)은 21 CFR 820에 해당하는 내용이다.

1) 품질시스템 규정(QSR)의 개요

의료기기 품질시스템 규정은 해당 의료기기의 안전성·유효성을 의도된 사용목적과 임상시험결과를 바탕으로 제공되는 사양(Specification)을 충족시키기 위하여 제조업자가 반드시 준수하여야 할 품질보증절차이다. 이는 FDA가 시판전 허가(PMA)나 승인을 한 사항에 대하여 일관성 있게 제조될 것임을 보증하는 절차이다. 미국의 품질시스템 규정은 ISO 13485(의료기기 품질경영시스템)와 매우 유사하다.

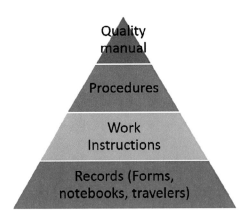

그림 2.4.1. FDA 사후관리 문서화 구조

품질시스템 규정은 21 CFR 820(Quality System Regulation)의 내용이며, 이 규정은 품질관리, 조직, 기기설계, 구매와 부품의 처리, 장비, 생산과 공정규제, 포장과 라벨링 규제, 기기심사, 조작, 저장, 유통 및 설치, 불만사항 처리, 점검, 기록 등을 포함하고 있다. 21 CFR 820에서 품질시스템 규정은 의도된 사용목적에 맞게 의료기기의 안전성·유효성을 입증할 수 있도록 도와준다.

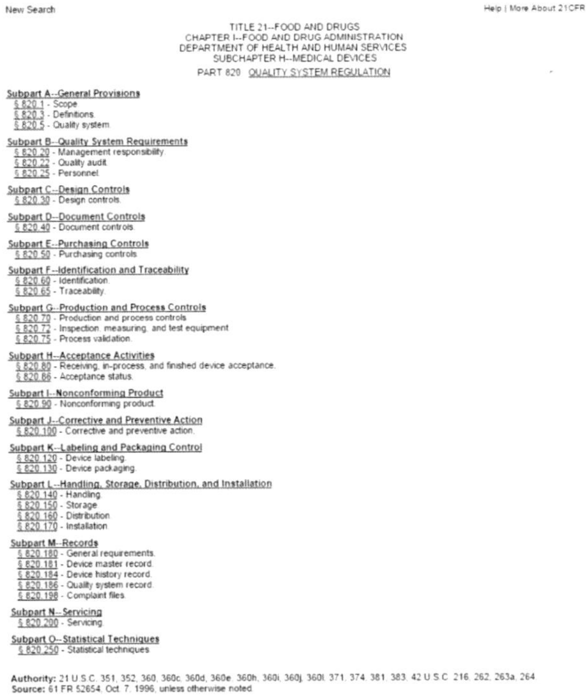

New Search   Help | More About 21CFR

TITLE 21--FOOD AND DRUGS
CHAPTER I--FOOD AND DRUG ADMINISTRATION
DEPARTMENT OF HEALTH AND HUMAN SERVICES
SUBCHAPTER H--MEDICAL DEVICES
PART 820   QUALITY SYSTEM REGULATION

Subpart A--General Provisions
§ 820.1 - Scope
§ 820.3 - Definitions
§ 820.5 - Quality system

Subpart B--Quality System Requirements
§ 820.20 - Management responsibility
§ 820.22 - Quality audit
§ 820.25 - Personnel

Subpart C--Design Controls
§ 820.30 - Design controls

Subpart D--Document Controls
§ 820.40 - Document controls

Subpart E--Purchasing Controls
§ 820.50 - Purchasing controls

Subpart F--Identification and Traceability
§ 820.60 - Identification
§ 820.65 - Traceability

Subpart G--Production and Process Controls
§ 820.70 - Production and process controls
§ 820.72 - Inspection, measuring, and test equipment
§ 820.75 - Process validation

Subpart H--Acceptance Activities
§ 820.80 - Receiving, in-process, and finished device acceptance
§ 820.86 - Acceptance status

Subpart I--Nonconforming Product
§ 820.90 - Nonconforming product

Subpart J--Corrective and Preventive Action
§ 820.100 - Corrective and preventive action

Subpart K--Labeling and Packaging Control
§ 820.120 - Device labeling
§ 820.130 - Device packaging

Subpart L--Handling, Storage, Distribution, and Installation
§ 820.140 - Handling
§ 820.150 - Storage
§ 820.160 - Distribution
§ 820.170 - Installation

Subpart M--Records
§ 820.180 - General requirements
§ 820.181 - Device master record
§ 820.184 - Device history record
§ 820.186 - Quality system record
§ 820.198 - Complaint files

Subpart N--Servicing
§ 820.200 - Servicing

Subpart O--Statistical Techniques
§ 820.250 - Statistical techniques

Authority: 21 U.S.C. 351, 352, 360, 360c, 360d, 360e, 360h, 360i, 360j, 360l, 371, 374, 381, 383, 42 U.S.C. 216, 262, 263a, 264.
Source: 61 FR 52654, Oct. 7, 1996, unless otherwise noted.

그림 2.4.2. 21 CFR 820

출처: http://www.fda.gov

　　FDA는 품질시스템 규정 내에서 의료기기 제조업자는 품질시스템을 유지하기 위하여 기기의 설계, 생산, 유통을 포함하는 필수적 구성요소를 유지하여야 한다. 제조업자는 제품을 향상시키고 변경하는 과정에서 해당 품질시스템이 적절히 유지되며 유효하다는 것을 정기적 감사를 통하여 확인하여야 한다.

　　모든 의료기기가 「식품·의약품·화장품법(FD&C Act)」의 관리대상이기 때문에, 제조업자가 해당 의료기기를 불완전하게 제조하거나, 안전성·성능 측면에서 효과적이지 않게 만든다면 기기의 부적합성, 부정표시로 간주되어 「식품·의약품·화장품법(FD&C Act)」의 벌칙조항에 따른 처벌을 받게 된다. 제조업자는 품질시스템 기록을 유지하여야 한다. 이는 Document Control에 해당하는 21 CFR 820.40에 따라 작성되어야 하고, 해당 문서가 승인되었음을 보장하여야 한다.

2) GMP/ QSR 적용의 면제

　　FDA는 일부 사업자 또는 의료기기에 대하여 GMP/QSR의 적용을 면제한다. 면제대상 제조업자이어도 기록에 관한 일반적 요건 및 고객불만처리는 면제대상이 아니며, 반드시 기재하여야 한다. 또한, 멸균제품의 경우 해당 규정의 면제가 적용되지 않는다.

3) 라벨링(Labeling)

　　의료기기와 체외진단용 의료기기의 라벨링(Labeling)은 두 가지의 미국 연방법 관리를 받는다.

- 「공정포장표시법 (Fair Packaging and Labeling Act, FPLA)」
- 「식품·의약품·화장품법(FD&C Act)」

　　의료기기 제조업자는 해당 절차서를 작성하고 유지하여야 한다. 라벨링 작업 및 검사는 제품이력기록(Device History Record, DHR)에 포함되어야 한다.

　　라벨링은 기기에 부착되는 라벨링뿐만 아니라 사용설명서와 광고홍보 자료를 포함하며, FDA 허가 또는 승인신청서에 포함되어야 한다. 따라서 해당 기기가 FDA의 처방 의료기기 요구사항이 아니며, 라벨링이 면제되지 않는 경우를 제외하고는 적절한 사용방법이 사용자에게 제공되어야 한다.

　　「식품·의약품·화장품법(FD&C Act)」은 FDA가 라벨링이 미비하거나 부정표시가 된 제품들에 대해 처분을 내릴 시에 근거가 되는 중심법이다. 「식품·의약품·화장품법(FD&C Act)」의 21 CFR 201(Labeling)에 따르면 "라벨"과 "라벨링"을 별도의 개념으로

구분하여 용어를 규정한다. 「식품·의약품·화장품법(FD&C Act)」에 따르면,

> *Section 201(k) defines "label" as a:*
> *"display of written, printed, or graphic matter upon the immediate container of any article..." The term "immediate container" does not include package liners. Any word, statement, or other information appearing on the immediate container must also appear "on the outside container or wrapper, if any there be, of the retain package of such article, or is easily legible through the outside container of wrapper."*

"라벨"은 "어떤 물품의 용기 위에 직접적으로 쓰이거나, 인쇄된 또는 그린 표시"라고 규정되어 있다.

> *Section 201(m) defines "labeling" as:*
> *"all labels and other written, printed, or graphic matter*
> *upon any article or any of its containers or wrappers, or accompanying such article" at any time while a device is held for sale after shipment or delivery for shipment in interstate commerce.*

"라벨링"은 "라벨"에 비해 포괄적인 개념이며, "라벨"과 의료기기에 첨부되어 정보를 주는 인쇄물을 포함한 자료를 의미한다. 해당 라벨링의 정의는 해당 기기가 미국 각 주 간에 판매 후 선적 또는 선적을 위해 배달된 후에 판매를 위해 보류된 동안 어느 때나 적용된다. "첨부된"이라는 뜻은 포스터, 꼬리표, 팜플렛, 화보, 소책자, 자료집, 안내 책자, 사용설명서 등을 포함한다.

기기의 라벨 및/또는 라벨링은 시판전 신고(510(k)) 또는 시판전 허가(PMA)를 위한 서류 제출 시에 심사되며, 의료기기의 사용설명서, 안전성·성능 등과의 일치 여부를 엄격히 심사한다.

의료기기에 부착된 라벨링과 21 CFR 801(General Device Labeling)의 규정이 상이할 시 해당 의료기기는 부정표시로 간주된다.

4.2 사후관리

미국은 「식품·의약품·화장품법(FD&C Act)」에 의거하여, FDA가 의료기기의 안전성·유효성을 유지함으로써 국민건강 보호를 위해 다양한 방법으로 시판후 의료기기에 대한 감시 활동을 진행하고 있다. 1년 이상 인체에 이식되는 의료기기와 의료기기 사용자 시설 외에서 사용될 생명유지를 위한 기기의 경우, 해당 의료기기 제조업자에게 시판후 조사를 수행하도록 권고할 수 있다. 명령을 받은 해당 의료기기 제조업자는 FDA에

의해 사전검토된 계획서에 따라 조사를 진행하고, 그 결과를 FDA에 보고하여야 한다. 시판후에 발생한 부작용은 의료기기 부작용 보고의 분석, 회수 또는 조정 활동, 안전성 정보 보고 및 과학적인 조사 보고서 등을 포함하여 근거자료를 기반으로 확인되어야 한다.

　의료기기 제조업체뿐만 아니라 의료기기 판매업체 또한 의료기기가 시판된 후에는 특정 요구사항 및 규정을 준수하여야 한다. 요구사항에는 추적시스템, 의료기기 고장, 중대한 부상 또는 사망에 대한 보고, 그리고 의료기기의 생산 및 유통 시설의 등록과 같은 것들이 포함되어 있다. 시판후 요구사항에는 법의 Section 522(Postmarket Surveillance Studies)에 따라 요구되는 시판후 감시연구와 더불어 PMA 승인 시점에 요구된 승인 후 연구, 인도적 의료기기의 적용면제, 그리고 제품개발 프로토콜 신청 제품도 포함된다.

1) 의료기기 부작용 보고(Medical Device Reporting, MDR)

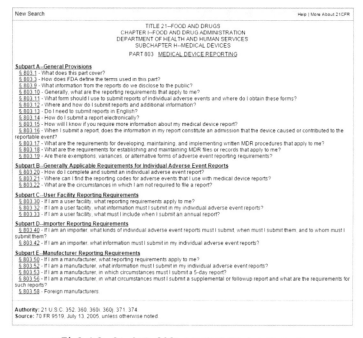

그림 2.4.3. 21 CFR 803 : Medical Device Reporting

출처 : http://www.fda.gov

　FDA의 의료기기 부작용 보고(Medical Device Reporting, MDR)는 의료기기 관련 부작용을 모니터링 하고, 확인하기 위한 방법이다. 의료기기 부작용 보고(Medical Device Reporting, MDR)는 현재 21 CFR 803에서 규정하고 있다. 의료기기로 인한 죽음이나 심각한 부상을 입혔거나, 입히는 데 기여를 했거나, 그 원인인 경우 연간보고서에 해당 사항을 반드시 포함해야 한다. 제조업자나 수입업자에 경우에는 이를 반드시 FDA에 보고해야 한다.

부작용 보고 해당요인은 다음과 같다.

> 판매 또는 시판한 기기가
> • 죽음이나 심각한 부상을 입혔거나, 입히는 데 기여를 했거나, 그 원인인 경우
> • 잘못 기능했다거나 또는 기기의 오작동으로 인해 죽음이나 심각한 부상을 초래하거나 원인이 될 수 있다는 정보를 입수했을 경우

미국 의료기기 부작용 보고 프로그램인 MDR은 FDA와 제조업자에게 해당 의료기기와 관련한 중요 부작용 정보를 제공하여 적절한 시점에 문제가 발견되고 해결될 수 있도록 한다.

2) 시판후 연구(Postmarket Studies)

시판후 연구는 FDA가 510(k) 승인을 받았거나 PMA 허가된 기기에 대해 안전성·유효성 자료를 수집할 수 있는 수단이다.

시판후 연구는 두 가지로 나뉘는데, Class III에 해당되는 PMA 허가후 연구와 Class II와 Class III에 해당되는 Section 522 시판후 감시연구이다. 허가후 연구의 경우 PMA에 허가 조건으로 요구되는 연구로서, 임상 및 비임상연구 모두가 포함될 수 있다. 허가후 연구는 일반적으로 장기간의 안전성·유효성 자료를 수집하기 위한 임상연구이다.

Section 522 시판후 감시연구는 510(k)가 승인되거나 PMA 허가된 후 언제든지 FDA가 제조업자에게 권한을 부여하는 연구에 해당된다. 다음은 Section 522 연구의 기준이다.

> • 기기가 고장 나면 심각한 건강 부작용을 초래할 가능성이 합리적으로 큰 경우
> • 1년 이상 체내 이식될 예정인 경우
> • 해당 의료기기의 사용목적이 사용자 시설 외부에서 사용될 생명 유지기기인 경우

FDA는 의료기기 제조업자에게 Class II와 Class III 의료기기에 대한 안전성·유효성 자료를 수집하기 위해 시판후 감시연구를 명령할 수 있다. 이 요건은 모든 Class II와 Class III 의료기기에 적용된다.

제조업자는 FDA로부터 시판후 감시연구를 진행하라는 명령을 받을 시 30일 내에 허가를 위한 필수감시계획서를 제출하여야 하며, FDA는 해당 연구를 36개월 동안 명령할

수 있다. 그 이상의 기간은 해당 제조업자와 FDA의 상호합의가 이루어져야 한다.

3) 의료기기 추적관리(Medical Device Tracking, MDT)

의료기기 추적관리(Medical Device Tracking, MDT)는 FDA가 의료기기 시판 허가·승인 후에 안전성·유효성을 유지하는가를 보장하기 위한 방법이다. 시판후 감시와 매우 유사하게 의료기기 추적관리(Medical Device Tracking, MDT)는 Class II와 Class III 의료기기 중에서 1년 이상 체내에 이식되는 기기, 사용자 시설 외에서 생명을 유지하기 위한 기기가 이에 해당된다.

의료기기 추적관리(MDT)의 목적은 제조업체가 심각한 오작동 등으로 인한 부작용 발견 시에 이를 신속히 최종 사용자에게 정확하게 정보를 전달하기 위함이다. 따라서 FDA는 모든 종류의 Class II와 Class III 의료기기 제조업자에게 해당 의료기기를 개별환자에게 추적관리 하는 방법을 실행하도록 명령할 수 있다. 추적관리가 반드시 이행되어야 하는 기기의 목록은 다음과 같다.

- 의료기관이 아닌 장소에서 사용되는 생명유지를 위한 기기
  - 호흡감시기
  - 지속적으로 사용되는 인공호흡기
  - 심실 우회로(보조) 기기
  - DC-제세동기 및 전극도자
- 1년 이상 인체에 이식되는 기기
  - 측두하악관절(側頭下顎關節, Temporomandibular Joint, TMJ) 보형물(Prosthesis)
  - 하악와(下顎窩, Mandibular Fossa) 보형물
  - 하악과두(Condylar Head) 보형물
  - 삽입형 인공심장박동기
  - 심혈관 영구 삽입형 인공심장박동기 전극
  - 교체형 인공심장 판막(기계적인 기기만 해당)
  - 삽입형 자동 심전환 제세동기
  - 삽입형 소뇌자극기
  - 삽입형 횡경막/횡격신경 자극기
  - 삽입형 수액주입 펌프
  - 복부대동맥류 스텐트
  - 실리콘겔로 충전된 유방보형물(실리콘겔 인공유방)
- 심각한 건강상의 유해결과를 가져올 수 있는 기기

4) 체외진단용 의료기기의 품질관리 요구사항

체외진단용 의료기기의 라벨링 규정(Labeling requirements)은 510(k)나 PMA를 받기 전 21 CFR 809 (In Vitro Diagnostic Products for Human Use) Subpart B (Labeling)에 따른 라벨링 규정에 따라 준비하여야 한다.

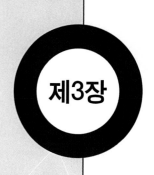

제3장

유럽 의료기기 허가인증제도

📋 CONTENTS

Europe

The regulatory process for medical devices

아래 세 가지 지침 중 어느 것을 따라야 하는지 파악
- MDD 93/42/EEC – Medical Device Directive (MDD)
- AIMDD 90/385/EEC - Active Implantable Medical Device Directive (AIMDD)
- IVDD 98/79/EC - In Vitro Diagnostic Device Directive (IVDD)

MDD 지침을 따르는 제품의 경우 MDD 부록 IX에 따라 기기 분류 확인한다.

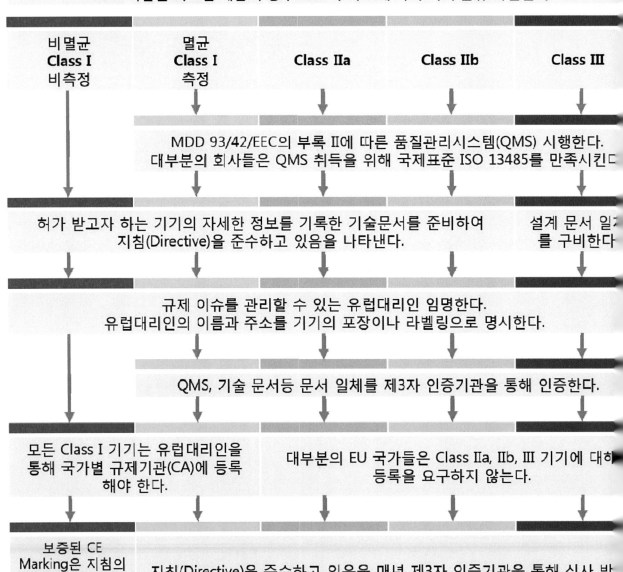

비멸균 Class I 비측정	멸균 Class I 측정	Class IIa	Class IIb	Class III

MDD 93/42/EEC의 부록 II에 따른 품질관리시스템(QMS) 시행한다.
대부분의 회사들은 QMS 취득을 위해 국제표준 ISO 13485를 만족시킨C

허가 받고자 하는 기기의 자세한 정보를 기록한 기술문서를 준비하여
지침(Directive)을 준수하고 있음을 나타낸다.

설계 문서 일:
를 구비한C

규제 이슈를 관리할 수 있는 유럽대리인 임명한다.
유럽대리인의 이름과 주소를 기기의 포장이나 라벨링으로 명시한다.

QMS, 기술 문서등 문서 일체를 제3자 인증기관을 통해 인증한다.

모든 Class I 기기는 유럽대리인을
통해 국가별 규제기관(CA)에 등록
해야 한다.

대부분의 EU 국가들은 Class IIa, IIb, III 기기에 대하
등록을 요구하지 않는다.

보증된 CE
Marking은 지침의
요구사항을 유지
하는 동안 기한 만
료는 없다.

지침(Directive)을 준수하고 있음을 매년 제3자 인증기관을 통해 심사 받
심사에 통과하지 못하면 해당 기기의 CE Marking은 무효화 된다.

1 의료기기 법체계

1.1 규제기관

1) 유럽 의료기기 허가인증제도의 개요

유럽은 유럽연합(European Union, EU) 의회에서 제정한 규정을 바탕으로 각국의 규정과 의료기기지침(Medical Device Directive, MDD), 능동 이식형 의료기기지침(Active Implantable Medical Device Directive, AIMDD), 체외진단용 의료기기지침(In Vitro Diagnostic Medical Device Directive, IVDD) 등을 통해서 의료기기를 규제하고 있다. 의료기기지침(MDD 93/42/EEC)에는 국가 규제기관(Competent Authority, CA), 제조업자(Manufacturer) 및 제3자 인증기관(Notified Body, NB)의 책임과 권한이 명시되어 있다.

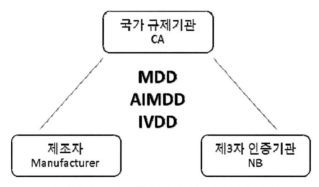

그림 3.1.1. 유럽연합 의료기기 규제 시스템 구성

2) 유럽연합(European Union, EU)

유럽연합은 유럽 국가들 간에 정치적, 경제적, 사회적인 결속을 강화하기 위해 1993년 11월 1일 마스트리흐트 조약(Maastricht Treaty)에 의해 발족되었다. 2015년을 기준으로 28개의 회원국이 가입되어 있으며, 이들 국가 간의 상품, 사람, 서비스 및 자본의 자유로운 이동이 보장된다.

(1) CE (Conformity European) Marking

유럽연합은 회원국 내에서 유통되는 제품의 안전성을 보장하고, 제품의 자유로운 유통 및 판매를 촉진하기 위해 국가별 허가제도를 폐지하고, CE Marking을 통한 단일 인증제도를 도입하였다. 소비자의 건강, 안전, 환경에 관련된 제품은 의무적으로 CE 마크를 부착하여야 하며, 의료기기도 여기에 포함된다. 위해도가 낮은 제품은 제조업자의 적합성선언(Declaration of Conformity, DoC)으로 제품에 적용되는 모든 규정(Regulation)과 지침(Directive)의 필수 요구사항(Essential Requirements)을 준수한다는 것은 선언하고, CE 마크를 부착할 수 있다. 이에 반해, 위해도가 높은 제품은 유럽연합이 지정한 제3자 인증기관의 적합성 인증(Certification of Conformity, CoC)을 받은 후에 CE 마크를 부착할 수 있다. 적합성 선언을 위한 업체 및 제품에 대한 평가는 제3자 인증기관에서 수행한다.

① 적용 국가

CE Marking을 통한 단일 인증제도를 채택한 국가는 다음과 같다.

- 유럽연합(European Union, EU): 독일, 프랑스, 영국, 아일랜드, 벨기에, 네덜란드, 룩셈부르크, 덴마크, 스웨덴, 핀란드, 오스트리아, 이탈리아, 스페인, 포르투갈, 그리스, 체코, 헝가리, 폴란드, 슬로바키아, 리투아니아, 라트비아, 에스토니아, 슬로베니아, 키프로스, 몰타, 불가리아, 루마니아, 크로아티아(28개 국가, 2015년 기준)
- 유럽자유무역연합(European Free Trade Association, EFTA): 스위스, 리헤텐슈타인, 노르웨이, 아이슬란드(4개 국가, 2015년 기준)
- 유럽연합 준회원국: 불가리아, 크로아티아, 루마니아, 터키(4개 국가, 2015년 기준)

② 의료기기 CE Marking

유럽연합 내에서 의료기기를 판매하려면 개인 맞춤형 의료기기 등을 제외한 모든 의료기기에 CE 마크를 부착하여야 한다. CE 마크를 부착한 의료기기는 유럽연합 내에서 아무런 제약 없이 통관되어 자유롭게 유통될 수 있다. 각국의 의료기기 규제 기관은 사후관리를 실시하고, 관련 이해관계자들(소비자, 경쟁업체, 자국 내 검사기관 등)의 신고가 있거나 문제가 발생하면 서류 검사와 제품 검사를 실시한다. 제조업자에게 적합성 관련 서류(기술문서, 사용설명서, 기타 시험검사성적서 등)를 제출 받아 검토하고, 필요할 경우에는 시중에 유통되고 있는 제품을 직접 수거하여 적합성 검사를 실시하게 된다.

(2) 관련 기구

① 유럽연합집행위원회(European Commission, EC)

EC는 유럽 통합과 관련된 조약을 수호하고 유럽연합의 행정부 역할을 담당한다. 유럽연합 관련 각종 정책을 입안하고, 유럽연합의 이익을 수호하는 유럽 통합의 중심 기구이다. 소비자의 건강, 안전, 환경에 관련된 제품에 필수적으로 부착하여야 하는 CE 마크를 관리하며, 의료기기 규제에 있어서 관련 지침(Directive)을 제·개정하고, 관련된 가이던스를 발행한다.

② 유럽표준화위원회(The European Committee for Standardization, CEN)

CEN은 유럽연합 내 국가들의 무역 촉진 및 유럽 표준의 이행을 촉진하기 위해 1957년 설립된 표준화 기구이다. 유럽표준화를 통한 유럽경쟁력 강화를 목표로 하고 있다. CEN은 ISO 국제표준에 대응하기 위해 설립되었으며, 지속적인 발전 및 확대를 위해 'CEN Strategy: 2010'을 문서화 하고 이를 실행 중이다. CEN은 전자기술분야(The European Committee for Electrotechnical Standardization, CENELEC)와 전기통신분야(European Telecommunications Standards Institute, ETSI)를 제외한 유럽의 모든 표준 분야를 취급하고 있다.

③ 유럽전기기술표준화위원회(The European Committee for Electrotechnical Standardization, CENELEC)

CENELEC는 유럽공동체 및 유럽 자유무역지역 회원국의 국가전기 표준위원회 또는 국가전기 표준화 위임기관의 연합체로서, 1973년에 설립되었다. 주로 전기안전, 전자기적 양립성, 전기전자에 관한 사항을 일치시켜 회원 국가의 무역 장벽을 제거하는 것이 주요 업무이며, IEC 국제표준에 대응하고 있다. CENELEC은 유럽 및 전세계 전기기술표준화의 현재 및 미래상황을 일반적 측면, 표준화 측면, 기술개발 측면 및 입법적 측면으로 구분하여 전략을 수립하고 있다.

3) 제3자 인증기관(Notified Body, NB)

CE Marking의 지침(Directive)을 실행하기 위해 EC에서 발행한 'Guide to the Implementation of Directive'에 따르면, Notified Body란 '유럽연합 회원국 내에서 지침(Directive)에 명시된 요구사항을 충족하는 기관 중 회원국에 의해 지정된 제3자 적합성 평가를 수행하는 기관'으로 정의하고 있다. 제3자 인증기관을 NB라고 명명한 이유는 그 지정 절차를 살펴보면 이해할 수 있다. 유럽연합의 각 회원국들은 제3자 인증기관으로 지정 받고자 하는 기관들을 심사하여 지침(Directive)에 규정된 요구사항을 만족한 기관을 유럽연합집행위원회와 다른 회원국들에게 통보한다. 통보된 기관들은 집행위원회 공식관보(Official Journal)에 수록되며, 누구나 열람할 수 있다. 즉, CE Marking과 관련하여 유럽연합 지침(Directive)에 따른 적합성 평가 활동(인증서 발행 등)을 수행하기 위해서는 해당 국가의 유럽통합규격에 따른 심사 통과는 물론 위와 같은 통보 절차를 거쳐야 한다. 유럽연합 회원국과 유럽자유무역연합 회원국 이외에는 제3자 인증기관을 지정할 권한이 없고, 회원국 이외의 국가에 소재하고 있는 기관은 유럽연합의 제3자 인증기관이 될 수 없다. CE Marking을 신청하는 제조업자는 지역에 관계없이 제3자 인증기관 목록에 수록되어 있는 어떠한 기관이라도 선택할 수 있다.

(1) 제3자 인증기관 주요 업무

- 의료기기 제조업체 품질시스템 감독 및 보증
- 제품평가를 위한 독립적인 프로그램 수행 및 관리
- 정부와 사용자들에게 조언 및 정보 제공

※ 제3자 인증기관에 의해 적합성 평가가 이루어진 경우, CE Marking을 할 때 제3자 인증기관 고유 식별 번호(4자리)를 함께 표시하여야 한다.

(2) 제3자 인증기관 협회(Team Notified Body, Team NB)

Team NB는 제3자 인증기관 협회를 의미한다. 이 조직은 비영리기관이며, 회원사는 세 가지 의료기기지침(MDD 93/42/EEC, AIMDD 90/385/EEC, IVDD 98/79/EC)의 일부 또는 전부에 대한 제3자 인증기관들이다. 이 조직의 목표는 다음과 같다.

- 유럽 위원회, 산업계, 관계당국과 사용자 그룹 간의 소통 개선
- 제3자 인증기관으로서 고도 기술과 윤리적 표준 촉진
- 제3자 인증기관의 법적, 상업적 이해 보호

4) 국가별 규제기관(Competent Authority, CA)

유럽 내 각 국가의 의료기기 규제기관이며, 영국의 MHRA(Medicines and Healthcare products Regulatory Agency), 프랑스의 ANSM(National Agency for Medicines and Health products Safety), 독일의 BfArM(Bundesinstitut für Arzneimittel und Medizinprodukte) 등이 이에 해당된다. 국가별로 규제기관의 조직, 자료수집체계 등 세부적인 사항은 조금씩 다르지만, 공통적으로 의료기기 시판후 조사에 대한 업무를 수행한다. 시판후 조사에 대한 기본적인 지침은 유럽연합의 의료기기 가이던스(MEDDEV guidance)를 따른다.

출처: 의료장비 안전 및 품질관리 사례 조사, 보건산업진흥원, 2015

- 시판후 사후관리
  유럽연합의 의료기기 시판후 사후관리는 감시시스템(Vigilance system) 및 시판후 조사 (Postmarket surveillance), 현장안전 시정조치(Field Safety Corrective Action)로 구분할 수 있다. 이는 의료기기의 품질과 안전관리 시스템의 일환으로서 시판전 단계에서 감지하기 어려운 각종 품질과 안전관련 문제를 규명하고 조사하는 과정이다. 유럽에서 의료기기를 제조 또는 판매하는 업

체는 중대하고 잠재적으로 위험성이 있다고 판단되는 사항을 각 국가 규제기관에 보고하여야 한다. 의료기기 사용에 의한 중대한 위험성 사유 등의 이유로 제조업자가 제품을 회수(Recall)할 시에는 기술적, 의학적 영향에 관한 상세 내용을 각국의 규제 당국에 보고하여야 한다. (출처: 의료장비 안전 및 품질관리 사례 조사, 보건산업진흥원, 2015)

※ 감시시스템(Vigilance System): 의료기기 사고 발생 시 제조사가 각국의 규제기관에 사고 현황 및 시정 조치를 통보하고, 규제기관이 그 결과를 평가하는 시스템으로 유럽연합집행위원회(EC)의 시스템과 연동하여 유럽연합 차원에서 관리한다.

1.2 규제 체계 및 관련 법령

1) 개요

유럽연합의 의료기기 규제는 유럽연합집행위원회(EC) 내 보건·소비자보호 총국(Directorate General for Health and Consumer Affairs, DG SANCO)에서 지침(Directive)을 마련하고, 국가별 규제기관과 제3자 인증기관을 통해 CE Marking과 사후관리를 위한 지침(Directive) 및 가이던스를 제공하는 체계로 구성되어 있다.

2) 법체계

유럽의 입법행위 종류는 그 구속력의 정도에 따라 다음 4가지로 구분된다.

(1) 규정(Regulation)

유럽연합 내 모든 회원국에서 적용되며 구속력이 있다. 따라서 회원국 각 국가의 국내법에 우선하는 효력을 가진다.

(2) 지침(Directive)

지침(Directive) 역시 구속력을 가지지만 규정과 같이 전부 구속력이 있는 것이 아니라 단지 결과에 대하여만 구속하고, 실시 형태나 수단에 대해서는 회원국 기관의 권한으로 위임하고 있어, 이 점은 규정과 다르다. CE Marking과 관련된 대부분의 규정이 이에 해당한다.

(3) 결정(Decisions)

회원국, 기업, 개인들에 대하여 직접적 의무를 부과한다.

(4) 권고 및 의견(Recommendations and Opinions)

권고는 회원국들의 국내 법률을 조정하기 위한 간접 행동 수단이며, 의견은 주어진 문제에 대한 견해의 표시로 이들 모두가 구속력을 갖지는 않는다.

3) 의료기기 관리 지침(Directive)

유럽에서 의료기기를 관리하고 있는 지침(Directive)은 3가지 주요 지침과 기타 의료기기 관련 지침으로 구분된다.

(1) MDD 93/42/EEC: 의료기기지침 (Medical Devices Directive, MDD)

(2) AIMDD 90/385/EEC: 능동 이식형 의료기기지침 (Active Implantable Medical Device Directive, AIMDD)

(3) IVDD 98/79/EC: 체외진단용 의료기기지침 (In Vitro Diagnostic Medical Device Directive, IVDD)

(4) 기타 의료기기 관련 지침

- 89/686/EEC: 개인 보호 장비 지침(Personal Protective Equipment Directive)
- 2006/95/EC: 저전압 지침(Low Voltage Directive)
- 2004/108/EC: 전자파 지침(Electromagnetic Compatibility Directive)
- 2002/98/EC: 혈액 제품 지침(Blood Product Directive)
- 2003/32/EC: 동물조직 사용 지침(Animal Tissue Use in Medical Devices Directive)
- 2003/12/EC: 인공유방 제품 등급 재분류 지침(Breast Implants Reclassifi-cation Directive)
- 2005/50/EC: 엉덩이, 무릎, 어깨 관절 대체 제품 등급 재분류 지침(Hip, Knee, Shoulder Joint Replacement Reclassification Directive)

4) 유럽대리인(Authorized Representative)

유럽연합 내에 등록된 사업장을 가지고 있지 않은 제조업자가 유럽에 의료기기를 출시하기 위해서는 유럽대리인을 임명하여야 한다.

유럽대리인은 MDD 93/42/EEC 제1조, AIMDD 90/385/EEC 제1조, IVDD 98/79/EC 제1조에서 다음과 같이 정의하고 있다.

> 'authorised representative' means any natural or legal person established in the Community who, explicitly designated by the manufacturer, acts and may be addressed by authorities and bodies in the Community instead of the manufacturer with regard to the latter's obligations under this Directive;

> '유럽대리인은 제조업자에 의해 명시적으로 지정된 유럽연합 내에 소재하는 자연인 또는 법인으로, 본 지침 하에 수반하는 책임과 관련하여, 제조업자를 대신하여 처리하고 유럽연합 내의 국가별 규제기관이나 제3자 인증기관과 연락할 수 있어야 한다.'

제조업자는 각 기기에 한 명의 유럽대리인을 임명하여야 하며, 제품이 여러 개인 경우, 둘 이상의 유럽대리인을 임명할 수 있다. 제품의 라벨, 외부 포장 또는 사용설명서에는 유럽대리인의 성명과 주소가 명시되어 있어야 한다. 능동 이식형 의료기기의 경우, 이 정보를 제품 포장에 부착하여야 한다. 유럽대리인을 지정하는 목적은 규제당국이 의료기기 출시를 책임지고 있는 자를 파악하고, 비상 시 신속하게 유럽연합 내에 존재하는 유럽대리인을 통해 제조업자에게 연락을 취하기 위함이다.

1.3 의료기기 정의 및 분류

1) 의료기기의 정의

(1) 의료기기(Medical device)
의료기기는 MDD 93/42/EEC 제1조에서 다음과 같이 정의하고 있다.

> 'medical device' means any instrument, apparatus, appliance, software, material or other article, whether used alone or in combination, including the software intended by its manufacturer to be used specifically for diagnostic and/or therapeutic purposes and necessary for its proper application, intended by the manufacturer to be used for human beings for the purpose of:
> — diagnosis, prevention, monitoring, treatment or alleviation of disease,
> — diagnosis, monitoring, treatment, alleviation of or compensation for an injury or handicap,
> — investigation, replacement or modification of the anatomy or of a physiological process,
> — control of conception,
> and which does not achieve its principal intended action in or on the human body by pharmacological, immunological or metabolic means, but which may be assisted in its function by such means;

> '의료기기'는 기계, 기구, 장치, 소프트웨어, 재료 또는 물질이며, 단독적으로 사용되거나 조합되어 사용하는 소프트웨어를 포함하여, 제조업자가 사람을 대상으로 한 사용을 의도하고, 그 사용목적은 다음과 같은 경우에 해당된다.
> - 질병의 진단, 예방, 감시, 치료 또는 고통 완화
> - 부상 또는 신체장애의 진단, 조정, 치료, 경감 또는 보상
> - 해부학 또는 생리학 상의 조사, 대체 또는 수정
> - 임신 조절
> 그리고 약리적, 면역적, 또는 신진대사적 수단으로 인체에 직접 작용하지는 않지만 이러한 수단에 의해 기능상의 도움을 받을 수 있는 것을 의미한다.

(2) 능동 이식형 의료기기(Active Implantable Medical Device)
능동 이식형 의료기기는 AIMDD 90/385/EEC 제1조에서 다음과 같이 정의하고 있다.

'active implantable medical device' means any active medical device which is intended to be totally or partially introduced, surgically or medically, into the human body or by medical intervention into a natural orifice, and which is intended to remain after the procedure;

'능동 이식형 의료기기'는 전원을 이용한 이식형 의료기기로서 수술과 같은 의학적 방법을 통하여 인체에 부분적 또는 전체적으로 삽입되고, 수술 이후에도 인체 내부에 남는 의료기기를 의미한다.

(3) 체외진단용 의료기기 (In Vitro Diagnostic Medical Device)

체외진단용 의료기기는 IVDD 98/79/EC 제1조에서 다음과 같이 정의하고 있다.

'in vitro diagnostic medical device' means any medical device which is a reagent, reagent product, calibrator, control material, kit, instrument, apparatus, equipment, or system, whether used alone or in combination, intended by the manufacturer to be used in vitro for the examination of specimens, including blood and tissue donations, derived from the human body, solely or principally for the purpose of providing information:
— concerning a physiological or pathological state, or
— concerning a congenital abnormality, or
— to determine the safety and compatibility with potential recipients, or
— to monitor therapeutic measures.

'체외진단용 의료기기'는 인체에서 채취된 혈액, 조직 등과 같은 검체를 검사하여 다음과 같은 것들을 검사하는데 있어 단독 또는 조합되어 사용되는 시약, 시약 제품, 보정 물질, 조절 물질, 키트, 기기, 기구, 장비, 시스템을 의미한다.
- 생리학적 또는 병리학적 상태
- 선천성 이상
- 이식대상자의 안전과 적합성
- 치료 후 모니터링

2) 의료기기 등급분류

(1) 의료기기의 등급분류를 위한 용어

① 지속기간

- 일시적 사용: 60분 미만의 사용을 의도
- 단기간 사용: 30일 이하의 사용을 의도
- 장기간 사용: 30일을 초과한 사용을 의도

② 인체삽입 의료기기

체강 또는 체표면을 통과하여 인체 내에 전체 또는 부분적으로 삽입되는 의료기기

③ 체강

인체에 자연적인 개구부를 말하며, 인공적으로 영구 설치한 개구부도 포함

④ 외과적 삽입 의료기기

외과수술 등의 과정에서 체표면을 통하여 체내로 삽입되는 의료기기

⑤ 삽입용 의료기기

인체에 전체가 삽입되거나 상피 또는 눈의 표면을 대체하는 의료기기로서 수술 후 체내에 유지되는 의료기기. 인체에 부분 삽입되고 30일 이상 유지되는 의료기기도 포함한다.

⑥ 재사용 가능한 수술기구

능동 의료기기와 조합되지 않고, 절개, 천공, 천자, 절단 등 수술에 사용되며, 사용 후 적절한 과정을 거친 후 재사용이 가능한 기구

⑦ 능동 의료기기

중력 및 인체 자체발생에너지와 이들의 변환에너지를 제외한 전기에너지 등과 같은 동력을 사용하는 의료기기. 다만, 능동 의료기기와 환자 사이에서 에너지, 물질, 다른 요소의 주요한 변화 없이 전달만 하는 의료기기는 제외한다.

⑧ 치료용 능동 의료기기

조합 또는 단독으로 사용하며, 질병, 상해, 장애의 치료, 경감의 관점에서 생리학적 기능 또는 구조의 지지, 변형, 대체, 회복에 사용하는 능동 의료기기

⑨ 진단용 능동 의료기기

단독 또는 조합으로 사용하며, 생리학적 조건, 건강상태, 질병, 선천적 질환을 진단, 감시하는 능동 의료기기

출처: MMD 93/42/EEC Annex IX

(2) 4등급분류 체계

의료기기는 지침(Directive)에 따라 제품 분류 후 제품 분류별 등급 결정 규칙에 따라 해당 의료기기의 등급이 인체에 대한 영향, 즉 위해도에 따라 4개 등급 Class I , IIa, IIb, III로 분류된다.

표 3.1.1. 등급별 의료기기 예시

구분	Class I	Class IIa	Class IIb	Class III
예시	- 수동 휠체어 - 교정용 안경 - 병원용 침대 - 청진기 - 외과용 기구	- 외과용 봉합 소재 - 주사기 - 보청기 - MRI - 초음파 기기	- 콘텍트렌즈 - 인공호흡기 - 인공투석기 장비 - 혈액백 - 전기수술기	- 심혈관스텐트 - 인공혈관 - 인공심폐기

(3) 의료기기 등급 결정 규칙

의료기기의 CE Marking을 위해서는 우선 해당 업체에서 제품이 어떤 등급에 해당되는지를 파악하는 것이 중요하다. 간혹 등급분류가 불분명한 제품이 있는데, 유럽 국가별 규제기관 간에도 등급분류가 서로 다르게 판단되는 경우도 있으므로, 결정은 업체에서 주도적으로 확인할 필요가 있다.

다음과 같은 규칙을 이용하여 의료기기의 등급을 결정한다.

- 규칙(Rule) 1~4: 비침습 의료기기(Non-invasive Device)
- 규칙(Rule) 5~8: 침습 의료기기(Invasive Device)
- 규칙(Rule) 9~12: 능동 의료기기(Active Device)
- 규칙(Rule) 13~18: 특별 규칙(의약품이 포함된 의료기기 또는 기타 의료기기의 등급분류를 위한 규칙)

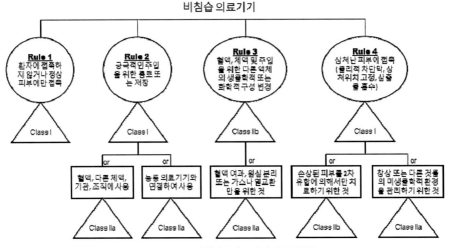

그림 3.1.2. 비침습 의료기기 등급분류

출처: http://ec.europa.eu/, MEDDEV 2.4/1

- 규칙 1: 환자에 접촉하지 않거나 정상 피부에만 접촉

  이 규칙은 더 구체적인 규칙에 의해 다뤄지지 않는 모든 기기들에 적용된다. 또한 정상 피부에서만 접촉하거나 환자에 전혀 접촉하지 않게 설계된 기기들에 일반적으로 적용되는 규칙이다.

- 규칙 2: 궁극적인 주입을 위한 통로 또는 저장

  인체에 주입될 물질들의 통로가 되거나 그 물질들을 저장한다. 특히 수혈, 주입, 체외 순환, 마취 가스와 산소 공급 등을 위해 이용된다.

- 규칙 3: 혈액, 체액 및 주입을 위한 다른 액체의 생물학적 또는 화학적 구성 변경

  인체에 주입될 물질들을 처치하거나 변경한다. 이 규칙은 주로 환자가 이 기기와 폐쇄 루프를 만들지 않는 경우를 포함하여 인체에 즉시 재투입 되거나 그렇지 않을 수 있는 체액의 체외 처리를 위한 기기는 물론 체외 순환 세트와 혈액 투석 시스템 및 자동 수혈 시스템의 한층 더 복잡한 구성품들에 적용된다.

- 규칙 4: 상처 난 피부에 접촉

  이 규칙에 해당되는 제품들은 의도된 사용목적에 따라 등급이 다르게 구분된다. 예를 들어 고분자 계열의 필름 드레싱은 의도된 사용목적이 창상의 미생물학적 환경을 관리하기 위한 것이라면 Class IIa이 되고, 의도된 사용목적이 창상 위치에서 삽입성의 케뉼러를 유지하기 위한 것에 국한된다면 Class I 이 된다. 결과적으로 특정 유형의 드레싱을 제조업자가 특정 사용목적으로 표시하지 않는다면 추측적으로 분

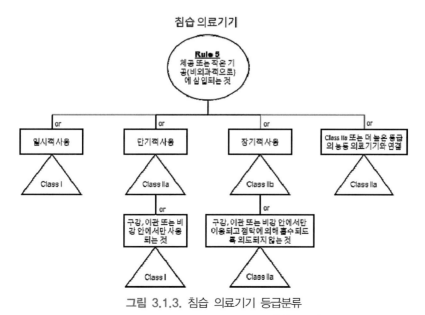

그림 3.1.3. 침습 의료기기 등급분류

출처: http://ec.europa.eu/, MEDDEV 2.4/1

류하는 것은 불가능하다. Class Ⅱa나 Class Ⅱb에 해당하는 대부분의 드레싱 제품
은 Class Ⅰ에 해당하는 물리적 차단막의 기능도 수행할 수 있지만 그러한 기기들은
의도된 사용목적에 따라 더 높은 Class로 분류된다.

- 규칙 5: 체공 또는 작은 기공(비외과적으로)에 삽입되는 것
  체공(귀, 입, 코, 눈, 항문, 요도, 질 등)을 통한 삽입은 인체 표면에서의 절개를 통한
  삽입(외과적 삽입)과는 분리하여 고려한다. 이 규칙에 의해 다루어지는 기기들은 대
  개 특정 진료과(이비인후과, 안과, 치과, 대장항문과, 비뇨기과, 부인과 등)에서 이
  용되는 진단 및 치료용 기기들이다.

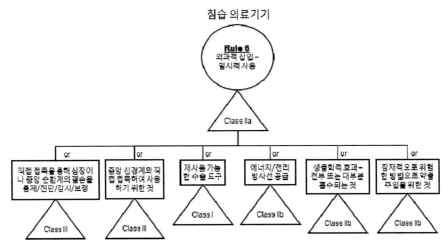

그림 3.1.4. 침습 의료기기 등급분류

출처: http://ec.europa.eu/, MEDDEV 2.4/1

- 규칙 6: 외과적 삽입-일시적 이용
  이 규칙은 기본적으로 세 개의 주요 기기 그룹으로 나뉜다. 피부를 통하여 도관을
  만들기 위해 이용되는 기기(니들, 캐뉼러), 외과 기기(메스, 톱 등) 및 다양한 종류의
  카테터와 흡입관 등을 다룬다.

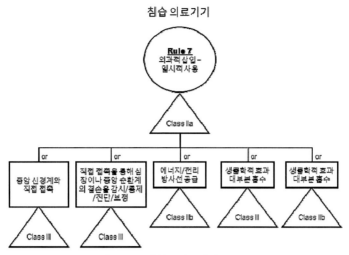

그림 3.1.5. 침습 의료기기 등급분류

출처: http://ec.europa.eu/, MEDDEV 2.4/1

● 규칙 7: 외과적 삽입-단기적 이용

주로 수술이나 수술 후 치료(클램프, 도뇨관 등)에 이용되는 기기들과 투입기기(캐뉼라, 니들 등) 및 다양한 형태의 카테터들이 해당된다.

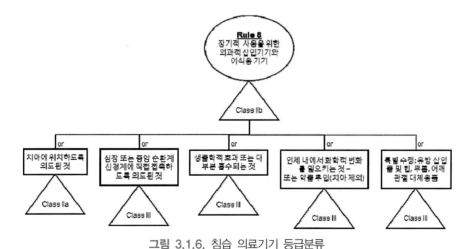

그림 3.1.6. 침습 의료기기 등급분류

출처: http://ec.europa.eu/, MEDDEV 2.4/1

● 규칙 8: 장기적 이용을 위한 외과적 삽입 기기와 이식용 기기

주로 정형외과와 치과, 안과, 심혈관 분야에서 이용되는 임플란트와 성형외과에서 이용되는 임플란트와 같은 연조직 임플란트들이 해당된다.

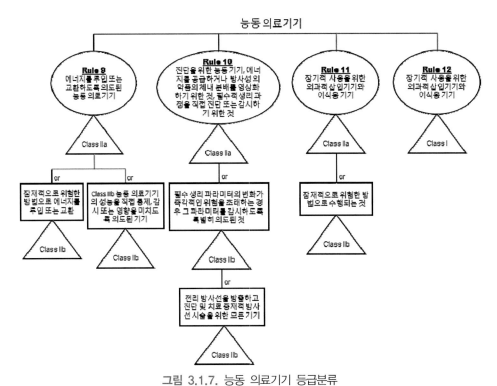

그림 3.1.7. 능동 의료기기 등급분류

출처: http://ec.europa.eu/, MEDDEV 2.4/1

- 규칙 9: 에너지를 투입 또는 교환하도록 의도된 능동 치료기기

  대부분 레이저와 수술용 에너지발생기와 같이 수술에 이용되는 전자기기들이다. 추가적으로 방사선 치료와 같이 특별화된 치료를 위한 기기도 존재한다.

- 규칙 10: 진단용 능동 의료기기

  초음파 진단과 생리학적 신호의 포착 및 치료와 진단용 방사선 분야에서 광범위하게 이용되는 전체 범위를 다룬다.

- 규칙 11: 인체로 또는 인체로부터 약물, 다른 물질 등을 주입 또는 추출하도록 의도된 능동 의료기기

  약물전달 시스템과 마취용 기기를 다루기 위한 것이다.

- 규칙 12: 다른 모든 능동 의료기기

  앞의 규칙들에서 다루어지지 않은 모든 능동 의료기기들을 다루기 위한 규칙이다.

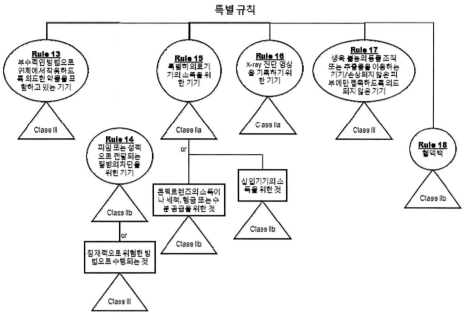

그림 3.1.8. 특별 규칙에 따른 의료기기 등급분류

출처: http://ec.europa.eu/, MEDDEV 2.4/1

● 규칙 13: 부수적인 방법으로 인체에서 작용하도록 의도한 약물을 포함하고 있는 기기

기기의 기능을 보조할 목적으로 기기에 의약 물질이 포함되어 있는 결합 기기를 다루고 있다. 이 규칙은 다른 환경에서는 의약 물질로 고려될 수 있지만 기기의 특정 특성을 유지할 목적으로 배타적으로 포함되어 있고 인체에 작용하지 않는 물질을 포함하고 있는 기기는 다루지 않는다.

● 규칙 14: 피임 또는 성적으로 전달되는 질병의 차단을 위한 기기

이 규칙이 두 가지 매우 다른 기능을 하는 의료기기를 다루고 있지만 콘돔과 같은 기기들은 두 가지 기능을 동시에 수행할 수 있다. 사람 면역 결핍 바이러스(Human Immunodeficiency Virus, HIV)의 성적 전달을 방지하기 위한 기기들도 이 규칙에 의해 다루어진다.

● 규칙 15: 특별히 의료기기의 소독을 위한 기기

기본적으로 의료기기를 살균하기 위한 의료 환경에서 사용되는 물질을 다루며, 다양한 콘택트렌즈 용액도 이 규칙에 포함된다.

● 규칙 16: X-ray 기기 진단 영상을 기록하기 위한 기기

X-선 진단 기기의 필름이 이에 해당하며, 디지털 영상 수신기와 같은 능동 의료기기도 이제 이 규칙에 적용된다.

- 규칙 17: 생육 불능의 동물조직 또는 추출물을 이용하는 기기

  세포의 생리학적인 활동 능력이 없는 동물조직이나 이러한 조직의 추출물을 이용하는 기기를 다룬다.

- 규칙 18: 혈액 주머니

  이 규칙은 혈액 주머니만을 다루는 특별 규칙이다.

2 의료기기 인허가

2.1 시판전 허가 절차

1) CE 마크 취득 절차

제조업자의 경우 유럽 시장에 맞춤형 의료기기 등이 아닌 그 외의 의료기기를 판매하기 위해서는 CE 마크를 취득하는 것이 필수적이다. CE 마크를 받기 위해서는 몇 가지 절차가 필요하다.

제조업자의 경우, 그림 3.2.1. CE 마크 취득 프로세스를 따른다.

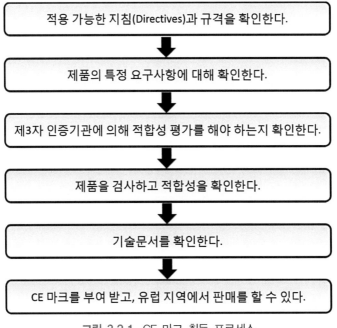

그림 3.2.1. CE 마크 취득 프로세스

일반적으로 위의 6가지 절차에 의해 CE 마크를 받을 수 있지만, 제품에 따라 몇 가지 절차를 생략할 수도 있다. 예를 들어 3번 절차인 NB에 의한 안전성 확인은 의료기기와 같이 실제로 안전성에 대해 적극적인 검토가 필요한 경우에만 실시한다. 의료기기와 관련되어 CE 마크 취득에 관한 구체적 절차는 다음과 같다.

(1) 지침(Directive)

제조업자는 첫 번째로, 제품이 MDD 93/42/EEC에 명시된 의료기기의 정의를 확인하고 제품이 의료기기인지 아닌지를 판단하여야 한다. 의료기기인 것을 확인한 후에 판매할 의료기기를 등급에 따라 분류하여야 한다. AIMDD 90/385/EEC을 사용하는 능동 이식형 의료기기와 IVDD 98/79/EC를 사용하는 체외진단용 의료기기는 여기에 해당하지 않는다. 마지막으로 MDD 93/42/EEC에 적용 가능한 사항인지 다시 한 번 확인한 후, 모든 조건이 만족되면 그 규격을 적용한다.

의료기기의 정의는 다음과 같다.

> *MDD 93/42/EEC - article 1.2.(a)*
> *'Medical device' means any instrument, apparatus, appliance, material or other article, whether used alone or in combination, including the software necessary for its proper application intended by the manufacturer to be used for human beings for the purpose of:*
> *— diagnosis, prevention, monitoring, treatment or alleviation of disease,*
> *— diagnosis, monitoring, treatment, alleviation of or compensation for an injury or handicap,*
> *— investigation, replacement or modification of the anatomy or of a physiological process,*
> *— control of. conception, and which does not achieve its principal intended action in or on the human body by pharmacological, immunological or metabolic means, but which may be assisted in its function by such means;*
>
> 기구, 장치, 용구, 재료 또는 기타 품목으로서, 단독적으로 사용되거나 조합되어 사용되는 소프트웨어를 포함하여 제조업자가 인체에 사용을 의도하고 그 사용목적이 다음인 경우에 해당된다.
> - 질병의 진단, 예방, 감시, 치료 또는 고통 완화
> - 부상 또는 신체장애의 진단, 조정, 치료, 경감 또는 보상
> - 해부학 또는 생리학上의 조사, 대체 또는 수정
> - 임신 조절이며, 그 주요 의도하고 있는 용도가 약학, 면역학 또는 신진대사의 수단으로 인체에 사용되지는 않으나, 이러한 수단들에 의해 기능을 보조하기 위해 사용하는 것

(2) 요구사항 확인

대부분의 의료기기에는 CE 마크를 받기 위한 요구사항들이 존재한다. 제품이 만족하여야 하는 필수 요구사항(Essential Requirement)은 MDD 93/42/EEC의 Annex I에 명시되어 있다. 또한 임상적인 평가를 위한 필수 요구사항은 MDD 93/42/EEC의 Annex X에 명시되어 있다.

Annex I. Essential Requirements

I. General Requirements

1. *The devices must be designed and manufactured in such a way that, when used under the conditions and for the purposes intended, they will not compromise the clinical condition or the safety of patients, or the safety and health of users or, where applicable, other persons, provided that any risks which may be associated with their use constitute acceptable risks when weighed against the benefits to the patient and are compatible with a high level of protection of health and safety.*

2. *The solutions adopted by the manufacturer for the design and construction of the devices must conform to safety principles, taking account of the generally acknowledged state of the art.*

   In selecting the most appropriate solutions, the manufacturer must apply the following principles in the following order:

   — *eliminate or reduce risks as far as possible (inherently safe design and construction),*

   — *where appropriate take adequate protection measures including alarms if necessary, in relation to risks that cannot be eliminated,*

   — *inform users of the residual risks due to any shortcomings of the protection measures adopted.*

3. *The devices must achieve the performances intended by the manufacturer and be designed, manufactured and packaged in such a way that they are suitable for one or more of the functions referred to in Article 1 (a), as specified by the manufacturer.*

4. *The characteristics and performances referred to in Sections 1, 2 and 3 must not be adversely affected to such a degree that the clinical conditions and safety of the patients and, where applicable, of other persons are compromised during the lifetime of the device as indicated by the manufacturer, when the device is subjected to the stresses which can occur during normal conditions of use.*

5. *The devices must be designed, manufactured and packed in such a way that their characteristics and performances during their intended use will not be adversely affected during transport and storage taking account of the instructions and information provided by the manufacturer.*

6. *Any undesirable side-effect must constitute an acceptable risk when weighed against the performances intended.*

(3) 제3자 인증기관(Notified Body, NB)

허가를 받기 전에 허가를 받으려는 의료기기가 제3자 인증기관(Notified Body, NB)이 필요한지 여부를 판단하여야 한다. MDD의 Annex IX에 분류되어 있는 등급에 따라 제3자 인증기관의 필요 여부가 달라진다. 예를 들어, Class I의 경우 멸균 상태로 판매되지 않거나 측정 기능이 없다면 (예시: 눈금이 없는 주사기 등) 제3자 인증기관이 필요하지 않다.

제3자 인증기관은 제조업자의 품질시스템을 검증한다. Class III에 해당하는 모든 의료기기와 몇 가지 종류의 Class IIa와 IIb의 의료기기는 의료기기 설계 시 필수 요구사항 이행 여부를 제3자 인증기관이 검사하여야만 한다. 즉, MDD의 Annex II~VI에 따르면 제3자 인증기관은 이를 증명해 주는 인증서와 같은 역할을 하는 것이다.

(4) 적합성 인증(Declaration of Conformity, DoC)

인증 조건의 까다로운 정도는 등급에 따라 다르기 때문에, 유럽의 경우 의료기기마다 의료기기 적합성을 평가하는 기준 또한 다르다. 이 과정에 대해서는 MDD의 Annex II~VII에 자세하게 기술되어 있다. 어떤 경우는 제품에 대한 임상시험 결과를 제3자 인증기관에 필수적으로 제출하여야 하는 경우도 존재한다.

제3자 인증기관이 필요한 여부와 관계없이 제조사는 적합성 선언(Declaration of Conformity, DoC)을 작성하여야 한다. 적합성 선언에는 상호명, 주소, 제품의 주요 특징 등 제조사에 대한 세부사항이 포함되어야 하며, 제3자 인증기관이 개입된 경우 해당 기관의 서명 역시 요구된다.

(5) 기술문서(Technical Documentation)

제조사는 제3자 인증기관에 신청서를 제출하기 전에 반드시 기술문서를 작성하여야 한다. 기술문서는 MDD의 요구사항이기 때문에 반드시 포함되어야 한다. 제조사는 제품이 판매되고 난 후 최소 5년 동안 기술문서의 사본을 보관하여야 하며, 이식형 의료기기의 경우 최소 15년을 보관하여야 한다.

위의 프로세스를 모두 거치고 나면, 비로소 CE 마크를 부착할 수 있다. 의료기기에서 CE 마크는 MDD를 만족하였다는 인증서와 같은 것이다.

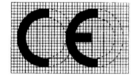

출처: http://ec.europa.eu/

2) 등급별 인증절차

(1) Class I 제품 인증절차

Class I의 의료기기의 경우 다음과 같은 절차로 진행한다.

① CE 마크를 받고자 하는 의료기기가 Class I에 해당하는지 확인한다.
② 제품의 해당 규격을(EN, ISO, IEC 등) 확인하여 설계에 반영하도록 한다.
③ 기술문서(Technical File)를 작성한다.
④ 적합성 선언을(Declaration of Conformity, DoC) 한다.
⑤ 사후관리 및 감시 시스템을 확립한다.
⑥ 유럽대리인을 선정하고 신고한다.

⑦ CE 마크를 부여받고, 시장에 판매한다.

이때 Class I의 멸균 의료기기일 경우 제3자 인증기관이 멸균과 관련된 것에 대한 인증서를 발급해 주어야 하며, 제조업자는 이와 관련된 필수 요구사항을 만족하여야만 한다.

(2) Class IIa 제품 인증절차

Class IIa 이상의 의료기기는 Annex V에 의거한 품질시스템 감사가 필요하다. 이는 ISO 13485에 근간하고 있으며, 설계에 대한 감사는 제외된다. Annex VI에 따라 검사와 테스트에 대한 감사 역시 진행되며, Annex II에 따른 전체 품질시스템에 대한 감사가 요구된다. 따라서 제조업자는 특별요구사항인 ISO 13485를 구축하는 것이 필수적이다.

Class IIa의 CE 마크 취득 프로세스는 다음과 같다.

① 해당제품이 Class IIa에 해당하는지 확인한다.
② 기술문서(Technical File)를 작성한다.
③ 제3자 인증기관으로부터 인증서를 획득한다.
④ 적합성 선언을 한다.
⑤ 국가별 규제기관으로부터 기술문서에 대한 심사를 받는다.
⑥ 사후관리 및 감시 시스템을 확립한다.
⑦ CE 마크를 부여 받고, 시장에 판매한다.

(3) Class IIb 및 Class III 제품 인증절차

Class IIb 이상의 의료기기 경우 품질시스템 감사를 할 때 설계를 포함하여 감사를 하는 것이 비용 절약 및 시간 단축 면에서 유리하다. 심사는 품질시스템 감사 후, 서류 심사, 제조시설, 임상시험기관 등의 현장심사 순으로 진행된다. 특히 품질시스템을 구축할 때는 기록이 매우 중요하다. 검사기록을 철저히 기록하며, 로트 추적이 구매에서 판매까지 철저하게 관리가 이루어져야 한다.

3 의료기기 품질관리

3.1 품질경영시스템

1) 품질경영시스템의 개요

2003년에 제정된 국제표준 ISO 13485는 의료기기 설계 및 제조를 위한 포괄적 품질경

영시스템에 관한 요구사항이다. 이 표준은 독립적으로 적용될 수 있으며, ISO 9001 규격과 일반적으로 조화되며, ISO 9001에서 요구하고 있는 고객만족은 ISO 13485에서는 제외되었다. 품질경영시스템인 ISO 13485는 조직이 사용할 수 있는 의료기기의 설계 및 개발, 생산, 설치 및 서비스, 그리고 관련 서비스의 설계 및 개발, 공급에 관한 품질경영시스템의 대한 요구사항에 관하여 규정하고 있다. ISO 13485는 인증기관을 포함한 내/외부 관계자가 고객 및 규제 요구사항을 충족시키는 조직의 능력을 평가하기 위해 사용 가능하다.

품질경영시스템의 채택은 조직의 전략적 결정에 의해서 이루어진다. 조직의 품질경영시스템의 설계와 이행은 조직의 규모나 구조, 다양한 필요성 및 구체적 목표, 제공되는 제품, 사용되는 공정의 영향을 받는다. 의료기기의 특성상 그 종류가 매우 다양하므로, ISO 13485의 특별요구사항의 일부는 의료기기라고 명명되는 그룹에만 적용 된다.

2) 프로세스 접근법

ISO 13485는 품질경영에 대한 프로세스 접근법에 기초한다. 조직을 효율적으로 경영하기 위해서는 수많은 공정들을 확인하고 관리하여야 한다. "프로세스 접근법"은 조직 내에서 이루어지는 공정 시스템에 적용하여 공정 간의 상호작용을 식별하고 그것들을 관리하기 위한 방법이다.

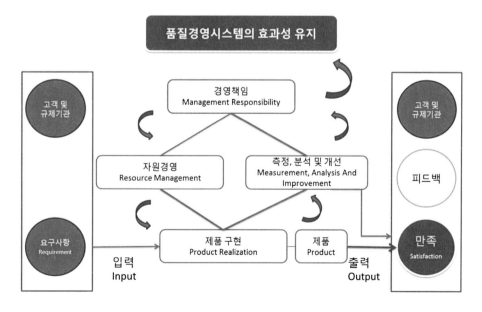

그림 3.3.1. 품질경영시스템의 효과성 유지

품질경영시스템의 효과성을 유지 및 개선하기 위하여는 위와 같은 프로세스를 실행하는 것이 효과적이다. 이를 위해서는 목표 설정을 시작으로, 계획에 해당하는 프로세스 및 인권교육, 문서화 개발과 자원제공을 과정을 거쳐 프로세스를 이행하는 "실행"후 방침, 목표 및 요구사항을 토대로 보고결과에 대하여 프로세스와 제품을 모니터 하고 측정하는 "점검", 최종적으로 프로세스 성과를 개선하기 위한 "조치"를 취한다. 이는 PLAN-DO-CHECK-ACT (PDCA) 관리방법론을 기반으로 만들어진 프로세스 접근방법으로서, 업무를 원활히 수행하고 확실한 성과를 올리기 위한 경영품질관리 기법이다. PDCA 관리방법론의 경우, 한번의 시행으로 끝나지 않고 같은 순서를 되풀이 하며 그 효과성을 극대화 한다.

3) ISO 9001과의 관계

ISO 13485는 독립표준이지만, 기본적으로 ISO 9001에 기초하고 있다. ISO 9001에서 변경하지 않고 그대로 인용한 항이나 하위 조항들은 일반체로 표시되어 있다. 그러나 ISO 13485 내에 본문 내용이 ISO 9001과 상이한 경우에는, 해당 문장이나 본문을 포함하여 들여 쓴 부분에 대하여 전체적으로 기울임체로 표시되어 있다.

4) 다른 시스템과의 병용성

ISO 13485는 앞서 언급한 대로 의료기기 업계 사용자 편의를 위해 ISO 9001 형식에 기초한다. 그러나 ISO 13485는 환경관리, 작업안전 및 보건관리 또는 재무관리와 같은 다른 경영시스템에 해당하는 요구사항들은 포함하고 있지 않다. ISO 13485는 조직이 자체적으로 가지고 있는 품질경영시스템과 관련된 경영시스템 요구사항들과 조정하거나 통합할 수 있게 한다. 따라서, 조직은 ISO 13485의 요구사항에 적합한 품질경영시스템을 수립하기 위하여 기존 경영시스템들을 조정할 수 있다.

5) 품질경영시스템의 구성

품질경영시스템의 구성은 다음과 같다.

1. 적용범위
2. 인용표준
3. 용어와 정의
4. 품질경영시스템
    4.1 일반 요구사항
    4.2 문서화 요구사항

3.2 사후관리

1) 사후관리의 개요

CE Marking을 한 제품은 유럽경제지역인 28개국으로 아무런 제약 없이 통관되며 통관된 제품은 유럽 시장 내에서 아무런 차별 없이 유통될 수 있다. 세관에서는 CE Marking에 대한 확인과 적합성 선언서를 접수하여 통관되지만 통관된 제품인 경우라도 필요한 경우 소비자, 경쟁업체 및 자국 내 검사기관 등의 이의신청에 따라 기술문서의 제출요구와 더불어 샘플검사 등의 사후관리를 받게 된다. CE Marking은 제품의 유럽 내 시장 유통을 위한 제도이다. 따라서 주관하는 기관은 자발적으로 또는 이해관계자의 신고와 문제가 발생할 시, 시중 유통제품을 수거하여 적합성 관련 서류검사와 제품의 안전 검사를 추가로 실시하여야 한다. 주관기관은 문제대상의 제품을 수거하여 지침이 명시하고 있는 필수 요건을 충족하고 있는지를 검사할 수 있다.

2) 감시시스템(Vigilance system)

각 기관은 유럽 집행위원회에 공표된 가이드라인(MEDDEV 2.12/1 rev.8 Medical Devices Vigilance System)을 준수하여야 한다. 사고의 통보 및 평가를 위한 유럽의 의료기기 사후관리 시스템은 의료기기 관련 현장 안전 시정조치(FSCA)로서 사고의 재발 가능성을 감소시키고, 환자와 사용자 및 타인의 건강과 안전에 대한 보호를 강화하는 데 그 목적이 있다. 감시시스템은 보고된 사고의 평가를 하며 타당한 경우, 재발을 방지할 수 있는 정보제공을 하며, 이는 사고를 감소시키는 역할을 한다.

현장안정 시정조치(FSCA), 현장안전 통보(FSN), 사용오류와 비정상 사용은, 유럽 의료기기 사후관리 시스템을 강화하고 명확히 하며 IMDRF 조항과의 조화를 도모하기 위해, 가이드라인의 개정판에 도입된 새로운 개념이다.

각 국가별 기준으로 취하는 조치와 대조적으로, 의료기기 사후관리 시스템은, 회원국 내에서 기기가 사용될 때 현장 안전 시정조치의 직접적, 즉각적이며 일치된 실행을 돕도록 의도되었다. 시정조치는 다음을 포함하지만, 이에 국한된 것은 아니다.

- 기기회수
- 현장 안전 통보의 발행
- 사용 중인 기기의 추가 감독 및 수정
- 장래 기기의 설계 구성 또는 제조 프로세스의 수정
- 라벨링 또는 사용설명서의 수정.

사후관리 가이드라인은 유럽경제지역(EEA)의 회원국과 스위스에서 발생하는 아래 기기 관련 사고에 관한 것이다.

a) CE 마크를 부착한 기기
b) CE 마크를 부착하지 않았지만, 지침의 적용범위에 해당되는 기기
c) 의료기기지침의 적용 전에 시장에 출시되어, CE 마크를 부착하지 않은 기기
d) CE 마크를 부착하지 않았지만, 사고가 발생할 시 위 세 가지 조항에서 언급한 제품과 관련된 시정 조치를 취하는 기기

또한, 사후관리 가이드라인은 EEA와 스위스 내에서 판매를 위해 출시되거나 사용 중인, CE 마크 부착 기기들과 관련한 현장안전 시정조치를 포함한다. 제조업자나 유럽대리인은 국가별 보건 행정 기관에 기록과 평가를 위해 최초 사고 보고서를 반드시 제출하여야만 하는데 각각의 최초 보고서와 최종 보고서가 하나의 보고서로 결합되지 않은 이상, 각 최초 보고서는 반드시 최종 보고서를 동반하여야 한다. 일반적으로 해당 회사는 사고 발생 시 부작용 보고 여부에 해당되는지 확인하여야 하며, 불확실한 경우 원칙적으

로 반드시 보고하여야 한다. 그러나 EEA와 스위스 외부에서 발생하였거나 지리적 지역에 관한 현장안정 시정조치 기준에 해당되지 않는 경우에는 보고할 필요가 없다. 고려제외기준을 제외한 기준을 해당 회사는 보고서에 포함시키거나 자료를 유지하여야만 한다. 그러나 기준에 해당되는 경우, 제조업자는 유럽대리인, 시장에 기기를 출시하는 책임자 및 그들을 대신하도록 권한을 부여 받은 기타 대리인(예: 유통업자)에게 의료기기 사후관리 시스템에 따라 보고된 사과와 FSCA를 통보하여야 한다.

아래에 열거된 A~C의 기본 보고기준을 충족하는 모든 사건은 사고로 간주되고, 제조업자는 관련 국가 보건 행정 기관에 반드시 보고하여야 한다.

A: 사건이 발생한 경우

해당부분은 기기에 실행된 검사, 기기와 함께 제공된 정보의 조사 또는 기기의 과학적 부분 정보가 관련 선을 일으킬 수 있거나 일으킬 수 있다는 요인을 나타내는 상황을 포함하고 있다.

A에 해당되는 전형적 사고들은 다음을 포함하지만, 이것에만 제한되지는 않는다.

   a) 특성 또는 성능에서의 오작동 또는 손상
   오작동 또는 손상은 제조업자의 설명서에 따라 사용했을 경우 의도된 목적에 의한 실행에서의 기기의 고장으로 이해되어야 한다.
   b) 선언된 시험의 성능을 벗어나 긍정적 실패 또는 부정적 실패의 실험 결과
   c) 예측 불가능한 부정적 반응 또는 예측 불가능한 부작용
   d) 타 물질 또는 타 제품과의 상호작용
   e) 기기의 노후화 또는 파괴
   f) 부적절한 치료
   g) 라벨링, 사용설명서 및/ 또는 판촉물에서의 부정확. 부정확은 누락과 결함을 포함하고 있으며 누락은 의도된 사용자에 의해 일반적으로 알려져 있는 정보의 부재를 포함하지 않는다.

B: 사고의 원인에 기여한 것으로 의심되는 제조업자의 기기

기기와 사고 사이의 연결 관계를 평가할 때, 제조업자는 다음의 사항을 반드시 설명하여야 한다.

   • 유효한 증거를 바탕으로 한 보건의료 전문가의 의견
   • 사고에 대한 제조업자의 자체적인 사전 평가 결과
   • 유사 사고들에 대한 이전의 증거
   • 제조업자가 보유하고 있는 기타 증거

다수의 의료기기와 약품이 관련되어 있는 경우 해당 판단이 어려운 경우가 있다. 이러한 상황에서는, 해당 기기가 사고를 초래했거나, 사고에 기여했다고 가정되어야 하며,

제조업자는 상당한 주의를 기울여야 한다.

C: 사건이 다음 중 하나와 같은 결과를 초래하였거나 초래했을 수 있는 경우:

- 환자, 사용자 또는 다른 사람의 사망
- 환자, 사용자 또는 다른 사람의 건강상의 심각한 손상

상위 부분에서 "심각한 손상"의 경우 다음과 같은 의미를 가진다.
a) 생명을 위협하는 질병
b) 신체 기능의 영구적인 장애 또는 신체구조의 영구적 손상
c) a와 b를 예방하기 위해 의료 또는 수술의 개입이 필요한 상태
   예- 수술 절차 기간의 임상 관련 증가, 입원 또는 입원 기간의 상당한 연장이 요구 되는 상태
d) 제조업자의 사용설명서에 따라 사용하여도 부정확한 진단이 나오거나 체외진단용 의료기기 시험
   결과로써 나타나는 모든 간접적 위해
e) 태아의 출혈, 사망 또는 모든 선천적 변이 또는 선천적 기형

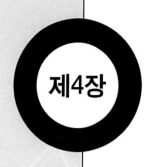

제4장

중국 의료기기
허가인증제도

CONTENTS

중국의 경제가 성장하면서 의료서비스의 수요도 확대되고 있다. 정부는 이러한 수요에 따라 의료산업에 대한 지원 및 투자를 확대하고, 산업지원정책을 강화하였다. 또한, 인구 고령화 등의 사유로 중국의 1인당 의료비 총액은 매년 15%씩 증가하여 2020년에는 총 의료비 지출 규모가 1조 달러에 이를 것으로 예상된다. 이러한 의료산업의 성장과 함께 의료기기 산업 또한 높은 성장세를 보이고 있다.

2014년 중국 의료기기 시장규모는 약 187.5억 달러로 세계 4위, 아시아 2위에 위치하였다. 2018년에는 연평균 15.3%의 성장률로 성장하여 328억 달러의 시장, 즉 세계 2위의 시장규모로 성장할 것이라 전망된다.

중국의 의료기기 시장규모는 연평균 20.6%(2009~2014년)로 성장하였으며, 시장규모가 10억 달러 이상인 34개국 중 가장 높은 증가율을 보였다. 그뿐만 아니라 정부 지원 및 투자 확대, 의료기기 세대교체, 수요 및 소득 증대 등으로 인하여 수출과 수입 시장에서도 가파른 상승세를 보이고 있다. 특히, 의료용품 수출에서 흑자 규모가 가장 컸으며, 진단영상기기 부문은 수입의존도가 높은 편이다. 세부 품목별로 전기를 사용하는 진단 장비, 기타 기기 및 기구, 주사기/바늘/카테터, 치료용 전기 기구, 방사선 장비 등 순으로 무역 규모가 컸으며, 특히 치료용 전기 기구의 무역 규모는 24억 달러로서, 무역특화지수(Trade Specialization Index, TSI)가 0.7로 수출 경쟁력이 강한 반면, 방사선 장비는 수입의존도가 높은 편이다. (출처: 최근 세계 의료기기 시장 동향 분석/ 보건산업진흥원)

최근 한·중 자유무역협정(Free Trade Agreement, FTA)이 체결되어 앞으로 의료기기 산업에 큰 영향을 미칠 것이라 전망한다. 한·중 FTA를 통해 중국은 자국 산업 보호정책과 비관세 장벽 등을 보다 강화할 것이다. 중국은 자국 산업 보호정책을 위한 비관세 장벽이 가장 많은 국가 중의 하나이다. 비관세 장벽은 관세 이외의 수단을 통해 상품의 무역에 영향을 미치는 수단으로써 WTO(World Trade Organization)에서도 권리로 인정하고 있어 불공정 무역에 대한 제소가 쉽지 않다.

그러나 한·중 FTA를 통해 중국은 98개 의료기기 품목을 개방하였다. 보청기, 온도계, 수술용 장갑, 콘텍트렌즈, 치과용 X-ray 기기, CT (Computed Tomography), 시력교정용 안경 등을 포함한다. 또한, 중국은 한국인 다수 지분이 허용되는 합작회사의 병원 또는 의원 설립과 한국 의사면허자의 중국 내 단기 진료(6개월 허가후 1년까지 연장 가능)도 허용하는 등 의료서비스 시장을 일부 개방했는데, 이로 인해 한국 의료기기의 중국 진출이 가속화될 것으로 전망된다. 한·중 FTA로 양국 간 의료기기 산업 교류가 활발해질 것으로 예상되는 바, 제품의 양허기간을 잘 파악해 적극적으로 진출을 모색할 필요가 있다. (출처: KOTRA 해외 비즈니스 정보 포털 / www.globalwindow.org)

1 　의료기기 법체계

1.1 의료기기 법령의 이해

1) 의료기기 법령체계

　중국의 법령은 헌법, 법률(기본법률과 기타법률), 법규(행정법규와 지방성법규), 규장(부문규장과 지방정부규장), 특별행정구(홍콩, 마카오) 법규, 경제특구의 법규, 국제조약과 협정으로 이루어져 있다. 법률은 중요성에 따라 전국인민대표대회가 제·개정하는 기본법률과 전국인민대표대회 상무위원회가 제정하는 기타법률로 구분된다. 법규는 국가 최고 행정기관이 국무원이 제정하는 행정법규와 지방인민정부가 제정하는 지방성법규로 나뉜다. 규장 역시 국무원 소속 각 행정부 또는 위원회과 제정하는 부문규장과 지방인민정부가 제정하는 지방정부규장으로 구분된다. 이러한 중국 법령은 헌법, 기본법률, 기타법률, 행정법규, 부문규장 및 지방성규장, 지방정부규장 순으로 효력을 가진다.

　2001년 공포한 중국 의료기기 감독관리 최고 법령인 의료기기감독관리조례(국무원제 276호령)가 폐지되고, 2014년 3월 7일 의료기기감독관리조례(국무원령 제650호령)가 공표되었다. 2014년 6월 1일부터 시행된 의료기기감독관리조례는 의료기기 관리감독과 관련하여 제일 상위에 있는 법으로서 의료기기 분류, 정의, 의료기기 신고 및 등록제도, 제출서류, 행정기관의 업무처리, 등록증의 유효기간, 의료기기 제조업자의 준수사항, 라벨링에 대한 내용, 부작용, 사후관리 등 의료기기의 관리에 필요한 전반적인 내용을 담고 있다.

2) 의료기기의 정의

　중국의 의료기기 감독 및 관리규정 제3조에 따른 의료기기의 정의는 다음과 같다.

> 의료기기란 기구, 장비, 장치, 재료 또는 기타 물품으로서 단독 또는 조합으로 사용할 수 있고, 적절하게 적용하기 위해 필요한 소프트웨어를 포함하기도 한다. 약학적, 면역학적 또는 신진대사에 따른 인체 내의 주요한 활동을 이루는 것이 아니라 이러한 방법에 의하여 그 기능을 보조할 수 있다.
> - 질병의 진단, 예방, 감시, 치료 또는 완화
> - 상해 또는 장애의 진단, 감시, 치료, 완화 또는 보충
> - 생명 지지 또는 유지
> - 해부학 또는 생리학에 대한 연구
> - 임신 조절
> - 인체에서 유래한 표본검사를 통해 의료 또는 진단을 목적으로 정보를 제공

3) 의료기기 등급분류

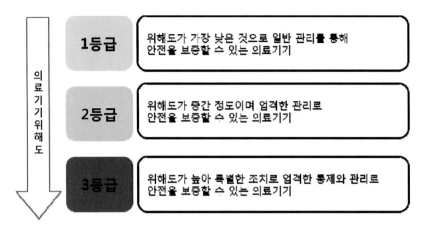

그림 4.1.1. 중국 의료기기 등급분류

중국의 의료기기는 크게 3개의 등급으로 분류된다. 의료기기 등급은 의료기기가 가지고 있는 위해도를 기반으로 특성, 사용 환경, 사용목적, 사용방법에 따라 종합적으로 판단하여 구분된다.

1등급은 위해도가 가장 낮으며, 일반적인 안전성·유효성 관리가 가능한 의료기기를 말한다. 2등급 의료기기는 엄격한 안전성·유효성 관리가 필요한 의료기기이다. 3등급 의료기기는 인체 내에 이식되는 기기, 생명유지 또는 생명보조, 사람의 수명에 잠재적인 위험이 있는 기기로서 위해도가 매우 높아 특별한 조치 및 엄격한 통제와 관리로 안전을 보증하는 의료기기를 말한다.

1.2 의료기기 규제기관

1) 중국식품약품감독관리총국(中国食品药品監督管理总句, China Food and Drug Administration, CFDA)

2013년 3월 22일, 차관급 기관인 국가식품약품감독관리국(國家食品藥品監督管理局, States Food and Drug Administration, SFDA)이 국가식품약품감독관리총국(China Food And Drug, CFDA)인 장관급 기관으로 확대개편되었다. 위생부 산하 SFDA에서 CFDA으로 승격되며 기존 국가공상행정관리총국(國家工商行政管理總局) 규제부서, 국가질량감독검사검역총국(國歌質量監督檢查檢疫總局) 규제부서, 국무원(國務院) 식품안전 위원회의 집행부서 기능을 넘겨받아 기능이 강화되었다.

CFDA는 식품 및 의약품 등과 관련된 국민보건 및 안전에 관한 업무, 건강식품, 화장품, 의약품, 의료기기 위생허가 업무를 전담하고 있다. 전국의 의료기기에 대한 관리 및 감독의 책임을 지고 있으며, 의료분야 최상위 감독기관으로서 한국의 식품의약품안전처와 유사하다. CFDA 총괄 하에 국가행정기관 및 유관기관 공동으로 의료기기에 대한 규제를 실시하며, 성급 또는 시급의 식품약품감독관리부처도 CFDA가 관할하고 있다. CFDA는 17개의 부서로 이루어져 있으며 각 부서는 다음과 같다.

- 판공청(办公厅, General Office)
- 종합사(综合司, Comprehensive Department)
- 법제사(法制司, Department of Legal Affairs)
- 식품안전감독관리 제1사(食品安全监管一司, Department of Food Safety Supervision I)
- 식품안전감독관리 제2사(食品安全监管二司, Department of Food Safety Supervision II)
- 식품안전감독관리 제3사(食品安全监管三司, Department of Food Safety Supervision III)
- 의약품화장품등록관리사(药品化妆品注册管理司, Department of Drug and Cosmetics Registration)
- 의료기기등록관리사(医疗器械注册管理司, Department of Medical Device Registration)
- 의약품화장품감독관리사(药品化妆品监管司, Department of Drug and Cosmetics Supervision)
- 의료기기감독관리사(医疗器械监管司, Department of Medical Device Supervision)
- 감독조사국(稽查局, Bureau of Investigation and Enforcement)
- 응급관리사(应急管理司, Department of Emergency Management)
- 과학기술표준사(科技和标准司, Department of Science, Technology and Standards)
- 신문선전사(新闻宣传司, Department of Media and Publicity)
- 인사사(人事司, Department of Human Resources)
- 기획재무사(规划财务司, Department of Planning and Finance)
- 국제협력사(国际合作司, Department of International Cooperation)

의료기기와 관련된 부서 및 기관은 다음과 같다.

(1) 의료기기등록관리사(医疗器械注册管理司, Department of Medical Device Registration)

의료기기 등록 관련 행정심사 및 현장심사를 담당하는 부서로서 주로 시판전 허가(Premarket Approval)에 관한 업무를 담당하고 있다.

(2) 의료기기감독관리사(医疗器械监管司, Department of Medical Device Supervision)

의료기기의 생산, 유통, 판매 후 모니터링 업무를 담당하는 부서로서 의료기기 안전, 품질과 관련하여 법률 및 제도를 제·개정하고 감독을 실시한다. 주로 사후관리(Postmarket Supervision)에 대한 업무를 담당한다.

(3) 감독조사국(稽査局, Bureau of Investigation and Enforcement)

감독조사국은 제품의 안전, 생산, 연구, 유통에 관한 관리 감독을 시행한다. 제품의 품질을 위해 샘플을 검사하여 안전사고 및 위험성 평가 결과에 따라 법적 처벌을 하거나 제품을 회수하기도 한다. 그 외에도 의약품, 의료기기 및 건강 보조식품에 대한 광고를 심의하거나 기준을 정한다. 계사국은 조사 2처, 조사 3처, 조사 4처(처 확인)로 나뉘어져 있으며, 그 중 조사 3처에서는 의료기기의 시판후 위법행위, 광고위반 등에 대한 감독·조사와 부작용 및 법률위반 사례가 많은 의료기기의 특별 감독·관리를 위한 '블랙리스트(Black List)' 제도를 운영한다.

(4) 의료기기 기술검사센터(Center for Medical Device Evaluation, CMDE)

등록신청 수입 2, 3등급 의료기기와 3등급 제조 의료기기에 대한 기술심사 및 평가를 담당하는 위탁기관이다. CMDE는 총 여섯 개 부서로 나뉘어져 있으며, 약 100여 명의 인원으로 구성되어 있다.

(5) 지방의료기기 감독관리기구

- 성급(省級) 식품약품감독관리부 : CFDA와 현지 성 정부에 보고, 지역관할 감독관리
- 시급(市級) 식품약품감독관리부 : 성급(省級)식품약품감독관리국에 보고, 지역관할 감독관리
- 현급(县级) 식품약품감독관리부 : 시급(市级)식품감독관리국에 보고, 지역관할 감독관리

2 의료기기 인허가

2.1 시판전 신고 및 등록 절차

의료기기감독관리조례에 따르면 의료기기는 위해도에 따라 1, 2, 3등급으로 분류하고, 관리기관과 관리방식을 달리 지정하고 있다. 위해도가 낮은 1등급 제품의 경우, 의료기기는 담당기관에 단순 신고하는 방식으로 관리되며, 2, 3등급은 심사, 등록 단계를 거쳐야 한다.

등급 별 제조, 수입에 따른 신고 및 등록 절차는 다음과 같다.

표 4.2.1. 제조, 수입에 따른 등급별 신고 및 등록 기관

등급	정의	중국 내 제조	수입
1등급	일반관리로 안전성·유효성 확보 가능	지방 식품약품감독관리국에 신고 관련 서류를 제출하여 신고서 발급	CFDA에 신고
2등급	안전성·유효성에 대한 엄격한 통제가 필요	성, 자치구, 직할시의 식품약품감독관리국 심사 및 등록증 발급	CFDA에 등록
3등급	특별조치로 엄격한 통제하에 진행하여야만 안전성·유효성 확보	CFDA 심사 및 생산 등록증 발급	

1) 의료기기 등급분류

아래의 표는 특정 제품의 분류에 적용하며, '-'는 범주가 존재하지 않음을 의미한다. 항목 번호 또는 기호가 코드번호이다.

예시 단기간으로 인체 조직과 접촉하며 비전기식 수술용 기기 코드는 'AA4-22'로 표시한다.

(1) 인체에 접촉 또는 삽입되는 의료기기: A

● 비전원 의료기기: A

	사용 형태	일시적:1			단기간:2			장기간:2		
		피부/개구부	상처/조직	혈액순환계/중추순환계	피부/개구부	상처/조직	혈액순환계/중추순환계	피부/개구부	상처/조직	혈액순환계/중추순환계
1	액체 약품 전달 및 보존 기기	2	2	3	2	2	3	2	3	3
2	혈액/타 인체액 교환 기기	-	-	3	-	-	3	-	-	3
3	드레싱 용품/기기	1	2	2	1	2	2	-	-	-
4	침습형 수술용 기구	1	2	3	2	2	3	2	3	3
5	재사용 수술용 기구	1	1	2	-	-	-	-	-	-
6	일회용 멸균 의료기기	1	2	3	2	3	3	2	3	3
7	삽입용 기기	-	-	-	-	-	-	-	-	3
8	피임용품/기기	2	2	3	2	3	3	3	3	3

사용 형태		일시적:1			단기간:2			장기간:2		
		피부/ 개구부	상처/ 조직	혈액순환계/ 중추순환계	피부/ 개구부	상처/ 조직	혈액순환계/ 중추순환계	피부/ 개구부	상처/ 조직	혈액순환계/ 중추순환계
9	멸균/ 세척 기기	2	2	2	2	2	2	2	2	2
10	기타 비전원 기기	1	2	3	2	2	3	2	3	3

● 전원 의료기기: B

	사용형태	가벼운 위해도: 1	중간 정도의 위해도: 2	심각한 위해도: 3
1	에너지 치료기기	2	2	3
2	진단/감시 기기	2	2	3
3	인체 액 전달 기기	2	3	3
4	이온 방사선 기기	2	3	3
5	기타 전원기기	2	2	-

(2) 인체에 접촉하지 않는 의료기기: B

● 비전원 의료기기: A

	사용형태	가벼운 위해도: 1	중간 정도의 위해도: 2	심각한 위해도: 3
1	감시 기기	1	2	-
2	체외 진단시약	1	2	-
3	기타 보조기기	1	3	-

● 전원 의료기기: B

	사용형태	가벼운 위해도: 1	중간 정도의 위해도: 2	심각한 위해도: 3
1	실험실 장비 및 기기	1	2	-
2	멸균 기기	1	2	-
3	기타 보조기기	1	2	-

의료기기 분류번호부터 확인한 후 등급을 확인하여야 하며, 등급을 모를 경우 3등급으로 등록신청을 하거나, 의료기기 표준관리센터에서 등급을 확인한 후 해당 등급에 따

라 등록 또는 신고를 진행하면 된다.

2) 의료기기 제조허가

의료기기감독관리조례(국무원령 제650호령)로 개정되기 이전에는 중국에서 의료기기를 판매하기 위해 제조업 허가를 받은 후 의료기기 등록증을 발급받아야 했다. 그러나 개정 이후부터 등록증 발급 이후 제조업 허가를 받을 수 있게 되었다.

1등급 의료기기 제조업 허가는 신청자가 위치한 지역의 시급 정부의 식품약품감독관리국에 제출하여야 하며 2, 3등급 의료기기의 경우 신청자가 위치한 지역의 중앙정부 하에 있는 성, 자치구, 직할시 식품약품감독관리국에 직접 제조업 허가신청을 하여야 한다. 의료기기 제조업체는 다음을 만족하여야 한다.

- 의료기기 제조에 적합한 제조 장소, 환경과 조건, 제조설비 및 전문가 보유
- 제조한 의료기기의 품질검사를 위한 기관 또는 직원과 테스트 설비 보유
- 의료기기의 품질을 보증할 수 있는 품질보증시스템 보유
- 제조된 의료기기에 부합하는 사후관리 능력 보유
- 제품개발과 제조과정에 대한 문서에 제시된 요건 만족

2, 3등급 의료기기 제조업 허가신청을 접수한 식품약품감독관리국은 접수 후 30일(근무일) 이내에 신청서류를 검토하고 현장 조사를 통해 품질보증시스템을 심사한다. 심사가 완료되면 제조업 허가증이 발급되며, 허가증의 유효기간은 5년이다.

3) 1등급 의료기기 신고 절차

CFDA는 2014년 5월 4일 '1등급 의료기기 제품목록'을 발표하였다. 이에 해당하는 의료기기는 1등급 제품으로서 의료기기 신고관리제를 실시하고 있다. 1등급 의료기기가 신고제로 전환되면서 기존 등록 절차를 거치지 않고, 신고관련 서류를 관련 기관에 제출해 승인서를 받으면 판매할 수 있게 되었다. 그러나 1등급 의료기기 제품목록에 포함되지 않을 경우, 사전에 정확한 등급 확인 절차를 거친 후 인허가 업무 진행이 가능하다. 중국 내 1등급 제품은 시급(市級) 식품약품감독관리국에 신고 승인을 신청하여야 한다. 중국으로 수출하는 1등급 의료기기의 해외 제조업체는 중국 내 대표기관이나 중국 내 법인을 대리인으로 지정하여야 한다. 중국 대리인의 요구사항은 다음과 같다.

- 상응 의료기기 감독관리 부서와 해외 제조업체와의 업무 관련 연락 가능
- 중국 의료기기 인허가 관련 규정 정보 공유
- 부작용 사고 관련 정보 수집 및 관련된 내용을 해당 감독관리 기관에 보고

• 사후 의료기기 회수 업무에 협조, 관련내용 보고
• 기타 제품 품질 및 A/S에 대한 책임

해외 제조업체는 중국 대리인 지정 후 CFDA에 신고 승인을 신청하여야 한다.

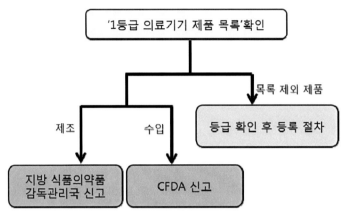

그림 4.2.1. 1등급 의료기기 신고 절차

1등급 의료기기의 신고 시 요구되는 자료는 아래와 같다.

표 4.2.2. 1등급 의료기기 신고 시 제출자료

중국 경내 1등급 의료기기	수입 1등급 의료기기
• 국내 의료기기 등록신청서 • 의료기기 제조업 허가증 • 제품 기준서 및 지시서 • 제품 검사 보고서 • 제조업체의 자원, 품질관리 능력에 관한 서류 • 의료기기 설명서 • 제출자료의 사실 입증을 위한 자가 보증 성명서	• 해외 의료기기 등록신청서 • 의료기기 제조업허가증 • 신청자 영업 허가증과, 대리인 등록 위탁증 • 제품 기준서 및 지시서 • 제품 검사 보고서 • 업체의 자원, 품질관리 능력에 관한 서류 • 의료기기 설명서 • 중국 내 대리인 위탁증, 대리인의 승낙서 및 영업 허가증 또는 기관 등록증 • 중국 내 A/S 기관 위탁증 및 승낙서 • 제출자료의 사실 입증을 위한 자가 보증 성명서

1등급 의료기기의 신고를 위해서는 위의 자료를 지방 식품약품감독관리국에 제출한다. 그 중에서 시험검사성적서는 신청인이 자체적으로 시행한 내부 시험검사성적서가될 수도 있다. 임상평가자료는 임상시험 보고서가 아닌, 안전성·유효성을 증명하기 위

한 참고자료 또는 동등제품의 임상시험 자료가 될 수도 있다.

1등급 의료기기의 승인서는 유효기간이 없으나, 제품에 변경이 있을 경우 절차에 따라 변경하고, 만약 등급이 상향 조정될 경우 2, 3등급 의료기기 기준에 따른 등록을 진행하여야 한다.

4) 2, 3등급 의료기기 등록 절차

2, 3등급 의료기기의 등록 절차는 다음과 같다.

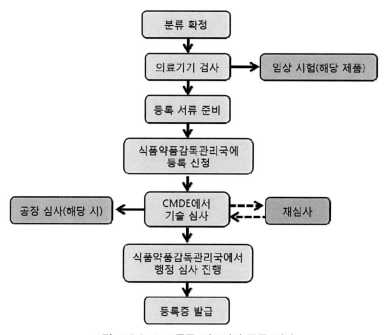

그림 4.2.2. 2, 3등급 의료기기 등록 절차

의료기기 등급분류 확정 후 2, 3등급일 경우 CFDA 지정시험검사기관에서 제품에 대한 시험을 진행하여야 한다. CFDA 지정시험검사기관은 광동의료기기시험센터, 텐진의료기기시험센터, 우한의료기기시험센터, 산동의료기기시험센터, 항주의료기기시험센터이다.

시험 보고서 및 임상 보고서(해당 시)를 취득하면 등록 단계로 넘어가게 된다. 의료기기 등록신청을 접수한 식품약품감독관리국은 등록신청서류를 등록신청서를 접수한 날로부터 3일(근무일) 이내에 기술평가기관(CMDE)에 이관하여야 한다. CMDE에서 제출서류에 대한 기술 심의 및 평가하는 기술 심사를 진행하게 되며, CMDE는 평가 의견을 식품약품감독관리국에 제출한다. 기술 심사 후 신청서류 및 시험 보고서, 임상 보고서가

상관 규정에 부합되는지를 심사하는 행정 심사 과정을 거치게 되며, 승인이 나면 해당 의료기기 제품의 등록증을 발급받을 수 있다. 식품약품감독관리국은 기술평가기관의 평가 의견을 받은 날로부터 20일(근무일) 이내에 등록 여부를 결정하여야 한다.

접수는 5일 이내로 소요되며, 기술심사 평가(최초등록·허가사항 변경)의 경우 2등급은 60일, 3등급은 90일이 소요된다. CFDA 심사 평가 및 결정은 30일, 행정 심사는 20일 이내로 가능하고, 등록증 발급은 10일 이내로 소요된다. 이밖에 등록사항 변경은 신청일로부터 10일 이내로 가능하다.

2, 3등급의 의료기기는 등록 절차는 위와 같지만 유형에 따라 허가 기관이 상이하다. 중국 경내에서 생산되는 2등급 의료기기는 신청자의 소재 성, 자치구, 직할시 식품약품감독관리국에 등록 자료를 제출하여야 한다. 중국 경내에서 생산되는 3등급 의료기기는 CFDA에 신청 자료를 제출하여야 한다.

생산지(등록유형)	등급	행정등록기관	행정등록유형	유효기간
중국 경내	2	성급, 직할시, 자치구 식품의약품감독관리국	1. 신규등록 2. 연장등록 3. 등록변경 (허가사항, 등기사항 변경) 4. 재발급	5년
	3			
수입의료기기	2, 3	CFDA		
홍콩, 마카오, 대만				

그림 4.2.3. 유형별 의료기기 등록기관

2, 3등급 의료기기도 1등급 의료기기와 마찬가지로 다음과 같은 서류를 제출하여야 한다.

표 4.2.3. 2, 3등급 의료기기 신고 시 제출자료

중국 경내 2, 3등급 의료기기	수입 2, 3등급 의료기기
• 국내 의료기기 등록신청서 • 의료기기 제조업 허가증 • 제품 기술 보고서 • 제품 안전성 분석 보고서 • 제품 기준서 및 지시서 • 제품 기능 자체 시험 보고서 • CFDA 지정 시험검사기관의 제품 등록 시험 보고서	• 해외 의료기기 등록신청서 • 의료기기 제조업 허가증 • 해외 정부의 의료기기 주무부처의 허가 또는 해외 정부의 의료기기 주무부처에서 본 의료기기를 인가해 본국시장에서 유통하고 있다는 증명문서 • 신청자 영업 허가증과, 대리인 등록 위탁 증 • 제품 기술 보고서 • 제품 안전성 분석 보고서

중국 경내 2, 3등급 의료기기	수입 2, 3등급 의료기기
• 제품 임상 평가 자료 • 제품 설명서 • 제품 제조 품질시스템 심사 보고서 및 인증서 • 제출자료의 사실 입증을 위한 자가 보증 성명서	• 제품 기준서 및 지시서 • 제품 기능 자체 시험 보고서 • CFDA 지정 시험검사기관의 제품 등록 시험 보고서 • 제품 임상 평가 자료 • 제품 설명서 • 제품 제조 품질시스템 심사 보고서 및 인증서 • 중국 내 대리인 위탁증, 대리인의 승낙서 및 영업 허가증 또는 기관 등록증 • 중국 내 A/S 기관 위탁증 및 승낙서 • 제출자료의 사실 입증을 위한 자가 보증 성명서

2, 3등급 의료기기 제품 등록신청 자료 중 제품의 시험보고서는 반드시 의료기기 시험검사기관에서 시험한 보고서를 제출하여야 한다. 임상평가 자료는 반드시 임상시험 보고서에 포함되어 있어야 한다. 중국으로 수출하는 2, 3등급 의료기기 해외 제조업체는 중국 내 대표기관이나 중국 내 법인을 대리인으로 지정하여야 하며, CFDA에 등록자료와 함께 신청인의 소재국 관리 부서가 발급한 의료기기에 대한 의료기기 판매 허가증을 제출하여야 한다.

2등급 의료기기의 등록신청비는 약 21만900위안이며, 3등급 의료기기의 신청비는 약 30만8800위안이다. 의료기기는 등록증 유효기간(5년) 만료 후 지속적으로 판매하기 위해서는 연장 등록을 진행하여야 한다. 유효기간 만료 6개월 전부터 CFDA에 갱신신청 후 재발급이 가능하다. 안전성·유효성 관련내용 변경 시 '허가 사항 변경', 기타 안전성·유효성과 관련이 없는 사항 변경 시 '등록사항 변경'으로 등록하여야 한다.

3 의료기기 임상시험

3.1 중국의 의료기기 임상시험

1) 중국 임상시험 관련 규정

중국의 의료기기 임상시험은 2004년 공표된 국가식품약품감독관리국령 제5호령인 「의료기기 임상시험 규정」을 따르고 있다. 2012년 8월부터는 '의료기기 임상시험 품질 관리 규범 의견 수렴안'을 발표하여 의료기기 산업 분야 전문가 및 종사자의 의견을 수렴하였다. 이를 바탕으로 2012년 말에 의료기기 임상시험관리기준(Good Clinical

Practice, GCP)에 관한 초안이 발표되었고, 이후 의료기기 임상시험 규정이 지속적으로 개정되고 있다. CFDA는 2015년 5월 19일 Medical Device Clinical Evaluation Guidance 를 발행하였다. 이는 2등급과 3등급 의료기기에 관한 임상 평가에 대한 내용을 담고 있 다   .

2) 중국 임상시험 절차

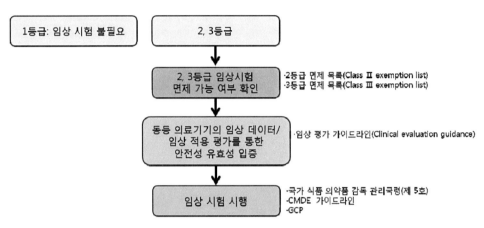

그림 4.3.1. 임상시험 시행여부 확인 절차도

CFDA 등록을 위해 임상자료가 요구되는 경우, 위의 절차도를 통해 임상시험 시행여 부를 확인하여야 한다.

중국의 의료기기감독관리조례에 따르면 1등급 의료기기의 경우 임상시험을 실시할 필요가 없으며, 2, 3등급 의료기기를 등록신청할 때 실시한다고 명시되어 있다. 그러나, 의료기기감독관리조례 제18조에 따라 2, 3등급 의료기기 중 임상시험이 면제되는 경우 도 있다.

임상시험 면제가 가능한 3가지의 경우는 다음과 같다.

- 작동원리가 명확하고, 디자인이 정형화된 제품으로서 임상 사용기간 내 심각한 부작용 발생기록이 없으며, 용도 변경이 어려운 경우
- 비임상시험 평가로 해당 의료기기의 안전성 및 성능을 입증할 경우
- 동종 의료기기 임상시험 또는 임상시험에서 취득한 자료의 분석평가를 통해 안전성 및 성능을 입 증할 경우

면제기준을 명확하게 하기 위해 CFDA는 2등급 488개, 3등급 79개(2014년 8월 기준) 의 임상시험 면제품목에 대해 고시하였다. 의료기기 임상시험을 시행하기 전 CFDA에서

고시한 임상시험 면제목록을 확인하여야 한다. 면제목록에 포함되지 않은 2, 3등급 의료기기는 면제목록에 포함된 의료기기의 임상자료를 통해 안전성·유효성을 입증할 수 있으면 새로운 임상시험을 하지 않아도 된다.

임상시험은 '의료기기 임상시험 품질관리 규정'에 따라 자격이 되는 중국 내 임상시험기관에서 실시되어야 하며, 임상시험 신청자가 위치한 중앙정부의 자치구 또는 직할시인 지방의 인민정부 식품약품감독관리국에 신고되어야 한다. 인체에 대한 위해도가 높은 3등급 의료기기의 임상시험은 CFDA의 승인을 받아야 한다.

3) 임상평가 보고서(Clinical Evaluation Report)

2, 3등급 임상시험 면제목록에 포함되지 않는 의료기기는 임상자료를 제출하여야 한다. 임상자료는 임상시험을 수행하는 대신 임상평가 보고서로 대체될 수 있다. 임상평가 보고서 작성을 위해서는 우선 등록 의료기기와 상응하는 기기를 지정하여야 한다. 상응 의료기기란 중국에서 승인을 받은 의료기기 중 기본 원리, 구조, 재료, 성능, 제조공정 등에서 유사한 의료기기를 말한다. 상응의료기기는 등록 의료기기와 유사하고, 안전성·유효성에 영향을 미쳐서는 아니된다.

임상 평가 보고서에는 다음과 같은 내용이 포함되어야 한다.

- 상응의료기기(Equivalent Medical Device)
- 평가방법(Evaluation Route)
- 분석과 평가(Analysis and Evaluation)
- 상응의료기기의 임상시험, 임상실습 분석(Analyze the data of clinical trials and clinical practice for the equivalent MD)
- 결론(Conclusions)
- 기타(Others)

분석과 평가항목에서 등록 의료기기와 상응의료기기가 동등하다면, 유사성을 기술하면 된다. 그러나 상응의료기기와 차이점이 있을 때에는 비임상시험자료, 임상문헌, 기타자료를 통해 차이점이 안전성·유효성에 영향을 미치지 않음을 입증하면 된다.

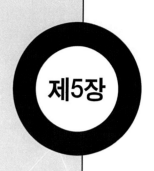

제5장

일본 의료기기
허가인증제도

📋 CONTENTS

Japan

The regulatory process for medical devices

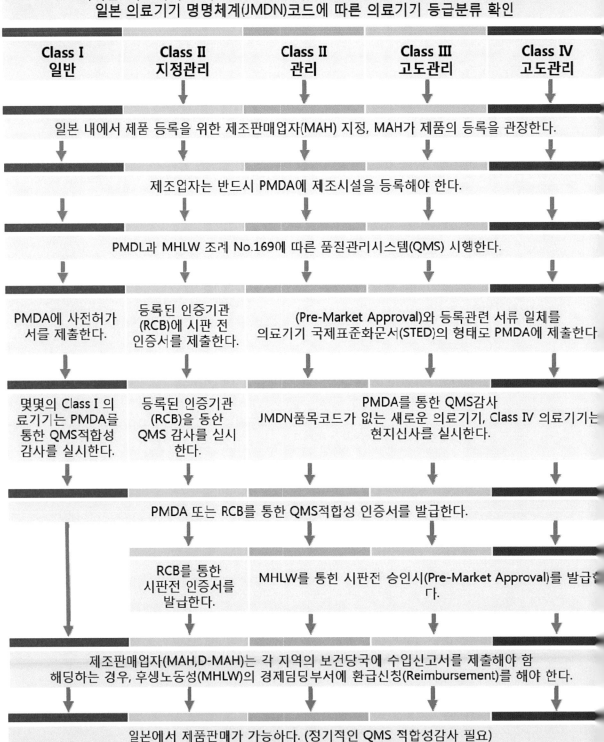

「의약품, 의료기기 등의 품질, 안전성·유효성 확보 등에 관한 법률(PMDL)」과
일본 의료기기 명명체계(JMDN)코드에 따른 의료기기 등급분류 확인

Class I 일반	Class II 지정관리	Class II 관리	Class III 고도관리	Class IV 고도관리

일본 내에서 제품 등록을 위한 제조판매업자(MAH) 지정, MAH가 제품의 등록을 관장한다.

제조업자는 반드시 PMDA에 제조시설을 등록해야 한다.

PMDL과 MHLW 조례 No.169에 따른 품질관리시스템(QMS) 시행한다.

PMDA에 사전허가서를 제출한다.

등록된 인증기관(RCB)에 시판 전 인증서를 제출한다.

(Pre-Market Approval)와 등록관련 서류 일체를 의료기기 국제표준화문서(STED)의 형태로 PMDA에 제출한다

몇몇의 Class I 의료기기는 PMDA를 통한 QMS적합성 감사를 실시한다.

등록된 인증기관(RCB)을 동안 QMS 감사를 실시한다.

PMDA를 통한 QMS감사
JMDN품목코드가 없는 새로운 의료기기, Class IV 의료기기는 현지심사를 실시한다.

PMDA 또는 RCB를 통한 QMS적합성 인증서를 발급한다.

RCB를 통한 시판전 인증서를 발급한다.

MHLW를 통한 시판전 승인시(Pre-Market Approval)를 발급한다.

제조판매업자(MAH,D-MAH)는 각 지역의 보건당국에 수입신고서를 제출해야 함
해딩하는 경우, 후생노동성(MHLW)의 경제딤딩부서에 환급신칭(Reimbursement)를 해야 한다.

일본에서 제품판매가 가능하다. (정기적인 QMS 적합성감사 필요)

일본은 한국의 의료기기 4위 수출대상국이며, 3위 수입대상국이다. 2013년 기준 한국의 수출액은 1.7억 달러, 수입액은 3.31억 달러에 달한다. 2013년 일본의 세계 의료기기 시장규모는 301.61억 달러로 세계 2위의 의료기기 시장규모를 기록하였다. 연 평균 성장률이 2.9%로, 2018년에도 세계 의료기기 시장 2위를 유지할 것으로 전망된다. 2008년도부터 일본정부는 의료산업을 성장 분야로 지정하고, 수출 전략 수립 및 의료 개혁을 시작하였다. 일본 의료산업은 높은 기술력에도 불구하고, 무역적자 지속 및 신흥시장 진출 저조 등 취약한 국제경쟁력을 드러내 왔다. 이에 대해, 「약사법(Pharmaceutical Affairs Law, PAL)」에 따른 지나친 규제와 의료기기 가격체계 등이 일본 의료산업시장 확대를 저해하는 문제점으로 지적되어 왔다. 2014년 11월 25일, 일본은 이와 같은 문제를 해결하기 위해 의료기기 허가 및 인증을 위해 기존 「약사법」을 「의약품, 의료기기 등의 품질, 안전성·유효성 확보 등에 관한 법률(Pharmaceutical and Medical Device Law, PMDL)」로 전면 개정하였다. PMDL로 일본의 의료기기 관련 법령이 개정됨에 따라, 외국 기업들과 그들의 권한을 부여받은 일본대리인은 의료기기 허가 및 인증에 관한 보다 직접적이고 명확한 정보를 제공받게 되었다. 이를 통해 규제가 완화되고 인증절차가 신속화 되어, 한국 및 기타 신흥국들의 일본으로의 수출 기회가 증가할 것으로 전망한다.

1 의료기기 법체계

1.1 의료기기 규정의 이해

1) 의료기기 규정

일본의 의료기기 제품의 인허가 과정은 국내 의료기기 인허가 과정과 유사하다. 특히 국내 법령체계와 같이 「의약품, 의료기기 등의 품질, 안전성·유효성 확보 등에 관한 법률」(약칭: 「약품 및 의료기기법」)과 하위 시행령, 시행규칙, 고시가 있으며, 국장/과장 통지 등을 통해 의료기기를 규제한다.

표 5.1.1. 일본 의료기기 관련 법령 및 규정의 전반적인 이해

일본 의료기기 관련 법령 및 규정의 전반적인 이해		
법령 및 통지	제정권자	예
법률	의회	「약품 및 의료기기법」
정령	내각	「약품 및 의료기기법 시행령」 「약품 및 의료기기법 관계 수수료령」
성령	후생노동대신	「약품 및 의료기기법 시행규칙」 임상시험관리기준(GCP 성령) 제조관리 및 품질관리의 기준(QMS 성령)
고시	후생노동대신	기본요건기준 일반적 명칭 및 등급분류 지정고시
국장통지	의약식품국장	의료기기의 제조판매 승인신청
실장통지	의료기기	의료기기의 제조판매 승인신청 시에 유의하여야 할 사항

2) 의료기기 정의

「약품 및 의료기기법」제2조 4항에서는 의료기기를 다음과 같이 정의하고 있다.

이 법에서 '의료기기'라 함은,
사람 또는 동물의 질병의 진단, 치료 또는 예방에 사용되는 것,
사람 또는 동물의 신체구조나 기능에 영향을 미치는 것이 목적인 기계, 기구 등(재생의료 등 제품은
제외)으로서 정령(政令)이 정하는 것을 말한다.

1.2 의료기기 규제기관

일본의 의료기기 규제기관으로는 후생노동성(Ministry of Health, Labour and Welfare, MHLW)과 의약품의료기기종합기구(Pharmaceutical and Medical Device Agency, PMDA)가 있다. MHLW는 일본에서 사용되는 의료기기에 대한 허가 및 감시 업무를 총괄하고 있으며, 세부적으로는 MHLW의 산하기관인 PMDA가 의약품과 의료기기의 허가를 위한 심사업무를 수행하고 있다.

1) 후생노동성 (Ministry of Health, Labour and Welfare, MHLW)

2001년 1월 6일, 후생성과 노동성이 통합되어 후생노동성이 설치되었다. 후생노동성은 한국의 보건복지부, 고용노동부와 유사한 형태의 조직이며, 의료·건강·복

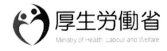

지·연금·노동·고용 등의 분야를 담당한다. 의료분야에서 후생노동성의 역할은 일본에서 사용하는 의료기기에 대한 허가 및 감시를 총괄한다. 후생노동성은 의료기기관련 정책이나 행정조치에 대한 궁극적인 책임을 가지고 있으며, 허가·승인에 대한 최종 결정권을 가진다.

2) 의약품의료기기종합기구(Pharmaceutical and Medical Device Agency, PMDA)

후생노동성의 산하기관인 PMDA는 2004년 4월에 설립되었다. 후생노동성의 조치에 대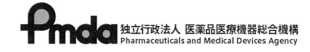

해 실질적인 검토 및 심사, 자료 분석 등을 진행한다. 임상시험을 컨설팅해 주거나, 비임상시험관리기준(Good Laboratory Practice, GLP), 임상시험관리기준(Good Clinical Practice, GCP), 의료기기 제조 및 품질관리기준(Good Manufacturing Practice, GMP), 품질관리 시스템(Quality Management System, QMS) 관련 제출자료에 대한 적합성 검사를 실시함으로써, 의약품 및 의료기기의 안전성·유효성에 대한 검토 및 실질적인 심

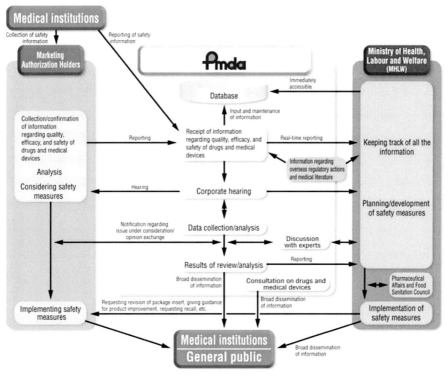

그림 5.1.1. PMDA의 역할 및 담당업무

출처: http://www.pmda.go.jp/

사를 진행한다. 의료기기에 대한 시판후 관리 또한 PMDA의 역할 중 하나이다. 의약품의 약물반응 부작용, 의약품이나 의료기기의 사용으로 인한 감염, 의료기기의 유해사례에 관한 안전성 정보 자료를 확보하여 검사와 분석을 진행한 후, 후생노동성에 보고한다. 보고된 자료는 의약품 및 의료기기의 안전성 확보를 위한 행정적인 조치의 근간이된다. PMDA는 데이터마이닝(Data Mining)기술의 발전과 의료기관들과의 지속적인 네트워크 구축을 통해 의약품 및 의료기기에 부작용이 발생할 경우 즉각 대응하고, 이러한 문제들을 사전에 예방하는 기관이다. www.pmda.go.jp 사이트를 통해, 의약품 및 의료기기가 의도된 사용목적에 맞게 적절히 사용될 수 있도록 품목군 분류, 제품의 리콜정보, 각종 가이드라인 등을 제공한다. PMDA의 역할 및 담당업무는 앞의 그림과 같다.

1.3 「약품 및 의료기기법(PMDL)」의 주요 개정 항목

- 패키지 기재 요건

  제조업체들은 안전정보에 관련된 의료문헌들과, 제품 사후추적 과정으로부터 얻은 데이터를 기반으로 자사 장비의 패키지 기재정보를 업데이트하여야 한다. 이러한 요건은 모든 등급(Class I ~IV)의 의료기기에 요구되는 필수적용사항이다. 특히, Class IV의 집중관리 의료기기의 경우, 패키지 기재 정보를 후생노동성(Ministry of Health, Labour and Welfare, MHLW)에 반드시 제출하여야 하며, 이것은 PMDA 웹사이트(http://www.pmda.go.jp/)를 통해 공개된다.

- 제조판매업자(Marketing Approval Holder, MAH)의 자격요건 변경

  기존 약사법(Pharmaceutical Affairs Law, PAL)에 의하면, 기업은 일반관리자와 품질관리자, 그리고 안전관리자와 같은 세 명의 유자격 관리자를 고용하여야 했었고, MHLW가 제정한 우수품질기준(Good Quality Practice, GQP)와 우수감시기준(Good Vigilance Practice, GVP) 조례를 이행하여야 했었다. 「의약품, 의료기기 등의 품질, 안전성·유효성 확보 등에 관한 법률」(Pharmaceutical and Medical Devices Law, PMDL)은 약사법(PAL)의 유자격 관리자 고용 요건을 유지하면서, 더불어 유자격 마케팅 허가서 보유자들(MAHs)이 MHLW 조례 No.169와 GVP를 기반으로 하는 품질관리 시스템을 시행하도록 자격요건을 변경하였다. MAH는 시판전승인서 또는 인증서의 보유자이며, 의료장비 마케팅과 경계 활동을 책임지기 위해 GQP와 GVP를 실시하여야 한다.

- 새로운 제조업체 등록 시스템

  PAL은 국내의 장비제조업체들에게 제조업자 자격요건(Kyoka)을 취득하도록 요구

했던 반면, 외국 제조업체들에게는 외국 제조업자 승인서(Nintei)를 취득하도록 요구했었다. 개정된 PMDL에서는 국내 제조업체들은 그들 지방의 현에 있는 별도의 자격요건을 취득하지 않고, 당국에 제조 시설을 등록하면 되고, 외국 제조업체들은 PMDA에 제조시설을 등록하여야 한다는 새로운 등록 시스템(Toroku)을 수립하였다.

- QMS 준수 평가 및 인증

  PAL에서는 PMDA 또는 등록된 인증기관(Registered Certification Body, RCB)이 제조시설을 기준으로 각 제조업체에 대한 품질관리 시스템(Quality Management Systems, QMS) 준수평가를 실시하였다. PMDA는 시판전 승인 검토 단계에 있는 장치들에 대한 준수 평가를 실시하는 반면에, RCB는 시판전 인증 검토 단계의 장비를 평가하는 역할을 하였다. 개정된 PMDL에서는 각 제조시설은 제품을 기준으로 평가된다. QMS 준수 평가가 완료되면 MAH 또는 제조업체에게 PMDA 또는 RCB로부터 QMS 준수 인증서(Kijun Tekigoshou)가 교부된다. 준수 인증서는 5년 동안 유효하며, 인증서에 기록된 제조시설은 그 인증서에 있는 동일한 제품 그룹의 장비들을 PMDA 또는 RCB에 등록할 경우, 준수 평가에서 면제된다.

- 제3자 인증 시스템의 확대

  기존 PAL에서는 등록자들이 시판전 인증 검토를 받고 있는 명시된 관리 의료장비에 대해서만 RCB를 통한 제3자 인증을 이용할 수 있도록 허용하였다.

  개정된 PMDL에서는 이러한 시스템에 대한 접근을 확대하여, 보다 많은 Class II 장비들뿐만 아니라, 일부 Class III 및 명시된 집중 관리 장비들 또한 제3자 인증을 받을 수 있도록 허용하고 있다. 이러한 확대는 복잡한 PMDA 검토 과정에 익숙하지 않은 외국 제조업체들을 위해 보다 효율적이고 간소해진 등록 절차를 의미한다. 또한 일본에서 새로운 장비 및 기술에 대한 임상적 접근을 확대할 수 있을 것이라고 예상한다.

- 의료장비로서의 소프트웨어

  기존의 PAL에서는 중요한 소프트웨어 부품이 장착된 의료 장비 및 기술들의 급증에도 불구하고, 미국의 FDA처럼 다른 시장 규제당국들이 의료장비로 간주하는 단독형 소프트웨어를 다루지 않았다.

  PMDL은 일부 독립형 의료 소프트웨어에 대해 시판전 인증을 요구하고 있으나, 의약품 의료기기 종합기구(Pharmaceutical and Medical Devices Agency, PMDA)의 규칙하에서 Class I 으로 분류되는 의료장비 관련 소프트웨어는 의료장비로 간주하고 있지 않다. 규제당국은 의료장비로서 자격을 취득한 소프트웨어에 대한 일본 의료기기 명명체계(Japan Medical Device Nomenclature, JMDN) 코드를 아직 수립하지는 않은 상태이다.

- 시판전 인증서의 양도

PAL은 시판전 인증서의 양도를 허용하지 않고, 그 대신 해당 의료장비를 재등록 하도록 요구하였다. 개선된 PMDL에서는 양도를 허용하고 있지만, 시판전 인증서 소지자가 RCB를 변경한 경우, 해당 제조업체는 시판전 인증서의 양도일로부터 3개월 이내에 새로운 시판전 인증서를 제출하여야 한다.

2 의료기기 인허가

2.1 시판전 허가 절차

1) 의료기기 등급분류

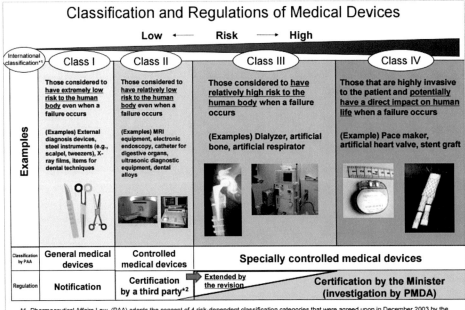

그림 5.2.1. 일본의 의료기기 등급분류

출처: http://mhlw.go.jp/

일본의 의료기기 등급분류 및 의료기기 품목은 국제의료기기명명체계(Global Medical Device Nomenclature, GMDN)에 기반하여 4등급분류체제를 따르며(Class I~IV) 일본의료장비명명법(Japan Medical Device Nomenclature, JMDN) 코드를 부여하여 관리한다. 일반적으로, 인체 접촉부위, 인체와의 접촉시간, 부작용 발생 시 위해도의 크기에 따라 등급을 분류한다. 특히 신규성이 있는 의료기기의 경우 잠재적 위해도는 더 커진다. JMDN 코드는 일반의료기기(General Medical Devices- Class I), 지정관리의료기기(Controlled Medical Devices- Class II), 관리의료기기·고도관리의료기기(Specially Controlled Medical Devices- Class III, IV)로 구분하고 있다.

또한, 의료기기 등급분류와는 별개로 '특정보수관리의료기기'에 대해 특별히 분류 기준을 정하여 관리하고 있다. 각 분류에서 일반의료기기(Class I)는 위해도가 낮으므로, PMDA에 신고(일본계 제조기업은 도도부현에 신고; 한국의 광역자치단체 역할)하고 지정관리의료기기(Class II)는 JIS코드(Japanese Industrial Standards)에 따라 제3자 인증 기관에서 인증을 받아야 한다. 관리의료기기(Class III)와 고도관리의료기기(Class IV)의 경우, PMDA로부터 심사를 받은 결과에 따라 후생노동성의 허가를 받아야 하며, 허가신청을 하여야 하는 의료기기를 다음과 같이 3가지로 분류할 수 있다.

- 신의료기기: 기존에 제조 및 판매 승인을 받은 의료기기와 구조, 사용방법 효능, 효과 또는 성능이 분명하게 다른 의료기기
- 개량의료기기: 재심사의 대상이 될 정도의 신규성은 없지만 기존의 의료기기와 구조, 사용방법, 효능, 효과 또는 성능이 실질적으로 동등하지 않은 의료기기
- 후발의료기기: 기존에 제조 및 판매 승인을 받은 의료기기와 구조, 사용방법, 효능, 효과 및 성능이 실질적으로 동등한 의료기기

2) 일본 의료기기 인증 및 허가 절차

그림 5.2.2. 일본에서의 의료기기 등록 흐름도

출처: http://www.mhlw.co.kr/

먼저 신청자가 승인(인증)신청을 하게 되면, PMDA를 통해 서면평가 및 신뢰성 평가가 진행된다. 서면평가 및 신뢰성 평가 완료 후에는, QMS의 적합성 평가를 위해 현장실사가 이루어 지며, 적합성 승인 후에는 제품판매가 이루어지게 된다. 여기까지의 과정을 시판전 허가절차로 볼 수 있으며, 시판후에도 PMDA를 통해 지속적으로 QMS가 유지되고 있는지에 대해 적합성 평가를 진행하는 사후관리를 받게 된다.

일본 내에서 의료기기를 판매하고자 하는 기업은 시판전에 의료기기 등급에 관계없이 제조업/제조판매업 허가(면허)를 획득하여야 한다. 일본 내 의료기기 제조업체는 제조업 및 제조판매업 허가를 획득한 후 판매가 가능하다. 그러나 외국 제조업체는 일본 현지에 법인을 설립하여 스스로 MAH가 되어 제조업 및 제조 판매업 허가를 획득하거나, 외국 제조업자를 인정하는 '외국제조판매인정' 취득을 통해 판매가 가능하다. 실제로 일본 현지 법인을 통해 판매업 허가를 취득하는 절차는 일본 내 까다로운 규정 및 막대한 비용 등의 단점이 있어, 해외 제조업체의 경우 '외국제조판매인정'을 취득하여 판매를 진행하는 것이 대부분이다.

3) 제3자 인증제도

일본 내「약품 및 의료기기법」에서 관리하는 의료기기 중 2005년 후생노동성 고시 112호를 따라 후생노동대신이 지정하는 의료기기를 '지정관리의료기기'로 관리하며, 2등급지정관리의료기기의 경우 제3자 심사기관을 통한 허가를 진행하게 된다. 이 허가과정은 문서심사인 기술문서 심사와 함께 판매 전 GMP를 포함한다. 상대적으로 고위해도

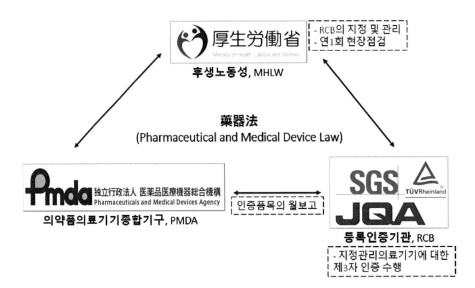

그림 5.2.3. 지정관리의료기기의 등록인증기관(RCB)를 통한 허가 진행

의료기기는 후생성 산하의 독립행정법인인 의약품의료기기종합기구(PMDA)에서 허가를 진행하게 된다. 일본「약품 및 의료기기법」에서 관리하는 제3자 심사기관은 '등록인증기관(Registered Certification Body, RCB)'으로 명명하고 있으며, 2015년 기준 총 12개의 제3자 심사기관을 등록, 운영하고 있다. 지정관리의료기기에 대한 제3자 심사기관의 심사에 대해서는 법률화 되어 있다. 2013년까지 지정관리의료기기는 일본 내에서 2등급 의료기기에 한해 지정되어 있었으나, PMDL이 발효되면서 일부 3등급 의료기기 및 명시된 집중관리 장비들 또한 제3자 인증심사를 받을 수 있도록 허용되었다.

3 의료기기 임상시험

3.1 일본의 의료기기 임상시험

1) 임상시험 시행 대상 제품

일본에서는 기존에 제조판매승인 또는 인증을 받은 의료기기와 구조 및 원리가 다를 경우 제조판매업자는 임상시험을 진행하고 관련 요건들을 만족시켜야 한다. 임상시험이 필요한 경우는 다음과 같다.

- 기존에 제조판매승인 또는 인증을 부여받은 의료기기와 구조 및 원리가 다른 경우
- 기존에 제조판매승인 또는 인증을 받은 의료기기와 구조 및 원리가 동일하나, 사용 형태가 다른 경우
- 기존에 제조판매승인 또는 인증을 받은 의료기기와 구조 및 원리가 동일하나, 사용목적·효능·효과 또는 조작방법이 다른 경우 또는 다른 의료기기로서 제조판매의 승인을 받은 경우
- 기존에 제조판매승인 또는 인증을 받은 의료기기와 구조원리가 다른 의료기기로서 재심사 기간을 경과하지 않은 것으로 구조 및 원리가 동일한 경우 등
- 생물유래제품이라고 판단되는 경우
- 유전자 재조합 기술을 응용해 제조하는 경우

2) 일본 임상시험 절차

일본에서 임상시험을 수행하고자 하는 자는 반드시 임상시험신청서(Clinical Trial Notification, CTN)를 PMDA에 제출하여야 한다. 새로운 원재료의 사용, 작용원리가 다른 의료기기, 새로운 조합의 의료기기의 임상시험의 경우, 임상시험 신청자는 임상시험 신청서를 PMDA에 제출하고 30일 동안 PMDA의 답변을 기다린다. 30일 동안 CTN내용에 관한 아무런 보완 요청 사항이 없을 시, 임상시험 신청은 자동 승인됨을 의미한다. 30일 이내에 PMDA에서 보완을 요청 할 시, 보완 요청 사항들을 수정하여 다시 CTN을 제

출하여야 한다. 위에 언급된 3가지 상황이 아닌 경우, PMDA에 제출한 CTN에 대하여 14일동안 PMDA의 답변을 기다린다. 14일 이내에 추가보완요청사항이 없을 시 임상시험 신청은 자동승인 되고 임상시험 신청자는 임상시험을 수행 할 수 있다. 임상시험 신청 시, 제출자료는 타 국가들과 비슷하다. (protocol-임상시험프로토콜, informed consent form-임상시험동의서, names of all investigators-임상시험책임자 성명, insurance-보험 등) 그러나, 모든 내용은 일본어로 작성해야 한다.

일본에서 임상시험을 하려면 일본의 임상시험관리기준(Japanese Good Clinical Practice, J-GCP)을 만족하여야 한다. J-GCP는 ICH(International Conference on Harmonization of technical requirements for registration of pharmaceuticals for human use)에서 발표한 국제 임상시험관리기준 통일안(ICH-GCP)과 비슷하나, 두 개의 주요 차이점이 있다. 일본의 J-GCP에 따르면, 지정된 임상시험실시기관에는 내부의 임상시험심사위원회(Institutional Review Board, IRB)를 갖추고 있어야 한다. 또한 지정된 임상시험실시기관의 장(The Chief Executive Officer of a Hospital or Clinic)은 임상시험 비용관련 계약서에 서명하는 것에 대해 책임을 가져야 하며, 임상시험이 수행되는 것을 감독하여야 한다. 2012년 개정된 법에서는, 지정된 임상시험기관이 아니더라도 외부의 IRB이용이 가능하며, 임상시험수행 관련 요구 규제들도 완화되었다. 일본의 임상시험실시기준은 ISO 14155:2011과 GHTF/SG5/N5:2012를 토대로 갖추고 있으며, 2013년 2월 8일에 개정되었다.

일본에서의 의료기기 임상시험 절차는 다음과 같다.

계획과 준비과정	1. 임상시험 계획수립
	2. 임상시험세부계획을 수립 및 관련자료 수집
	  • 표준작업지침서(Standard Operating Procedures, SOPs)
	  • 임상시험계획서(Protocol)
	  • 임상시험책임자 자료집(Investigator's Brochure, IB)
	  • 증례기록서(Case Report Form, CRF)
	  • 피험자동의서(Informed Consent)
	  • 시험책임자 및 시험담당자 명단
	  • 임상시험에 소요되는 비용에 관한 서류 등
	3. 임상시험기관 선별작업 진행
	  • 임상시험을 실시하기 위한 충분한 시스템과 인적자원을 가지고 있는 기관인지를 탐색(적절한 시설자원, IRB, SOPs, 숙련된 의료진 등)
	4. PMDA와 MHLW에 임상시험실시계획을 통지
	5. IRB와 IEC(Independent Ethics Committee)의 승인
	  • 임상시험실시기관장에게 임상시험계획서 제출
	  • IRB의 승인
	  • 임상시험실시기관의 승인

	6. 계약체결 • 임상시험실시기관과의 임상시험수행계약 체결
임상시험의 수행	7. Clinical Research Database에 등록 (Voluntary) 8. 임상시험에 사용될 의료기기의 공급 9. 임상시험 수행 • 안전성 · 유효성 평가위원회 설립 • 임상시험용 의료기기에 대한 정보를 수집 및 평가(예시: 부작용 보고) • 임상시험용 의료기기에 대한 정보를 임상시험실시기관장에게 보고 • 모니터링 및 관리 감독 수행 등
완료	10. 임상시험 연구보고서 준비 11. PMDA와 MHLW에 임상시험종료 상황 보고 12. 일정기간 동안 관련자료 보관

출처: Japan Medical Device Regulatory updates_Clinical Trials

3) 임상시험 관리기관

일본의 임상시험은 의약품 의료기기 종합기구(PMDA)가 담당하고 있다. PMDA가 제공하는 서비스 중 하나는 임상시험과 의료기기 승인에 관한 업무에 대한 상담이다. 임상시험 의뢰자의 요청에 따라 CTN을 제출하기 전, PMDA의 사전컨설팅 제도를 이용할 수 있다. PMDA는 신청된 제안서가 규정 요구사항을 만족하는지, 과학적 및 의학적인 방법으로 실시되는지, 데이터수집 및 분석 기술 등이 적절한지, 피험자 안전성 및 윤리성이 보호되고 있는지 등을 평가한다. PMDA의 사전컨설팅은 신청 후 약 2달의 시간이 소요된다. 경우에 따라 사전 컨설팅 제도는 상담 기간과 복잡성에 따라 대략 $1,400에서 $70,000까지의 비용이 청구된다.

PMDA가 담당하고 있는 업무는 다음과 같다.

- 「약품 및 의료기기법」에 근거한 의약품과 의료기기 등의 승인 심사업무
- 제조판매승인신청을 목적으로 하는 임상시험 등에 관한 지도 및 조언
- 승인신청, 재심사 · 재평가의 확인 신청 시, 첨부자료에 대한 GCP, GLP 등의 기준에 따른 적합성 조사
- GMP 조사에 의한 제조 설비, 공정, 품질관리 조사
- 「약품 및 의료기기법」에 근거하여 재심사 · 재평가 확인

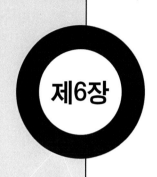

제6장

기타 국가 의료기기
허가인증제도

📋 CONTENTS

1 캐나다

1.1 분야별 규제 현황

1) 의료기기 개요

Health Canada 산하의 TPD(Therapeutic Products Directorate) 내 MDB(Medical Devices Bureau)에서 의료기기 관련 규제를 관할한다.

의료기기를 관리하는 주요 법령에는 「Food and Drugs Act(1985)」와 Act의 하위 법령인 Medical Devices Regulations에서 의료기기 관련 세부 규제 내용을 정하였으며, 2011년 개정안이 현재 발효 중이다.

2) 의료기기 관련 규제 내용

의료기기 규제는 의료기기 해당여부 판별, 위험에 따른 의료기기 등급 구분, 시판전 관리(의료기기 등록 및 인허가) 및 시판후 관리로 구분된다. 의료기기 해당여부 판별은 캐나다 보건부 Food and Drug Act에 따라 의료기기를 아래 네 가지 목적으로 사용하는 일체의 기기, 사물 및 부속품으로 구분한다.

※ Medical Device Regulation은 의료기기(Medical Device)의 이용 범주를 사람으로 한정한다.

의료기기 정의는 Food and Drugs Act에 규정되어 있으며, 이는 다음과 같다.

"The term Medical Devices, as defined in the Food and Drugs Act, covers a wide range of health or medical instruments used in the treatment, mitigation, diagnosis or prevention of a disease or abnormal physical condition."

아래의 목적으로 사용되도록 제조되거나 판매되는 물품(article), 기구(instrument), 장치(apparatus), 장비(contrivance)로써, 기기의 부품(component), 부분(part), 부속품(accessory)을 포함한다.
(a) 질병, 장애, 비정상적 신체상태 및 그 증상의 진단, 치료, 완화, 예방
(b) 신체 기능이나 구조의 회복, 교정, 변화
(c) 임신 진단
(d) 임신 중 및 출산 후 처치, 신생아 처치 포함

위 정의에 해당되는 경우 의료기기로 분류되어 관련 규정 준수가 필요하다.

3) 의료기기 등급분류(Classification)

캐나다의 의료기기는 위해도에 따라 4개 등급(Class I , II , III , IV)으로 분류하여 관리되고 있으며, 하나의 기기가 여러 개의 등급으로 분류 가능한 경우, 최고 등급이 적용된다.

표 6.1.1. 등급별 정의 및 의료기기 예시

Class	Risk	정의	제품 예시
I	Lowest	문제가 발생하더라도 인체에 위험이 매우 낮은 기기	치과/의료용 도구, 밴드, 휠체어, X선 필름, 수술용 메스, 의료용 침대
II	Low	문제가 발생하더라도 인체에 위험이 상대적으로 낮은 경우	MRI 장치, 콘텍트렌즈, 라텍스 콘돔, 수술용 장갑, 임신테스트기 등
III	Moderate	문제가 발생하면 인체에 상대적으로 위험이 높은 경우	임플란트, 혈당 모니터, 초음파기기, 혈액투석기 등
VI	High	환자의 생명과 직결되는 수준의 높은 위험을 가진 기기	HIV 진단기, 심장박동기, 동맥류 클립, 심혈관용 카테터 등

출처: http://laws-lois.justice.gc.ca

4) MDL(Medical Device License) 등록

캐나다 보건부는 2003년부터 캐나다 의료기기 적합 평가제도를 제정하여 캐나다에서 판매되는 모든 의료기기에 대한 필수인증 취득 및 등록을 의무화 하고 있다. 단, Class I 의료기기는 제외된다. 이는 ISO 13485:2003 사전 취득 후에 MDL 등록이 가능하다. ISO 13485:2003는 캐나다 정부에서 공식 지정한 제3자 민간인증기관을 통해 의료기기 적합성 평가 시스템 인증서를 취득하여야 한다.

표 6.1.2. Canadian Medical Devices Conformity Assessment System (CMDCAS) 인증기관

No	기 관
1	BSI Group America
2	DEKRA Certification
3	DQS Medizinprodukte
4	Intertek Testing Services NA
5	LNE Division Certification G-MED
6	LGA Intercert
7	Lloyd's Register Quality Assurance
8	National Standards Authority of Ireland

No	기 관
9	SAI Global Certification Services
10	SGS UK
11	TUV(NORD CERT/North America/USA)
12	UL

능동 의료기기의 경우 캐나다 표준규격협회(Canadian Standards Association, CSA) 인증이 필요하다. 주요 대상 품목은 전기기기류, 전기기계류, 전기부품 및 재료, 석유 및 가스연소 기구류 등이 있다. 다음은 CSA 인증 절차의 모식도이다.

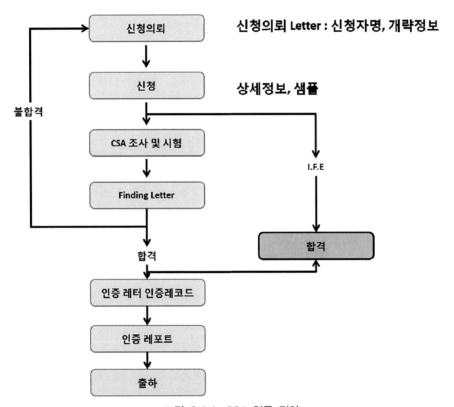

그림 6.1.1. CSA 인증 절차

CSA 인증 신청서에는 신청자 정보, 공장 소재지 및 제품에 관한 정보(정격, 회로도 등)가 제출되어야 한다. CSA 승인을 위해서는 공장검사가 이루어져야 하며, 승인을 위한 공장검사에는 초기 공장검사, 승인 전 공장검사가 있고, 승인 후 사후관리 검사에는 재검사 및 라벨 불출 검사가 있다.

5) MDL 신청 시 제출서류

MDL 신청 시 Class별 라이센스 신청서, 품질인증서, 사용설명서 및 적합성 선언서를 작성하여 제출하여야 한다. Class III/IV일 경우에는 시판전 검토문서를 작성하여 제출하여야 하며, 신청서 작성 내용은 다음과 같다.

1) 의료기기 명칭(라벨에 표기되어 있는 것)
2) 제조업체 정보(라벨에 표기되어 있는 것)
3) Regulatory Correspondent 정보
4) Invoice 정보
5) 품질인증서 정보: 인증번호와 인증기관명
6) 증명(Attestation)
- Class II의 경우 안전성과 유효성, 라벨링 요구사항 충족, 체외진단용 의료기기 사전 테스트 증명, 체외진단용 의료기기가 아니라는 것을 증명한 후 이름, 직위, 날짜 기입 후 서명한다.
- Class III/IV의 경우 성명, 직위, 날짜 기입 후 서명한다.
7) 기기의 사용목적
8) 라이센스 신청 유형
9) 사용 장소
10) 약물을 포함한 의료기기나 규제 약물을 포함한 체외진단용 키트인 경우, 약물 정보 또는 Test 키트 번호 기입
11) 의료기기 장치 내역: 임상시험 또는 판매 승인번호
12) 기기식별: 기기마다 식별할 수 있는 바코드, S/N 기입
13) Medical Devices Regulation에 따른 인정기준 준수
14) 라이센스를 신청하는 기기가 다른 장비와 함께 사용될 경우 장비의 라이센스 번호 기입
15) 생물학적 물질을 포함하는 기기의 경우 물질정보 기재
16) 첨부서류 확인 및 수수료 기재사항

6) 소요기관 및 비용

Class II, III, IV로 분류된 의료기기의 경우 판매 허가 취득까지 장기간 소요된다. 항목별 의료기기의 판매허가신청 후 표준 소요기관은 아래와 같으나, 2009년 실시된 국정감사 보고서에 따르면 법적 소요기간보다 장기간이 소요되는 것으로 나타나 있다.

표 6.1.3. 등급별 표준기간 및 준수율

Class	표준기간	평균소요기관	표준기간 준수율
II	15일	약 2개월	56%
III	75일	약 4~5개월	44%
VI	90일	약 6~8개월	55%

2012년 발간된 Transforming Canada Into a Global Centre for Medical Device Innovation and Adoption에 따르면 Class III, IV에 속한 제품의 판매 허가 취득에 실제로는 평균 4~6개월이 소요되기도 한다고 밝혔다.

이처럼 캐나다 국내 제품 주기에 비해 장기간 소요되는 판매 허가 취득 기간 때문에 캐나다 업체들도 고위험분류 제품 출시를 지연 또는 포기하는 경우도 발생한다. 판매 허가 취득에 평균 4~6개월의 장기간이 소요되어 캐나다 업체들도 Class III, IV의 고위험 의료기기 제품은 캐나다 판매를 포기하거나 미국과 유럽에 수출한 뒤에 캐나다에 출시한다.

7) 의료기기 업허가(Medical Device Establishment License, MDEL)

Class I 의료기기 제조업체, Class II/III/IV 의료기기를 수입하는 수입업체 및 유통업체는 의료기기 업허가(MDEL)를 취득하여야 하고, 캐나다에 유통되는 모든 의료기기는 의료기기 업허가를 받은 업체를 통해서만 유통되어야 한다. 그러나 Class I 의료기기의 경우, 제조사가 직접 MDEL을 취득하여 유통 가능하다. 해당 등록을 취득하지 않은 업체는 등록된 현지 업체를 활용하여 판매 가능하며, 의료기기 업허가의 경우 매년 12월 31일 유효기간이 만료되므로 매년 갱신이 필요하다. 따라서, 4월 1일 이전에 갱신 검토 신청이 요구되며, 갱신 신청을 하지 않으면 업허가가 취소된다.

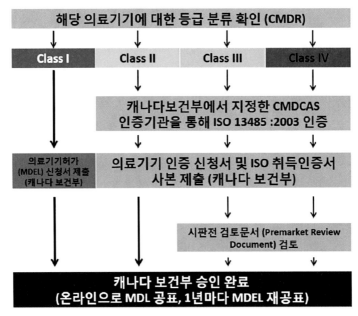

그림 6.1.2. 의료기기 등급별 허가 절차

8) 시판후 감시

시판후 감시의 제조업자 준수 의무사항은 다음과 같다.

- 유통내역 기록
- 불만 처리절차 마련
- 의료기기부작용 보고 의무
- 리콜(recall) 보고 의무

1.2 규제 감독기관

1) Health Canada

Health Canada는 헬스케어 관련 재원 조달, 규제 등 주요 역할을 담당하는 주무 부처이며, 조직도는 아래 그림과 같다.

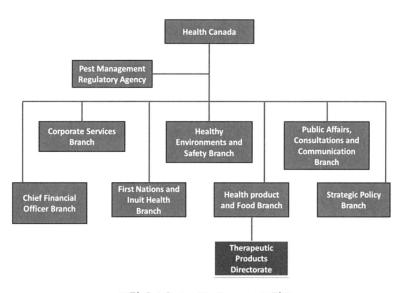

그림 6.1.3. Health Canada 조직도

출처: http://www.hc-sc.gc.ca

2) TPD(Therapeutic Products Directorate)

TPD는 Health Canada 산하기관으로서 미국 FDA와 유사한 기능을 수행한다. 업무 내용은 사람에게 사용되는 의약품 및 의료기기를 관리하고 있으며, TPD 산하에 15개의 Office 및 국(Bureau)이 존재하는데, 그중 MDB(Medical Devices Bureau)에서 의료기기를 관리하고 있다.

TPD의 주요 기능은 제품 관련 등록, 생산, 유통, 판매, 광고, 사용 등 제품 수명 전주기
를 관리하며, 캐나다에서 의료기기를 판매하는 유통업자 및 해당 기기의 제조업자 자격
관리를 하고 있다. 아래는 TPD의 조직도이다.

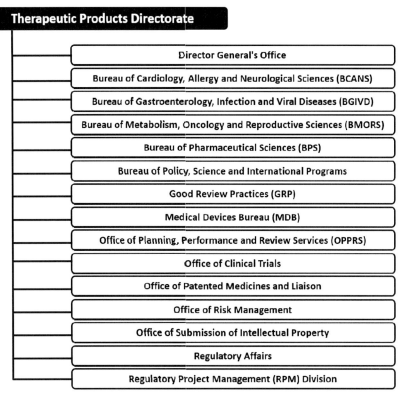

그림 6.1.4. Therapeutic Products Directorate 조직도

출처: http://www.hc-sc.gc.ca

1.3 최근 규제 동향

2014년 7월, Health Canada는 2013년 12월 발표된 IMDRF의 Unique Device
Identification(UDI) Framework를 도입할 예정임을 발표하였다. 향후 2년 내 구체적인
요건을 담은 추가 가이던스를 발간할 예정이며, 해당 Framework 도입 전까지 현행 규정
이 유지된다.

2 호주

2.1 분야별 규제 현황

1) 호주 의료기기 개요

호주의 의료기기는 Department of Health 산하의 Therapeutic Goods Act (TGA)에서 의료기기를 관리하고 있으며, 주요 규정은 다음과 같다.

- Therapeutic Goods Act 1989
- Therapeutic Goods Regulations 1990
- Therapeutic Goods(Medical Devices) Regulations 2002

TGA에서 2010년 의료기기 업계와의 공동 작업의 결과로 Australian regulatory guidelines for medical devices (ARGMD)을 발간하였으며, 2011년 개정 후 현재까지 사용 중에 있다.

2) 의료기기 관련 규제 내용

(1) 개요

의료기기 규제는 의료기기 해당여부 판별, 위해도에 따른 의료기기 등급분류로 구성되어 있으며, 시판전 관리(의료기기 등록 및 인허가) 및 시판후 관리로 구분된다. 의료기기 해당여부 판별을 위한 의료기기의 정의(유럽연합과 동일)는 다음과 같다.

"A medical device is: a. any instrument, apparatus, appliance, material or other article (whether used alone or in combination, and including the software necessary for its proper application) intended, by the person under whose name it is or is to be supplied, to be used for human beings for the purpose of one or more of the following:
i. diagnosis, prevention, monitoring, treatment or alleviation of disease;
ii. diagnosis, monitoring, treatment, alleviation of or compensation for an injury or disability;
iii. investigation, replacement or modification of the anatomy or of a physiological process;
iv. control of conception;
v. and that does not achieve its principal intended action in or on the human body by pharmacological, immunological or metabolic means, but that may be assisted in its function by such means;
or aa. any instrument, apparatus, appliance, material or other article specified under subsection (2A); or ab. any instrument, apparatus, appliance, material or other article that is included in a

class of instruments, apparatus, appliances, materials or other articles specified under subsection (2B); or b. an accessory to such an instrument, apparatus, appliance, material or other article covered by paragraph (a), (aa) or (ab)."

(a) 제조업자 또는 공급자가 아래의 목적으로 사용될 것을 의도한 기구(instrument), 장치(apparatus), 기기(appliance), 재료(material), 물품(article)으로, 기기의 올바른 작동에 필요한 소프트웨어를 포함하며, 단독으로 사용되거나 다른 기기와 함께 사용되는가에 관계없이 모두 해당된다.

　ⅰ. 질병의 진단, 예방, 모니터링, 치료, 완화

　ⅱ. 피해(injury), 장애의 진단, 모니터링, 처치, 완화

　ⅲ. 인체(anatomy) 및 생리 과정의 조사, 대체, 변경

　ⅳ. 임신조절 (control of conception)

　ⅴ. 주요 기능 수행시 약물적, 면역학적, 신진대사의 수단이 활용되지는 않으나, 해당 방법을 통해 기기의 기능을 도울 경우

(b) 위의 정의에 해당하는 기기의 부속품(accessory)

※ Therapeutic Goods Act 1989 41BD에서 의료기기의 정의 규정하였다.

위 정의에 해당 시, 의료기기로 분류되어 관련 규정 준수가 필요하다.

(2) 의료기기 등급 구분(Classification)

의료기기는 아래 3개 종류로 분류하여 규제된다.

① 일반 의료기기

② 능동삽입용 의료기기(Active Implantable Device)

③ 체외진단용 의료기기(In Vitro Diagnostic Device, IVD)

　일반 의료기기는 위해도에 따라 4개 등급(ClassⅠ, Ⅱa, Ⅱb, Ⅲ)으로 구분하여 관리되며, 능동삽입용 의료기기의 경우, 위해도가 높다고 판단하여 일반 의료기기 최상위 등급인 ClassⅢ와 동일하게 관리된다. 그리고 체외진단용 의료기기의 경우 그 성격이 일반 의료기기와 상이하여, 별도의 4개 등급(Class 1,2,3,4)으로 구분하여 관리된다.

　측정 기능이 있거나 멸균이 필요한 의료기기의 경우 등급 구분에는 영향이 없으나, 위해도가 증가한다고 판단되어, 요구사항이 추가될 수 있다. 또한, 수출 전용 의료기기는 ClassⅠ으로 분류된다.

　아래는 의료기기 등급별 분류 표이다.

표 6.2.1. 의료기기 등급별 위해도 평가

등 급	위 험 도
Class I	저위험군
Class I - 멸균기기 Class I - 측정기기 Class IIa	중저위험군
Class IIb	중위험군
Class III	고위험군

의료기기 제조업체는 아래의 사항을 고려하여 적합한 등급을 결정하여야 한다.

- 의료기기의 사용목적(Intended Use)
- 환자 및 사용자에게 미치는 위험성(피해가 일어날 가능성 및 피해의 심각성 고려)
- 인체 침습정도
- 사용기간

등급 판별을 위한 5개의 규칙을 가이드라인(ARGMD)에 제시하고 있다.

(3) 시판전 관리(의료기기 등록 및 인허가)

TGA 산하에 있는 ODA(Official Development Assistance)에서 시판전 관리를 담당하고 있다. 호주에서 판매되는 모든 의료기기는 Australian Register of Therapeutic Goods (ARTG)에 등록되어야 하며, 제조업체가 아닌 'Sponsor'에게 등록 의무가 부가된다. 여기서 Sponsor란, 호주 내에 의료기기를 수입하는 수입업체, 의료기기를 제조하는 제조업체 등을 의미한다.

ARTG의 등록절차는 다음과 같다.

- 제조업체에서 의료기기 등급을 결정한다.
- 제조업체가 TGA 또는 유럽연합 제3자 인증기관으로부터 적합성 평가를 받아, 적합성 선언서를 작성 후 해당 문서를 Sponsor에게 전달 하여야 한다. 단, Class I 이면서 측정기능이 없고, 멸균처리가 필요하지 않은 기기의 경우 적합성 평가를 생략할 수 있다.

Sponsor는 제조업체로부터 받은 문서를 TGA에 제출하여야 하며, 제출된 문서에 관해 TGA 승인을 획득한 경우, ARTG에 등록된다.

(4) 시판후 감시

TGA 산하의 OPR(Office of Product Review)에서 시판후 감시를 담당하고 있다. 의료기기가 ARTG에 등록 완료된 이후에도 모든 안전성, 성능과 관련된 규제사항을 준수하여야 한다. 호주는 IMDRF에서 발간한 가이던스에 따라 시판후 감시를 시행 중에 있다.

시판후 감시의 주요 내용은 다음과 같다.

- Sponsor에게 부과되는 의무
  - TGA 요청 시, 해당제품의 시료 제출 및 현장실사를 받을 의무
  - TGA 요청 시, 기술문서, 적합성 평가 확인서 등 문서제공 의무
  - 부작용/사고 발생 시 보고 의무
  - Class Ⅲ, 능동이식형 의료기기, Class Ⅱb 중 인체 삽입기기로 분류된 위해도가 높은 제품의 경우 제품 등록 후 3년간 연간 보고서 제출
- 제조업자에게 부과되는 의무
  - 기술문서, 적합성 선언서 등 각종 문서 보관 후 요청 시에 Sponsor 또는 TGA에 제출
  - 제품의 성능, 디자인, 생산과정, 라벨링, 사용법 등에 관한 오류 발생 시 Sponsor 또는 TGA에 통지

2.2 규제 감독기관

1) Department of Health

Department of Health는 헬스케어 관련 재원 조달, 규제 등 주요 역할을 담당하는 주무 부처이다. 다음 Department of Health의 조직도이다.

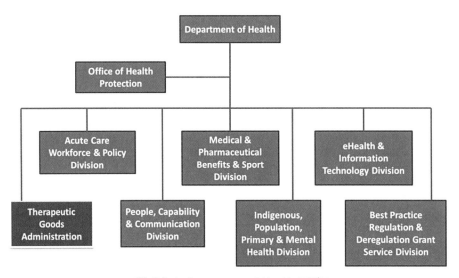

그림 6.2.1. Department of Health 조직도

출처: https://www.tga.gov.au/

2) Therapeutic Goods Administration (TGA)

TGA는 Department of Health 산하기관으로 FDA와 유사한 기능을 수행한다. 호주 내에 유통되는 모든 치료 제품(Therapeutic goods)에 관한 관리를 담당하고 있으며, 치료 제품의 범위는 다음과 같다. TGA의 주요기능은 치료제품 관련 등록, 생산, 유통, 판매, 광고, 사용 등 제품 수명 전주기를 관리한다. 이외에도 호주 내에 제조업자 자격을 관리하며, 호주에 수출하는 해외 제조업체의 호주 내 규정 준수여부를 관리하고 있다.

> 의료기기(medical device), 의약품, 혈액, 백신, 선크림, 비타민제 등
> ※ 단, 화장품, 식품, 동물용 의약품 등은 TGA 관할에서 제외됨

3) Medial Technology Association of Australia (MTAA)

MTAA가 정부기관은 아니나, 의료기기 관련 산업계 단체(Peak body)로서, 규제에 영향력이 있다. 2001년부터 회원국 의무 준수 조항인 Code of Practice를 발간하여, 2012년 이후 8번째 Code가 사용 중이며, 의료기기의 적합성 판정이 업계 이익 차원이 아닌 환자의 치료에 기반을 두도록 하는 등 의료진과 의료기기 업계 간 윤리적이고 투명한 관계에 목적을 두었다. 해당 Code는 비회원국에게는 의무 준수사항이 아니나, 준수를 권장한다.

2.3 최근 규제 동향

(1) 의료기기 CE 인증 시 호주 TGA 적합성 평가 인증 면제(호주 국내 제조사 대상)

해외 제조사는 이미 CE 인증 시, 호주 TGA 적합성 평가 인증을 면제하나, TGA에서 국내외 기업 형평성 논란, 규제완화 요구에 대한 대응으로 해당 내용을 발표하였다. 제도 시행 시 연간 제품 조기 출시 가능 및 행정비용절감 등 약 610만 호주달러 이상의 경제 효과가 있을 것으로 기대하고 있다.

(2) 의료기기 및 의약품 분야 규제 관련 전문가 패널 검토(Expert Panel Review) 시행

국제 의료기기 및 의약품 분야에서의 경쟁력 강화를 위한 규제환경 분석 목적으로 의료기기 및 의약품 분야 규제 관련 전문가 패널 검토를 시행키로 하였다. 이는 의료기기 인증 기간 단축, 외부 전문기관 활용 가능성 검토 등 TGA의 규제 개혁을 위한 사전 작업용이다. Discussion paper 발간 예정에 있으며, 발간 후 업계 의견 제출 기회가 있다.

3 브라질

3.1 의료기기 규제 감독기관

1) 보건부 (Ministério da saúde)

보건부는 브라질 국민건강 증진, 예방, 보조와 관련된 공공 계획, 정책 수립 및 실행하는 행정 기관으로서 한국의 보건복지부와 유사한 기능을 수행한다.

보건부 산하 조직 및 특징은 다음과 같다.

표 6.3.1. 보건부 산하 조직

구분	조직 이름	특징
국유	ANVISA(Agência Nacional de Vigilância Sanitária)	국가 위생관리 기관
	ANS(Agência Nacional de Saúde Suplementar)	국가 개인건강 보험기관
공사	Hemobrás	혈액 제품 및 생명공학 브라질 공사
공익재단	Funasa	국립건강재단
	Fiocruz	오스왈도 크루즈재단
기관	INTO	외상학(外傷學)과 정형외과 국립기관
	INCA	조제 알렝카르 국립암기관
	INC	국립심장학기관

출처: Ministério da saúde

(1) 위생관리국(Agencia Nacional de Vigilancia Sanitaria, ANVISA)

위생관리국(ANVISA)은 보건부 산하 관리감독 행정기관으로서 브라질 국민의 위생, 건강과 관련된 모든 제품 및 업체의 인허가, 관리 감독을 독립적으로 운영하는 대통령 직속기관이다. 위생관리국은 한국의 식품의약품안전처와 유사한 기능을 수행하며, 위생관리국의 업무는 다음과 같다.

- 의약품, 의료기기, 식품, 화장품, 세제, 담배, 혈액 및 혈액제품 등 관리/감독
- 상기 품목을 취급하는 현지 제조사, 수입업체, 유통법인 및 병원의 인허가 등 수행

3.2 의료기기 규제 현황

1) 의료기기 여부 식별 과정

의료기기 여부를 식별하기 위한 공식적인 절차는 없다. 그러나 대부분 아래와 같이 2가지 절차를 통해 진행한다.

(1) 사전 공식 상담(Formal Consultation)

사전 공식 상담(Formal Consultation)을 받기 위한 준비 서류는 다음과 같다.

- 제품 사용목적서(Product intended use)
- 제품사양서(Product Specification)
- 제품 사용 설명요약서(Product Simplified instruction for use)

서류가 구비되면 의료기기 해당 부서에 문의를 하여야 하며, 필요 시 그 외 부서에도 문의가 가능하다. 답변 수신까지 고정된 소요시간은 없으며, 약 3~6개월 정도 소요된다.

표 6.3.2. 의료기기 해당 부서

Case	부서
장비(Equipment)	GEQUIP(Equipamentos)
재료 (Material)	GEMAT(Materiais de uso em saúde)
체외진단용 의료기기(IVD)	GEVIT(Produtos para diagnóstico de uso in Vitro)

2) 의료기기 법령 주요 내용

(1) 의료기기 관련 법률

No.	법률명	내용
1	Law No.6,360 (2009)	의료기기를 포함한 다양한 제품 등록 요구사항
2	IN No.2 (2011)	BGMP(Brazilian Good Manufacturing Practices)가 필요한 1등급과 2등급 의료기기 목록
3	IN No.3 (2011)	장비에 대한 INMETRO 적용기준 전기전원을 사용하는 경우 INMETRO 인증 필요 * INMETRO: InstitutoNacional de Metrologia Normalizacaoe Qualidade Industrial(국립산업품질도량형연구소)
4	RDC No.3 (2010)	등록 제출이 우선되는 방법
5	RDC No.24 (2009)	등록 프로세스

No.	법률명	내용
6	RDC No.185 (2001)	의료기기 범위 및 정의, 등급분류 기준, 등록절차, 기술문서 요구사항, 정보요구 준수사항준수사항, 행정적 제재 등
7	RDC No.97 (2000)	제품군 정의
8	RDC No.59 (2000)	BGMP 관련 규정
9	RDC No.25 (2009)	의료기기 위험성에 따른 BGMP 감시 요구사항
10	Ordinance 686	체외진단용 의료기기 관련 제품에 대한 BGMP
11	RDC No.15 (2014)	헬스케어 제품의 등록 프로세스에 관한 BGMP 증명 요구사항
12	RDC No.16 (2013)	BGMP 인증 및 관리
13	RDC No.56 (2001)	의료기기 안전성 및 효과성에 대한 필수적 요구사항
14	RDC No.67 (2009)	감시(Vigilance) 요구사항
15	RDC No.55 (2011)	수술 및 검사 장갑에 대한 요구사항
16	RDC No.81 (2008)	수입 제품에 대한 기술적 규제사항
17	RDC No.167 (2004)	체외진단용 의료기기 제조사 실사에 대한 가이드라인
18	RDC No.61 (2011)	체외진단용 의료기기 등급 및 요구사항

(2) 의료기기의 정의

모든 의료기기는 인체에 대한 위해도에 따라 4등급 체계로 분류된다. 미국 FDA「식품·의약품·화장품법(FD&C Act)」과 유럽연합 의료기기지침(MDD 93/42/EEC)에서의 의료기기 정의와 매우 유사하다.

Resolution RDC No. 185(2001)에 따른 의료기기의 정의는 다음과 같다.

> 사람에게 사용되기 위하여 질병의 예방, 진단, 치료, 재활 또는 피임을 위한 약학적, 면역학적, 또는 대사학적 방법을 사용하지 않는 제품, 기구, 재료, 물품 또는 시스템이나 또는 의학적, 치의학적, 실험 도구

또한, Resolution RDC No. 185, Annex I, Item 1에 따라 의료용 액세서리의 정의는 다음과 같다.

- 의료기기에 추가 기능을 제공하는 제품
- 액세서리에 의료기기와 유사한 기능을 제공하기 위하여 의료기기와 결합하는 목적으로만 제조된 제품

의료기기의 판단은 Resolution RDC No. 185, Annex I, Item 13에 따른 사용목적(Intended Use)에 따라 판단된다.

(3) 의료기기 인허가 절차

의료기기 업체는 ANVISA에 등록을 하여야 하며, 등록이 완료되면 다음과 같은 인허가 절차를 진행할 수 있다.

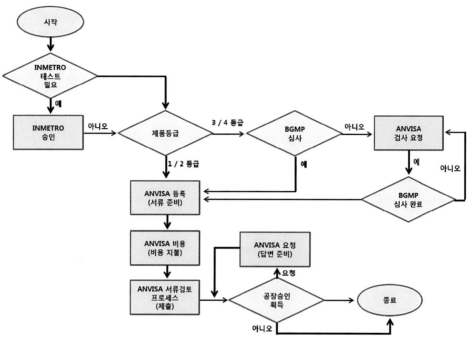

그림 6.3.1. 브라질 의료기기 인허가 절차

① 의료기기 수입업 허가

의료기기 수입업 허가를 위해서는 아래와 같은 과정을 거쳐야 한다. 약 9개월 이상이 소요된다.

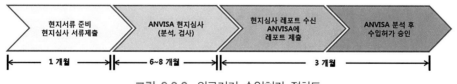

그림 6.3.2. 의료기기 수입허가 절차도

② BGMP 심사 절차

브라질 내에서 BGMP 심사를 받기 위해서는 아래와 같은 과정을 거쳐 인증서를 발급받을 수 있다. 인증서 발급까지 2~3년의 시간이 소요되며, 인증서의 유효기간은 2년이다.

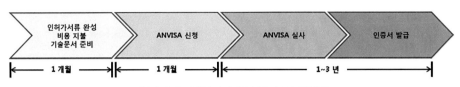

그림 6.3.3. 의료기기 BGMP 심사 절차도

③ 의료기기 허가 절차

의료기기 허가 절차는 다음과 같으며, 소요기관은 약 10개월이다.

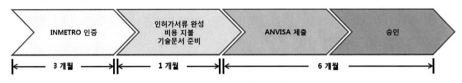

그림 6.3.4. 의료기기 제품 인허가 절차도

각 내부 절차에 대한 법적 소요기관에 대한 명시는 없으나, 제조사가 ANVISA에 서류를 제출하면 ANVISA는 180일(6개월)까지 요청에 대해서 답변을 주어야 한다.

(4) 의료기기 인허가 변경

표 6.3.3. 인허가 변경시 소요예상기간

변경 사유	소요예상기간 (개월)
법적 생산자 주소 변경	10
사용목적 변경	10
S/W 버전 변경(주요 변경)	10
중대한 구성요소 변경(명칭, 구성요소 수 등) *INMETRO 변경 프로세스 필수. 단, 매뉴얼/기기, 버전, 명칭 미변경 시 변경 프로세스 불필요	10
포장 재료 또는 명세서 변경	7
형태(손잡이 위치 포함), 구조, 크기 변경	10
유효일 변경	7

그러나 다음과 같은 경우는 의료기기 인허가 변경신청이 필요하지 않다.

- S/W 버전 변경(경미한 변경)
- BGMP 승인 변경(범위, 유효일, 품질시스템 등)

(5) 광고

등록된 사용목적(Intended Use) 이외의 목적으로 광고는 불가하며, 이를 위반할 시 Brazil Law No. 6437(Aug. 20, 1977)에 의거하여 경고 또는 벌금 처벌이 가능하다. 이외에도 제품 회수, 판매 금지, 광고 금지, 등록 취소 등의 후속조치가 가능하다.

(6) 사후관리

의료기기와 관련한 문제 발생시 RDC 67(2009)에 의거하여, ANVISA에 보고가 필요하다. 문제 유형에 따른 보고 기한은 다음과 같다.

표 6.3.4. 의료기기 문제 발생시 보고 기한

ANVISA 보고기한	사건
문제 발생 인식 후 72시간 이내	• 사망 발생 시 • 공공건강에 심각한 문제 발생 시 • 위조 발생 시
문제 발생 인식 후 10일 이내	• 심각한 부작용 발생 시 • 심각한 부작용 발생되지는 않았으나, 재발생으로 인해 심각한 부작용 발생 가능성 있을 경우
문제 발생 인식 또는 기술적 항의 발생 후 30일 이내	• 새로운 기술적 항의가 조만간 발생할 가능성이 있을 경우 • 사명 또는 다른 심각한 사건에 원인이 될 수 있는 사건 발생 시 • 의료기기 등록자가 건강 위협을 예방하고자 할 때 • 부주의한 계획, 매뉴얼, 라벨로 인해 사용자의 실수가 발생할 가능성이 있을 경우

3.3 브라질 내 최근 규제동향

1) 보건부

2014년, 브라질 보건부는 희귀질병 관리 방안을 발표하였다. 이는 인터넷, 전화, 비디오 회의를 통해 주요 병원 전문의와 희귀질병 환자 간의 원격 모니터링 시스템을 2014년 상반기 말까지 구축 및 실행을 위한 내용을 포함하고 있다.

2) 위생관리국(ANVISA)

ANVISA가 발표한 2013-2014년 신규 규정 발간 예정 리스트 중 '의료기기로서의 소프트웨어'가 3번째 우선 순위에 위치하였다. 본 규정은 의료기기로 사용되는 소프트웨어(의료용 소프트웨어)에 대한 인허가 및 품질시스템 관련내용을 포함할 예정이다. 또한, 2014년 9월부터는 브라질 내 시판되는 의료기기 모니터링 프로그램을 시작하였다. 새로운 의료기기 품질에 관한 국가차원 프로그램 도입함으로써, 시판되는 의료기기 샘플을 분석해서 SGAWeb(ANVISA DB)에 제출하여야 한다. 브라질은 이 프로그램을 관리할 eVISA 부서를 신설하였다.

2014년 11월부터 BGMP 심사 프로세스 개선 및 표준화를 위해 품질관리 검사 대상 의료기기 업체의 의견을 청취하기 시작하였다.

4 　 러시아

4.1 규제감독기관

(1) 보건사회개발부(Ministry of Healthcare and Social Development)

보건사회개발부는 의료시스템 상의 최상급 행정기관으로서 다음과 같은 업무를 수행한다.

- 의료 서비스의 국가정책 및 수립
- 입법안 작성 및 의회 제출
- 의료 교육 및 인력 양성
- 역학 및 환경 보건감시 및 통계 작성
- 연방보건 프로그램(결핵, 에이즈, 건강증진)의 수립과 실행
- 의약품의 허가 및 통제

연방 보건 감독청, 연방 의료 생물학 기관(Federal Medical and Biological Agency) 등을 하부 조직으로 두고 있다.

(2) 연방 보건 감독청(Roszdravnadzor, Federal Healthcare Surveillance Service)

연방 보건 감독청은 러시아 국내 및 수입 모든 의료기기에 대한 규제 관장기관으로 의료기기 등록 절차, 등록에 대한 승인 또는 거부, 임상 적용에 대한 안전과 효능에 대한 규제를 담당하는 기관이다.

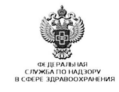

(3) 연방 의료 생물학 기관(Federal Medical and Biological Agency, FMBA)

연방 의료 생물학 기관은 연방정부 의료관리 서비스 중 국민건강관리 및 의료지원 제공, 혈액 공급관련 제어 및 감시, 감독하는 연방 집행기관이다.

(4) 연방 기술 규칙 계량청(Federal Agency for Technical Regulation and Metrology, Gosstandart)

수입 의료기기에 대한 러시아 품질규격을 정하고, 적합인증서 (Declaration of Conformity, GOST-R)를 발급하는 기관이다.

4.2 분야별 규제현황

1) 의료기기 개요

(1) 의료기기 해당여부 판정 절차

러시아 내 의료기기 규제기관인 연방 보건 감독청(Roszdravnadzor, Federal Service on Surveillance in Healthcare)에 의료기기 해당여부 판정 관련 공식 절차는 없다.

(2) 의료기기 관련 규정

러시아는 러시아 연방법 및 관련 법령에서 의료기기 관련 규정을 두고, 의료기기를 관리하고 있다. 의료기기 관련 규정은 다음과 같다.

- 법: 「Federal Law of N 323-FZ」: "On the fundamentals of health protection in the Russian Federation." 제38조 (2011.11.21 시행, 2012.06.25 개정)
- 법령: 「Decree N1416 "Rules of state registration of medical devices" (2012.12.27)」

(3) 사전관리(의료기기 등록 및 인증)

의료기기 제조업자는 연방 보건감독청에 규정된 절차에 따라 제품을 등록하여 등록증명서를 발급받아야 하고, 등록한 제품은 추가로 연방 기술규칙계량청(Gosstandart)의 지정 인증센터(Certification Body)에서 적합성 선언(DOC, Declaration of Conformity)을 통해 GOST-R인증을 받아야 한다.

이때, 등록절차는 「Regulations for State Registration of Medical Devices N 1416」에 해당되고, 등록증명서는 의료기기 보건부 인증 허가서(Certificate of Ministry of health)이며, GOST-R 인증은 러시아 국가 규격의 약자를 영어화 한 것으로서, 1994년 러시아 연방의 「소비자 권리 보호 법률」에 의하여 러시아 연방으로 수출되는 모든 제품에 대하여 러시아 연방 내의 소비자를 보호하기 위해 러시아 연방 규격 일치를 증명하는 강제인증제도이다.

(4) 사후관리

러시아에서는 의료기기 등록 후 사후관리를 하는 별도의 모니터링 시스템은 없으나 관련법(Order No.735)에서 의료기기 사용으로 인해 사망 또는 심각한 상해를 야기한 경우, 연방 보건 감독청에 통보하도록 요구하고 있다.

연방 보건 감독청은 통보된 사항에 대해 다음의 사후관리 업무를 수행한다.

- 제품 부작용에 대한 추가적인 정보 수집
- 부작용 관련 제품의 품질, 유효성, 안전성에 대한 추가 검토
- 등록 관련 서류의 변경 및 수정
- 등록증 효력 중지 및 등록증 취소

2) 의료기기 규제 관련 절차

(1) 의료기기 정의

의료기기란, 질환의 치료, 완화, 관리, 예방, 의학적 연구용, 신체상태 모니터링 등을 위해 설계된 기구, 장치, 기계, 재료 또는 기타 품목으로서, 의료용 목적으로 이들과 함께 사용하는 액세서리(소프트웨어 포함)를 포함한다.

※ 특정 환자를 대상으로한 특수 요구사항이 반영되어, 개인맞춤으로 제조되는 의료기기는 등록(허가) 과정이 요구되지 않는다. (Decree N1416 제2항)

(2) 의료기기 분류

의료기기는 인체에 미치는 잠재적 위해도를 기준으로 Class Ⅰ, Ⅱa, Ⅱb, Ⅲ로 등급이 분류된다. 정의 및 분류 관련 법령은 「Order of the RF Ministry of Healthcare on Approval of the Medical Device Identification Classification of June 6,2012, No 4n (Order No. 4n")」이다.

(3) 의료기기 등록절차

러시아 내에 의료기기 등록 절차는 아래의 표와 같다.

표 6.4.1. 러시아 의료기기 등록절차

No.	의료기기 등록 절차
1	기존 등록된 제품 중 동일/유사 제품 여부 파악(연방 보건 감독청)
2	의료기기 품목 및 등급 확인(연방 보건 감독청)
3	해당 의료기기 테스트 요구사항에 대해 협의(연방 보건 감독청)

No.	의료기기 등록 절차
4	테스트할 시료에 대한 수입 승인서 제출(연방 보건 감독청)
5	정부승인 시험실에서 테스트 수행
6	테스트 결과 및 리포트 수령
7	등록 서류 준비(테스트 결과 및 리포트 포함)
8	등록 서류 제출 및 등록증 수령
9	연방 보건 감독청에 위생증명서 발급신청(해당 시)
10	연방 기술규칙계량청에서 GOST-R (적합인정서) 발급 신청
11	연방 보건 감독청에 등록 및 웹사이트를 통한 공개
12	해당기기는 국가 등록증, GOST-R (적합인정서), 위생증명서를 세관에 제시 후, 수입 통관되어 러시아 시장 판매 가능

* Rospotrebnadzor: 연방소비자권익복지보호원, 사람의 신체와 접촉이 있거나 환자 및 의사에게 부정적 영향을 미칠 가능성이 있는 제품의 위생안전에 대한 업무를 담당, 위생증명서 발급 기관

* Gosstandart: 러시아 연방 기술규칙계량청, 수입 의료기기에 대한 품질규격을 설정 및 적합인정서 발급기관

* Roszdravnadzor(Federal Healthcare Surveillance Service): 러시아 연방 보건 감독청, 러시아 제조 및 수입 의료기기에 대한 규제를 관장하는 기관

(4) 의료기기 등록 시 제출서류

모든 제출서류는 러시아어로 번역되어야 하며, 필요 시에 공중 또는 러시아 대사관의 아포스티유(APOSTILLE, 타 국가에서 인정받기 위해 문서의 국외사용 확인서)를 필요로 한다.

다음의 표는 의료기기 등록 시 제출서류 및 내용이다.

표 6.4.2. 제출서류 및 내용

No.	제출서류	내용
1	제품 등록신청서	- 신청자/제조업자의 기본 정보 - 제품명, 사용목적, 부작용에 대한 책임인정 및 서명 - 타 제품의 특허권 등에 대한 침해에 대한 책임 인정 - 예상되는 잠재적 위해도 - 기 등록된 유사동종 제품(해당될 경우)
2	제품정보	제품의 의도된 사용목적 및 기본적 특성

No.	제출서류	내용
3	제조업체의 제조국 설립증명서(법인등기부 등본, 사업자 등록증)	공증 및 러시아 대사관 아포스티유를 득하여야 함
4	위임장	제조업체가 신청자에 제조업체를 대리하여 등록업무를 위임한다는 내용의 위임장 공증 및 러시아 대사관 아포스티유를 득하여야 함
5	규격인증서	- 제조업체의 의료기기 등록증(FDA, CE 인증서 등) - 제조판매 증명서(Certificate of free sales) 등
6	사용설명서 및 가격표	
7	기 등록 유사 동종 제품과 유사함을 증명하는 인증서	
8	테스트 결과	- 기술문서 자료 - 생물학적 안전성 성적서 - 성능시험성적서 - 임상시험성적서

의료기기 제조업자는 등록하고자 하는 제품의 등록을 제품 시험 결과에 기반하여 연방 보건 감독청에 신청하여야 한다. 해당 시험은 승인된 현지 전문 센터나 병원에서만 수행되어야 하며, 시험 결과는 등록신청 자료에 반드시 포함되어야 한다. 이 때, 제품 시험은 의료기기 안전성, 유효성, 성능기준에 따라 평가된다. 등록신청신청서류에는 기존에 등록된 유사 동종제품과 신청자 제품의 기능적인 특징을 상호 비교하는 도표를 첨부하여야 하며, 차이가 나는 부분에 대해서는 신청자의 제품이 유효성과 안전성 측면에서 문제가 없음을 입증하여야 한다. 등록을 완료한 제품은 연방보건 감독청의 웹사이트 데이터베이스에 등재된다.

표 6.4.3. 국가 등록 방법(법령 제 735호)

구분	세부내용
Type 1 (유사 동종제품이 있는 경우)	- 신청 제품이 Class I , IIa 제품으로서, 명백히 식별 가능한 기 등록 유사 동종제품이 있을 경우에는 신청 제품이 기 등록 유사 동종제품과 기본적으로 차이가 없음을 입증하여야 함 ※입증방법: 상호 제품을 비교하는 기술적 시험/안전성 평가 증명서 제출
Type 2 (유사 동종제품이 없는 경우)	- 기 등록 유사 동종제품이 없는 Class I , IIa 제품 및 Class IIb와 III 제품에 대해 유효성, 안전성, 품질에 대한 시험을 수행하여야 함 - 시험은 연방보건 감독청에 의해 특정되며, 정부승인 시험센터에서 시행되어야 함 ※외국에서 실시된 시험검사성적서는 인정되지 않음

(5) 의료기기 등록 관련 처리기간

신청자가 등록 관련 서류를 제출한 후 연방 보건 감독청은 접수 후 5일 내에 사전 공식 검토를 수행 한다. 만약 접수된 서류가 보완이 요구될 경우, 연방 보건 감독청은 신청자에게 보완을 즉시 요구하고, 신청자는 보완 요청을 받은 날로부터 30일 이내에 보완자료를 제출하여야 한다. 접수된 서류가 적합할 경우, 최대 서류 검토 기간은 50일을 초과하지 않는다. 접수된 의료기기의 안전성과 유효성을 검증하기 위해 임상시험이 요구되며, 시험기간은 서류 검토 기간에 포함하지 않는다.

4.3 러시아 내 최근 규제동향

러시아 연방 보건 감독청(Roszdravnadzor)은 새로운 의료기기 규정을 2013년 1월에 아래와 같이 발표하였다.

- 의료기기 등록증의 유효기간을 삭제하여 무기한으로 수정하였으며, 개정시점 이전 발급받은 등록 허가증은 2014년 1월 1일까지 교체 필요.
- 의료기기 분류, 수입, 부작용 보고 관리 등을 비롯하여 안전성과 성능향상을 위한 감시 절차, 적합성 평가에 대한 내용이 포함되어 있음.
- 외부 전문가를 활용한 인허가 절차 도입, 의료기기 성능시험 보완.

5 영국

5.1 규제 감독기관

1) 보건부 (The Department of Health, DH)

보건부는 국가보건의료서비스(National Health Service, NHS) 조직의 관장 부서로서 국가보건의료서비스에 대한 관리 감독뿐만 아니라 전체적인 전략적 발전 방향을 설정하는 영국 내 행정부서이다. 보건부는 보건의료정책 및 의료기기 유통을 담당하는 중앙부처로서 의료 관련 기기 및 서비스 등을 총괄하고 있다.

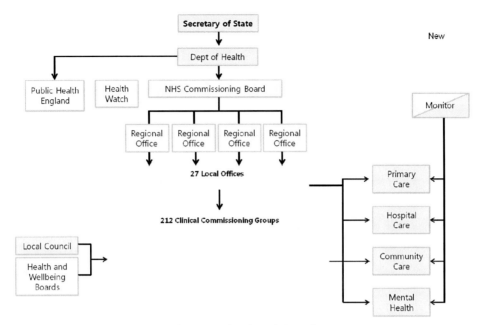

그림 6.5.1. 영국의 보건부 조직도

출처: https://www.gov.uk

　보건부는 국민의 건강 증진, 질병 예방 등에 대한 포괄적인 책임을 지고 있으며, 전반적인 국가보건의료서비스에 대한 관리 감독과 발전 방향을 설정한다. 암, 심장질환, 정신보건 등 국가 정책상의 우선순위를 설정하고, 각 서비스 영역에 대해 질적 향상을 위한 국가적 서비스 기준(National Service Framework)을 설정한다. 국가보건의료서비스가 이 같은 기준을 충족할 수 있도록 충분한 예산을 확보하고, 지역 전략기관인 Strategic Health Authority(SHA)나 의료기관 규제기구인 보건의료위원회(Healthcare Commission) 등과 같은 유관 기관과 긴밀하게 협력하고 있다.

2) 의약품건강관리제품규제청 (Medicines and Healthcare products Regulatory Agency, MHRA)

　MHRA는 규제 위반 시 제품 판매금지 · 경고 · 보류 및 제품 조사를 실시한다. 영국 의료기기법「UK Medical Devices Regulation(MDR)」위반 우려 시, 의료기기 제조업자는 MHRA에 즉시 보고하여야 한다. MHRA는 의료기기법 위반 사고에 대해 자체 조사(Risk Assessment)를 실시하고, 샘플검사, 실사 및 상세정보 요청을 할 수 있다.

5.2 의료기기 규제 현황

1) 법체계

(1) 의료기기 법령

영국 의료기기법「UK Medical Devices Regulation(2002)」은 다음 유럽연합의료기기 지침을 준용한다.

- MDD 93/42/EEC – Medical Device Directive
- AIMDD 90/385/EEC – Active Implantable Medical Device Directive
- IVDD 98/79/EC – In Vitro Diagnostic Device

또한, 유럽연합의 의료기기 규제는 의료기기지침(Directive) 및 세부지침(MEDDEV 가이드라인)이 있으며, 각 회원국의 의료기기법에 의해 규율한다.

(2) 의료기기 정의 및 등급분류

영국의 의료기기 정의 및 등급분류는 유럽연합의 의료기기지침을 따른다. (제3장 유럽 부분 참조)

2) 의료기기 규제 절차

(1) 의료기기 관리체계

의료기기 관리체계는 시판전 관리와 시판후 감시로 구분된다. 시판후 감시는 규제당국(Competent Authority, CA)에서 시판후 감시 업무를 담당한다. 영국의 규제당국인 MHRA에서는 의료기기와 관련된 사고 및 현장 안전 관련 시정조치 보고 및 평가를 위한 EU Medical Device Vigilance System을 관리한다.

(2) 시판전 관리

MHRA는 의료기기 시판전 관리규제를 위해 품질시스템과 의료기기에 대한 안전성·유효성을 동시에 고려하여 시판전 적합성 평가(CE 인증)로 관리한다. 유럽연합 회원국은 대부분 의료기기에 대해서 CE 인증을 의무화하고 있으며, CE 마크가 부착된 제품에 한해서만 판매를 허용한다.

1등급 의료기기 중 일부 의료기기는 CE 인증이 면제되지만 각 유럽연합 회원국가별 등록(신고) 절차는 존재한다. 또한, 주문제작기기(Custom-made Device), 임상 연구

(clinical evaluation)용 의료기기, 일부 1등급 의료기기(측정기능이 없거나, 비멸균 제품)는 CE Marking없이도 유럽연합(EU) 내 판매가 가능하다. 그러나 각 유럽연합(EU) 회원국의 행정당국에 반드시 신고하여야 한다.

※ 주문제작기기: 의료 전문의의 처방에 따라 특정인 대상으로 특수 제작된 의료기기
예시: 개인맞춤형 인공관절, 보청기 등

CE인증 적합성 평가 절차는 다음과 같다. CE인증을 받고 유럽 내 제품판매를 위해서는 제조업자는 반드시 유럽대리인(Authorized Representative)을 지정하여야 한다. 유럽대리인은 유럽 내 의료기기 유통 시 발생하는 문제점 접수 및 사후관리 업무를 수행한다.

① 의료기기 해당여부 확인 후, 제품 분류 및 등급에 따라 제조업자 스스로 적합성 평가 방식을 결정하여 인증기관을 통한 제품평가 실시
② 공인 시험검사기관 시험을 통한 제품 안전성·유효성 확보
  - 제품 관련된 유럽 규격(EN Standard) 확인 후, 규격에 따라 시험검사기관에서 인증 시험 실시
  - 의료기기지침에서 요구하는 제품 안전성 및 위험에 대한 대응, 성능(유효성) 증명을 위한 자료 확보
③ 기술문서(Technical Construction File: TCF) 작성
  TCF 는 아래 제품 관련 정보를 포함하여야 함
  - 적용지침 및 관련 규격(standard) 요구사항 만족 여부
  - 제품 사양 (specification)
  - 사용자, 설치, 서비스 매뉴얼
  - 주요 사용 부품 및 재료에 대한 리스트 및 성적서
  - 제품 안전성·유효성 검증시험성적서
  - 설계 및 제조공정 프로세스
  - 라벨링
④ 기술문서와 현장 품질시스템의 인증기관을 통한 품질 경영시스템(ISO 13485) 적합인정 심사 후 적합성 선언서 작성
⑤ 제품 출하 시 제품 표시사항(라벨링)에 CE 마크 부착 후 출고

(3) 시판후 감시

유럽연합은 의료기기로 인한 부작용 사고 등에 대하여 감시시스템(Vigilance System)을 운용하고 있다. 감시시스템은 유럽연합 위원회시스템과 연동하여 유럽연합 차원에서 규제하고 있다.

회원국에서 제품을 제조 또는 판매하는 의료기기 제조업자는 중대하고 잠재적으로 위험하다고 판단되는 사항을 각 국가 규제당국(CA)에 보고하여야 한다. 또한, 의료기기 사용에 의한 중대한 사유 등을 이유로 제조업자가 제품을 회수(recall) 시 기술적, 의료적 영향에 관한 상세내용을 각 CA에 보고하여야 한다.

* 감시시스템(Vigilance Reporting System): 의료기기 사고발생 시 제조사가 규제당국

에 사고현황 및 시정조치를 통보하고, 규제당국이 그 결과를 평가하는 시스템.

6 인도

6.1 규제 기관

1) 보건복지가족부(Ministry of Health and Family Welfare)

보건복지가족부는 보건의료와 관련된 정책 수립 등의 역할을 수행하며, 주요 업무는 다음과 같다.

- 보건의료 정책 수립
- 보건복지 관련 국가적 전략체계 제공
- 보건 의료비 지원 관련 업무
- 정규 의학 교육, 약물관리, 접종 프로그램 수행

보건복지가족부의 주요 부서별 업무는 다음과 같다.

- 보건과(Department of Health): 약물관리 및 식품오염 예방 포함 보건의료 관련 업무 수행
- 전통의료과(Department of AYUSH(Ayurveda, Yoga and Naturopathy, Unani, Siddha and Homoeopathy)): 인도 전통의료 및 동종요법 관련 교육수준 향상, 약물 표준화, 품질관리, 원료물질 이용 가능성 향상 관련 업무 수행
- 가족복지과(Department of Family Welfare): 가족계획사업, 모자보건 관련 사업 담당

2) 중앙의약품표준관리기구(Central Drugs Standard Control Organization, CDSCO)

중앙의약품표준관리기구(CDSCO)는 보건복지가족부 내의 의약품 및 의료기기에 대한 규제를 담당하는 기관으로서, 의료기기 관련 규정을 제정하고, 의약품, 진단법, 의료기기 및 화장품의 수입·생산 허가 업무를 관할한다.

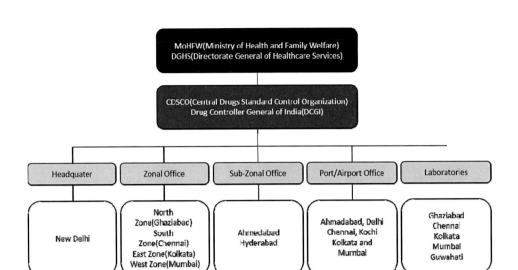

그림 6.6.1. 중앙의약품표준관리기구(CDSCO) 조직도

출처: 인도의 의료기기 시장 및 규제, 일본무역진흥기구, 2012

3) 소비자부(Department of Consumer Affairs)

소비자부는 소비자 협동 조합, 제품 가격 등을 모니터링하고, 소비자의 소비동향을 연구한다. 인도의 중량 및 측정 표준관리 부서를 조정하는 역할도 담당하고 있다.

4) 원자력에너지규제위원회(Atomic Energy Regulatory Board, AERB)

원자력에너지규제위원회는 핵, 방사시설 및 산업 안전 영역에 대한 안전정책을 개발하고 관련 안전코드/가이드/표준을 개발한다. 또한, 핵, 방사 시설 및 제품을 관리 감독하는 역할도 맡고 있다.

6.2 의료기기 규제 현황

1) 의료기기 규정

인도에서의 의료기기는 아래와 같은 규정을 적용한다.

- The Drugs and Cosmetic Act
- The Drugs and Cosmetic Rules
- Atomic Energy Act

2) 의료기기 정의와 분류

인도에서는 법률이나 규정에 의료기기 정의가 명시되어 있지 않으나, 「의약품 및 화장품법」및「의약품 및 화장품 규칙」에 의해 의약품의 정의에 다음과 같이 의료기기가 언급되어 있다.

사람 또는 동물의 질환이나 이상을 진단, 치료, 완화 또는 예방하기 위한 기기

인도는 의료기기 등급에 대한 규정이 없으며, 의료기기로 공지된 기기에 대해서만 인허가를 획득하면 된다. 진단용엑스선장치나 CT 등 방사선을 방출하는 의료기기는「의약품 및 화장품법」에 의약품으로 분류되어 있지 않지만,「원자력에너지법(Automic Energy Act)」에 따라 규제되고 있으며, 원자력에너지규제위원회(AERB)에 의해 방사선 방출기기로 관리되고 있다.

표 6.6.1. 인허가 획득이 필요한 의료기기 리스트

No.	기기	예시
1	The Drugs and Cosmetics Act and Rules에 공지된 의료기기(아래 표 참조)	일회용 주사기, 심혈관용 스텐트
2	체외진단용 의료기기(In-Vitro Devices)	체외진단기기
3	방사선 기기(Radiology Products)	X-Ray, CT, Mammography
4	초음파 기기(Ultra Sound Devices)	초음파 기기

「의약품 및 화장품법」및「의약품 및 화장품규칙」에 따라 의약품으로 간주되어 규제 대상에 포함되는 의료기기는 다음과 같다.

표 6.6.2. 의약품으로 간주되어 규제 대상이 되는 의료기기 리스트

No.	품목명	지정 시기
1	일회용 주사기(Disposable Hypodermic Syringes)	1989.3
2	일회용 주사침(Disposable Hypodermic Needles)	1989.3
3	일회용 관류세트(Disposable Perfusion Sets)	1989.3
4	체외진단용 의료기기(In Vitro Diagnostic Devices for HIV, HBsAG and HCV)	2002.8
5	심혈관용 스텐트(Cardiac Stents)	2002.8
6	약물방출스텐트(Drug Eluting Stents)	2002.8
7	카테터(Catheters)	2005.6
8	안구 내 렌즈(Intra Ocular Lenses)	2005.6
9	정맥용 캐뉼라(I.V. Cannulae)	2005.6

No.	품목명	지정 시기
10	골시멘트(Bone Cements)	2005.6
11	심장판막(Heart Valves)	2005.6
12	두피 정맥 세트(Scalp Vein Set)	2005.6
13	정형외과용 임플란트(Orthopedic Implants)	2005.6
14	체내 인공 대체 기관(Internal Prosthetic Replacements)	2005.6

출처: 인도의 의료기기 시장 및 규제, 일본무역진흥기구, 2012

또한 상기 14개 품목 외에도 8개 의료용품이 「의약품 및 화장품법」및 「의약품 및 화장품규칙」의 규제 대상에 해당된다. 단, 인도의 의약품으로 간주되는 의료기기 규제 대상 품목은 폭넓게 해석될 수 있으므로, 인도에서 의료기기를 판매하고자 하는 자는 해당 제품이 규제 대상에 해당되는지 확인하여야 한다.

표 6.6.3. 가 규제 대상 의료기기 리스트

No.	품목명
1	혈액판별용 혈청(Blood Grouping Sera)
2	봉합사 및 스테이플러(Skin Ligatures, Sutures and Staplers)
3	자궁 내 장치(Intra Uterine Devices)
4	콘돔(Condoms)
5	피임용 링(Tubal Rings)
6	수술용 드레싱(Surgical Dressings)
7	테이프형 배꼽폐색기(Umbilical Tapes)
8	혈액백(Blood/Blood Component Bags)

출처: 인도의 의료기기 시장 및 규제, 일본무역진흥기구, 2012

3) 의료기기 허가 절차

인도는 많은 의료기기가 제품 등록 및 허가 절차가 불필요하다. 해외 제조업체는 CDSCO의 의료기기 관련 부서에 대응할 수 있는 인도 대리인을 선임하여 해당 의료기기를 등록하고 제품의 감시 및 품질을 관할한다.

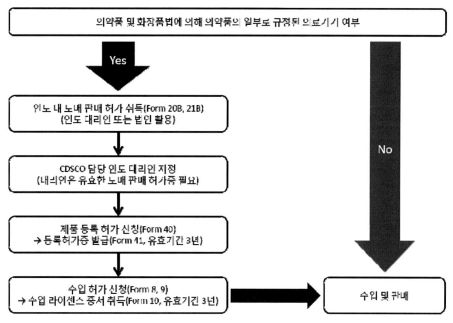

그림 6.6.2. 인도의 의료기기 허가 절차

출처: 의료기기해외시장브리프 vol.14 인도, 보건산업진흥원, 2013

인허가 기간 및 수수료, 승인의 유효기간은 다음 표와 같다.

표 6.6.4. 의료기기 허가 및 유효기간, 수수료

	소요기관	유효기간	수수료
제품 등록 허가	9~12개월	3년	1,500 달러
수입업 허가신청	약 3개월	3년	22 달러

출처: 의료기기해외시장프리프 vol.14 인도, 보건산업진흥원, 2013

4) 라벨링 요구사항

(1) 체외진단용 의료기기

체외진단용 의료기기의 인도 내 수입 및 판매를 위해서는 「의약품 및 화장품법」및 「의약품 및 화장품규칙」의 다음과 같은 라벨링 요구사항을 만족하여야 한다.

- 제품명
- 제품수량
- 생산일
- 유통기한 만료일
- 저장 조건

- 수입업체명 및 주소
- 수입업체 면허 번호
- 실제 생산업체명 및 주소

출처: http://www.consumeraffairs.nic.in

(2) 라벨링 요구사항 예외 적용

「중량 및 측정 표준법(Standard of Weight and Measurement Act)」에 의거, 모든 패키징 상품은 라벨링 부착이 필요하지만 다음의 경우에는 예외 적용된다.

- 기관에 직접 판매되는 경우
- 상품 무게가 25kg이상이고, 개별 제품이 아닌 패키지로 판매되는 경우

5) 판매 및 광고 요구사항

인도에서 의료기기를 판매하고자 하는 자는 「의약품 및 화장품법」에 따라 판매 허가증을 취득하여야 하며, 유효기간은 5년이다.

광고물은 「의약품 및 화장품법」에 따라 Central Drugs Laboratory나 정부 분석관의 실험 또는 분석보고서의 내용을 사용할 수 없다.

6) 수리 및 부작용 보고

제조사는 의료기기 품질에 대한 책임을 부담하여야 하며, 의료기기 사용과 관련하여 사망, 생명 위협, 입원, 장애, 선천성 결함 등이 발생한 경우 CDSCO에 필수적으로 보고하여야 한다. 이때 보고 주체는 의료진(의사, 치과의사, 간호사, 약사 등)이 해당되며, 보고서 양식은 다음과 같다.

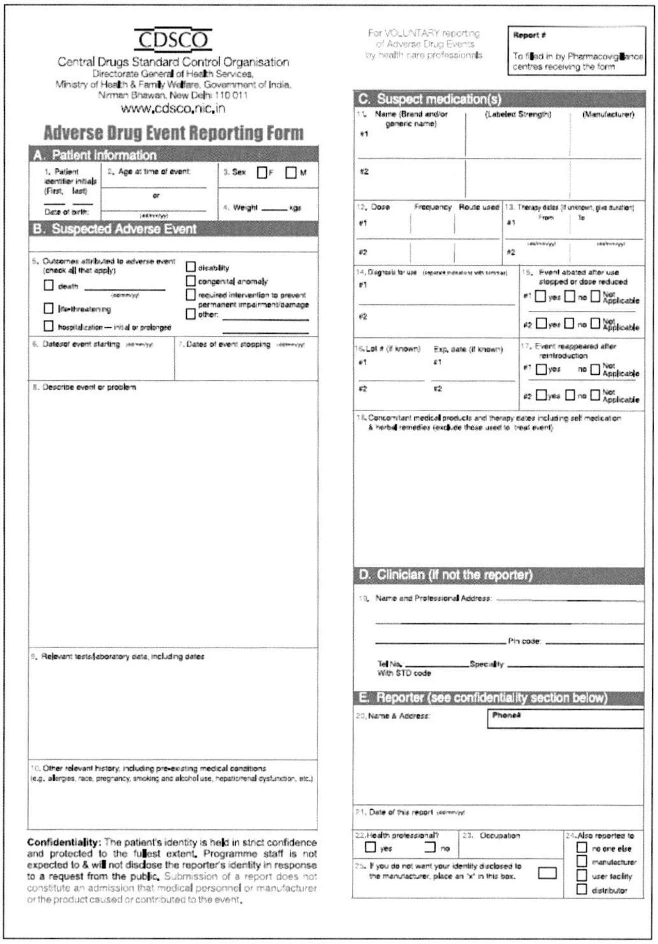

CDSCO
Central Drugs Standard Control Organisation
Directorate General of Health Services,
Ministry of Health & Family Welfare, Government of India,
Nirman Bhawan, New Delhi 110 011
www.cdsco.nic.in

Adverse Drug Event Reporting Form

For VOLUNTARY reporting of Adverse Drug Events by health care professionals

Report #
To filled in by Pharmacovigilance centres receiving the form

A. Patient information
1. Patient identifier initials (First, last) Date of birth:
2. Age at time of event: or (dd/mm/yy)
3. Sex ☐F ☐M
4. Weight ____ kgs

B. Suspected Adverse Event
5. Outcomes attributed to adverse event (check all that apply)
☐ death (dd/mm/yy)
☐ life-threatening
☐ hospitalization — initial or prolonged
☐ disability
☐ congenital anomaly
☐ required intervention to prevent permanent impairment/damage
☐ other:
6. Dates of event starting (dd/mm/yy)
7. Dates of event stopping (dd/mm/yy)
8. Describe event or problem
9. Relevant tests/laboratory data, including dates
10. Other relevant history, including pre-existing medical conditions (e.g., allergies, race, pregnancy, smoking and alcohol use, hepatic/renal dysfunction, etc.)

Confidentiality: The patient's identity is held in strict confidence and protected to the fullest extent. Programme staff is not expected to & will not disclose the reporter's identity in response to a request from the public. Submission of a report does not constitute an admission that medical personnel or manufacturer or the product caused or contributed to the event.

C. Suspect medication(s)
11. Name (Brand and/or generic name) (Labeled Strength) (Manufacturer)
#1
#2
12. Dose Frequency Route used
#1
#2
13. Therapy dates (if unknown, give duration) From To
#1
#2
14. Diagnosis for use
#1
#2
15. Event abated after use stopped or dose reduced
#1 ☐ yes ☐ no ☐ Not Applicable
#2 ☐ yes ☐ no ☐ Not Applicable
16. Lot # (if known) Exp. date (if known)
#1 #1
#2 #2
17. Event reappeared after reintroduction
#1 ☐ yes ☐ no ☐ Not Applicable
#2 ☐ yes ☐ no ☐ Not Applicable
18. Concomitant medical products and therapy dates including self medication & herbal remedies (exclude those used to treat event)

D. Clinician (if not the reporter)
19. Name and Professional Address:
Pin code:
Tel No. With STD code
Speciality

E. Reporter (see confidentiality section below)
20. Name & Address:
Phone#
21. Date of this report (dd/mm/yy)
22. Health professional? ☐ yes ☐ no
23. Occupation
24. Also reported to
☐ no one else
☐ manufacturer
☐ user facility
☐ distributor
25. If you do not want your identity disclosed to the manufacturer, place an "x" in this box. ☐

그림 6.6.3. 부작용 보고 양식

출처; http://www.cdsco.nic.in

6.3 최근 규제동향

인도는 국제의료기기규제당국자포럼(The International Medical Device Regulators Forum, IMDRF)에서 정의한 의료기기 정의 및 위해도에 따른 4등급 체계 도입을 위한 법안을 논의 중에 있다.

중앙의약품표준관리기구(CDSCO)는 현재 「의약품 및 화장품법」상 리스트에 있는 의료기기만을 규제 대상으로 간주하여 그 폭이 좁은 점과 의료기기 임상시험에 대한 요구사항이 불명확한 점을 개선하기 위해 의료기기 등록 및 임상시험에 대한 규제를 보완하고 명확화 하는 작업을 진행하고 있다. 구체적으로는, 리스트 외 의료기기의 인허가 필요여부에 대한 가이드라인을 제공하고, 의료기기 임상시험 요구사항을 기존 의약품 임상시험 요구사항과 유사하게 제안하기 위한 작업을 진행하고 있다.

7 독일

7.1 분야별 규제현황

1) 의료기기 해당여부 판정 절차

독일 보건의료에 대한 의사결정 권한은 연방정부와 주(Lander)정부로 나뉘어져 있는데, 의료서비스에 대한 구체적 실행방침 및 책임은 각 주정부의 역할이다. 제품의 의료기기 해당여부 판단은 주정부간 의견이 상이할 때 연방 상급 관청인 연방 의약품의료제품청(Bundesinstitut für Arzneimittel und Medizinprodukte, BfArM)이 결정한다. 명문화된 의료기기 해당여부 확인 절차는 마련되어 있지 않으나, 특정 안건을 논의하기 위한 면담 신청은 가능하다. 그러나 면담 신청 후 특정 기간 내 답변할 의무와 공식 절차는 없다.

2) 의료기기 법령 주요 내용

(1) 의료기기 관련 법령

「독일 의료기기법(Medizinproduktegesetz, MPG)」은 다음 유럽연합 의료기기지침을 준용한다.

- MDD 93/42/EEC – Medical Device Directive
- AIMDD 90/385/EEC – Active Implantable Medical Device Directive
- IVDD 98/79/EC – In Vitro Diagnostic Device

또한, 유럽연합의 의료기기 규제는 의료기기지침(Directive) 및 세부지침(MEDDEV 가이드라인)이 있으며, 각 회원국의 의료기기법에 의해 규율한다.

(2) 의료기기 정의 및 등급분류

독일의 의료기기 정의 및 등급분류는 유럽연합의 의료기기지침을 따른다. ("제3장 유럽 의료기기 허가인증제도" 참조)

(3) 의료기기 CE인증 절차

독일을 포함한 모든 유럽연합 회원국은 MDD 93/42/EEC에 따라 CE Marking을 한 의료기기만을 시장에 유통시킬 수 있다. 일부 1등급 의료기기(측정기능 없거나, 멸균되지 않은 제품)는 CE 인증 없이 회원국 행정당국 신고로 유통이 가능하다. CE Marking은 제조업자가 모든 적용 가능한 의료기기지침(Medical Device Directive, MDD)의 요구사항을 만족시키고 있음을 선언하는 것을 의미한다. CE Marking은 일반적인 허가 절차와는 달리, 제조업자의 책임을 중시한다.

독일의 경우, 의료기기 제조와 수입에 대한 관리는 연방 의약품의료제품청(BfArM)에서 관장하며, 서류심사와 제조시설 공장심사를 통한 CE 인증업무는 제3자 인증기관(Notified Bodies)을 통해 수행된다. CE인증을 위해 유럽연합 내로 수출하는 외국 제조사는 유럽대리인(Authorized Representative)을 유럽 내에 반드시 지정하여야 한다.

의료기기 제조업자는 CE 마크를 부여받기 위해, 인증기관을 통한 적합성 평가를 받고 자가선언한 후 해당제품을 시장에 출시 가능하다. 적합성 평가(Conformity Assessment)란 인증기관이 의료기기의 성능 및 안전성과 제조업자의 품질시스템을 검토하는 과정이다. 자가선언(Declaration of conformity)이란 제조업자의 제품이 규격을 충족하고 유효하고 안전하다는 것을 제조업자 스스로 선언하는 적합성 선언문을 말한다.

독일에 대리인을 둔 제조업체는 CE 마크를 획득한 이후, 독일 등록기관인 연방의료기록 정보연구소(German Institute for Medical Documentation and Information, DIMDI)에 제품 접수(Registration)를 한 후 출시가 가능하다.

(4) 인허가 절차(상기 참조)

유럽연합 회원국인 독일에 제품을 판매하기 위해서는 CE Marking이 요구되며, CE Marking이 있는 제품도 유럽대리인이 필요하며, 별도로 연방의료 기록 정보연구소(DIMDI)에 접수가 필요하다.

(5) 의료기기 시판후 조사와 감시 시스템

유럽연합은 의료기기로 인한 부작용 사고 등에 대하여 감시시스템(Vigilance System)을 운용하고 있다. 감시시스템은 유럽연합 위원회시스템과 연동하여 유럽연합 차원에서 규제하고 있다.

회원국에서 제품을 제조 또는 판매하는 의료기기 제조업자는 중대하고 잠재적으로 위험하다고 판단되는 사항을 각 국가 규제당국(CA)에 보고하여야 한다. 또한, 의료기기 사용에 의한 중대한 사유 등을 이유로 제조업자가 제품을 회수(Recall)시 기술적, 의료적 영향에 관한 상세내용을 각 CA에 보고하여야 한다.

(6) 의료기기 규제위반 시 책임

의료기기 규제위반 시「독일 의료기기법(MPG)」에 따른 형사상 책임 및「부정경쟁방지법(The Act Against Unfair Competition, UWG)」상 책임이 있으며, 「제품안전성법(Product Safety Act, ProdSG)」에 따른 책임도 존재한다.

7.2 규제 감독기관

1) 독일 연방정부 보건부(Ministry of Health)

연방정부는 의료제도와 질병보험을 총괄하며, 의약품 및 의료기기의 허가와 관리를 담당하는 6개 연방기구를 관리할 뿐만 아니라 구매자 조합조기인 질병금고와 지역 의사회를 관리하는 기관이다.

2) 연방 의약품의료제품청(Bundesinstitut für Arzneimittel und Medizinprodukte, BfArM)

연방보건부 산하의 독립기관으로서 의료기기와 의약품의 관리 감독을 수행하는 기관이다. 「독일 의료기기법(MPG)」 32조에 근거하여, BfArM은 기술적이고 의학적인 요구자료와 의료제품의 안전과 관련된 평가를 관할하고, 관할관청과 지정 인증기관에 조언을 한다. 「독일 의료기기법(MPG)」 33조에 근거하여, BfArM의 하위 독립기관인 연방 의료기록 정보연구소(DIMDI)는 동법의 집행을 위하여 의료제품에 대한 정보시스템을 설치하고, 연방과 주(州)의 관할 관청에게 필수적인 정보를 제공한다.

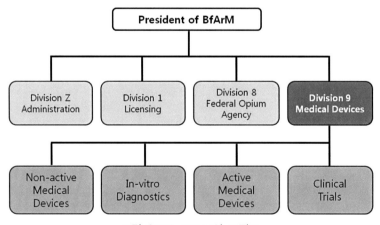

그림 6.7.1. BfArM의 조직도

출처: 한국보건산업진흥원, 의료기기해외시장 Brief vol.5 독일

특정 기기 및 서비스의 의료기기 해당여부 판정은 다음의 유럽연합 가이드라인에 따라 실시된다.

- MEDDEV 2.1/6 참고
- 경계성 제품의 의료기기 해당여부 판정 및 분류에 관한 매뉴얼 (Manual on Borderline and Classification in the Community Regulatory Framework for Medical Devices v.1.16 (2014.7월)) 참고

각 주(州)별 규제당국이나 제3자 인증기관(Notified Body)과 제조업자 간에 의료기기 해당여부에 대한 견해차가 있을 시 제조업자가 요청하면 BfArM은 해당 기기의 의료기기 해당여부에 대한 구속력 있는 행정결정을 내려 준다.

8 프랑스

8.1 규제 기관

1) 국립의약품건강제품안전청(French National Agency for Medicines and Health Products Safety, ANSM)

기존 의료 제품(의약품, 의료기기, 체외진단용 의료기기, 바이오 제품)의 규제 및 감독을 담당하던 AFSSAPS(Agence Francaise de Securite Sanitaire des Produits de Sante)가 ANSM로 대체되었다. 기존의 기능 위주 조직 체계에서 제품 중심으로 변화되었고, 더 엄격한 기술문서 검토를 실시하고 있다. ANSM은 프랑스 보건부 산하의 공공기관으로서 의료 제품의 안전을 책임지고 있으며, 이들 제품의 안전성 평가, 사전 및 사후관리 업무를 수행하고 있다. ANSM은 운영부서와 지원부서로 구성되어 있다. 운영부서는 8개의 제품군과 5개의 전문 기능별로 메트릭스 구조의 부서로 구성되어 있으며, 지원부서는 법률 및 규제 업무, 평가, 감시, 검사, 관리 등 총 5개 업무로 구성되어 있다.

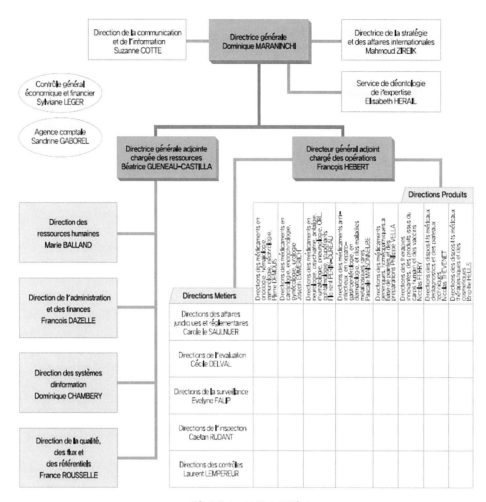

그림 6.8.1. ANSM 조직도

2) 최고보건청(Haute Autorité de Santé, HAS)

최고보건청은 의료기술평가기관으로서 의약품, 의료기기 및 의료행위의 의료기술평가(health technology assessment, HTA)와 가이드라인의 출판, 보건의료 관련 조직 인증 등의 역할을 수행하고 있다. 보건의료 시스템 내에서의 공정성 확보와 환자 관리의 질적 향상을 위해 2004년에 설립되었다. HAS는 의료 서비스 범위를 규정하고, 의료서비스 및 의료기기에 대한 정기적 평가, 올바른 의료행위에 대한 권고안 등의 마련을 위해 의료기기 및 의료기술 평가위원회를 운영하고 있다. 기관 운영은 의회, 국가 등에서 추천된 8명의 전문가가 독립성을 가지고 운영하는 체제로서 최고 책임자인 의장을 제외한 7인이 각 분야별 파트장의 역할을 담당하고 있으며, 주요 업무는 7개 부서로 분할 운영

중이다. 7개 부서 중 3개 부서가 치료재료와 의료기기 관련 기술평가 등을 담당하고 있고, 4개 부서가 약제와 치료행위에 대한 부분을 담당하고 있다.

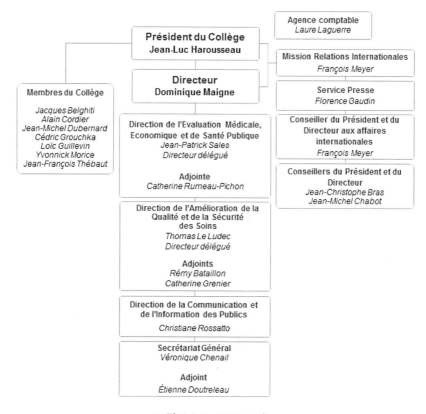

그림 6.8.2. HAS 조직도

출처: http://www.has-sante.fr

8.2 규제 현황

1) 의료기기 해당여부 판정 절차

의료기기 해당여부는 ANSM의 의료기기 담당부서(Department for Medical Device) 또는 법률 및 규제 담당부서(Department for Legal and Regulatory Affairs)에 질의 가능하다. 그러나 이들은 공식적 유권해석 답변을 제공할 의무는 없으며, 답변 기한 또한 없다. 수신 답변은 법적 구속력이 없다. 의료기기 판단 여부는 소프트웨어 또는 하드웨어 기능에 대한 기술적인 자료를 제출하여 규제기관을 통해 이메일 회신 또는 구두로 수신을 받는다.

2) 의료기기 규제 근거 법령

프랑스는 「공중보건법(Public Health Code, CSP)」 및 유럽연합 공통 의료기기지침을 준용하여 의료기기를 규제하고 있다.

「공중보건법」 의료기기 규정
- Public Health Code-Legislative Part Article, L 5211-4
- Public Health Code-Regulatory Part Article, R 5211-66
- Decree n2002-1221 of 30 September 2002
- Decree n2010-270 of 15 March 2010

3) 의료기기 등급별 관리

프랑스는 기본적으로 유럽연합과 같은 분류체계를 사용하며, 위해도에 따라 4단계로 구분한다. 1등급 제품 중 멸균이나 측정기능을 가진 제품은 추가적인 제품 평가 인증을 받아야 하며, 제세동기와 같은 능동형 이식장치는 AIMD(Active Implantable Medical Device)로 따로 분류한다.

표 6.8.1. 의료기기 등급분류

등급	위해도	제품 예시
Class I	낮은 위해도	견인기, 설압기
Class I 멸균제품	피부만 접촉하는 멸균된 비침습적 의료기기	수술복
Class I 측정기능	측정기능이 있는 비침습적 의료기기	소프트웨어 의료기기
Class IIa	중간 위해도	피하 주사침, 흡입기
Class IIb	잠재적으로 높은 위해도	인공호흡기, 정형외과용 플레이트
Class III	높은 위해도	인공심장 판막
AIMD	높은 위해도	제세동기

4) 의료기기 인허가 절차

(1) 시판전 관리

제조업체는 제품을 시장에 출시하기 전에 Public Health Code, Art.R. 5211-7(인증)/R. 5211-65(등록)에 따라 인증기관을 통해 CE 인증을 받은 후, 추가로 ANSM에 제품 등록(신고)을 하여야 한다. 해외 제조업체의 경우, CE 인증 후 ANSM 제품 등록 시에 유럽대리인을 선임하여야 한다. 유럽대리인은 CE Marking 인증서, 제품 출시 일정, 불어로 작성된 제품 라벨, 사용 설명서 등 제품 등록 자료를 제조업자로부터 제공 받아 이를 검토한 후, ANSM에 제출한다.

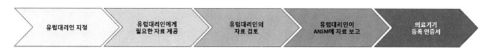

그림 6.8.3. 해외 제조업체 제품 등록 절차

(2) 시판후 감시

프랑스는 의료기기의 시판후 감시를 위해 ANSM 내 의료기기 감시위원회(National Vigilance Commission)를 운영하고 있으며, 위원회는 의료기기 안전사고와 관련된 모든 보고서를 평가하고 필요한 개선 및 예방조치를 관할한다. 모든 의료기기 제조업자는 감시 위원회 담당자를 지정하여야 하며, 담당자는 모든 심각한 사고나 위험을 위원회에 보고하여야 한다. 의료기기 판매자의 경우 감시 책임자를 지정하여야 하며, 감시 책임자는 의료기기 감시위원회와 제조업체에 심각한 제품 사고를 보고할 의무가 있다. 제조업체가 기한 내 미신고 할 경우 ANSM은 등록된 의료기기의 허가 철회가 가능하다. 또한, 의료기기로 인해 환자, 최종 사용자, 기타 제3자에 사망 또는 심각한 상해를 야기하거나 야기할 수 있는 사고를 보고하지 않은 제조업자, 수입업자, 판매업자는 Public Health Code, Art.R.5461-2에 따라 2년 이하의 징역 및 €150,000 이하의 벌금이 부과될 수 있다.

ANSM의 의료기기 사후관리 권한은 프랑스에만 한정되지 않고, 사고 관련 조사를 위해 프랑스 외 타지역 절차의 심사 및 조사도 가능하다. 제품사고와 관련하여 의료기기 제조업체의 책임범위는 사용자가 사용설명서에 따라 기기를 사용하였는지 여부에 따라 달라진다. 만약 사용자가 제품 사용 시 사용설명서를 따르지 않고 임의로 사용하여 사고가 발생한 경우, 제조업체의 책임은 없다.

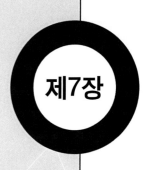

제7장

의료기기 국제 표준화

📋 CONTENTS

1   **국제의료기기규제당국자포럼 (IMDRF)**

국제의료기기규제당국자포럼(The International Medical Device Regulators Forum, IMDRF)은 의료기기 산업의 선진국을 중심으로 의료기기 규제의 국제조화와 미래 방향을 논의하기 위해 2011년 2월 설립되었다.

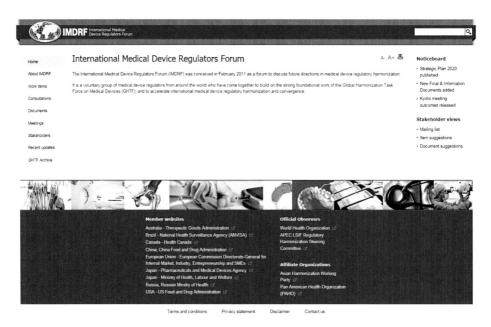

그림 7.1.1. IMDRF 홈페이지 화면

출처: http://www.imdrf.org

1.1 설립 배경

1) IMDRF의 설립 목적

IMDRF는 국제조화위원회(Global Harmonization Task Force, GHTF)로 시작되었으며, 국가 간의 의료기기 규제 차이를 최소화하여 산업계에 불필요한 부담을 덜고 의료기기의 안전성과 성능을 검증하는 절차와 문서를 국제적으로 조화시키고자 설립되었다. 의료기기의 안전성, 유효성, 성능, 품질 보증과 관련된 규제제도의 수렴을 독려하고, 기술적 진보의 장려와 국제무역을 촉진하며, 다른 국가의 의료기기 규제제도 경험에 관한 정보를 공유하는 것을 목적으로 하고 있다. IMDRF의 전신인 GHTF는 의료기기의 안전성과 성능에 대한 필수원칙 가이던스(2005)와 '의료기기 안전성과 성능의 필수원칙에 대한 적합성 증명에 관한 요약기술문서'(국제표준화기술문서, Summary Technical Documentation for demonstrating conformity to the principles of safety and performance of medical devices, STED)를 발간함으로써 국제조화의 근간이 되는 국제 표준화된 기술문서 요약서를 2008년에 개정·발간하였다.

2) 의료기기 국제조화기구(Global Harmonization Task Force, GHTF)

IMDRF의 전신인 GHTF는 1992년 시작된 자발적인 포럼으로 미국, 유럽연합, 일본, 호주, 캐나다 5개국의 규제기관과 산업계 담당자들로 구성되었다. GHTF에서 진행하던 국가 간의 의료기기 규제 차이를 최소화하기 위하여 작업한 국제표준화기술문서(STED)는 IMDRF로 이전되었다.

GHTF는 기본적인 규제제도에 관한 조화된 문서들을 발간하여 전파하였다. 의료기기 제품에 대한 기초개념 구상으로부터 제품실현, 시판, 시판후 사용, 제품 수명 종료, 폐기에 이르는 전 과정, 즉 기기의 요구사항과 의도된 사용, 설계입력 및 제품 스펙, 설계, 설계 확인, 시제품, 기기검증, 제조, 시판, 시장에서의 사용성능, 노후화, 폐기에 이르는 전 과정에 걸쳐 적용되는 국제조화된 의료기기 규제제도에 관한 논의를 이어 나갔다. 이러한 목적으로 설계와 제조를 위해 품질시스템, 공정검증, 설계관리공정, 위험관리, 의료기기 정의, 의료기기 분류규정, 안전성과 성능의 필수원칙, 라벨링, 표준, 요약기술문서, 시판전 및 시판후 적합성 평가, 임상증거, 감시 등에 관한 문서들이 발간되었다. GHTF STED 가이던스는 GHTF 회원국가인 호주(Medical device provisions of Australia Therapeutic Goos Act, TGA) 및 캐나다(Medical Devices Regulations, MDR), 유럽연합 (Medical Device Directive, MDD), 일본(Medical Device Provisions of Japan Pharmaceutical Affairs Law, PAL), 미국(FDA Medical Device Regulations, MDR)의 법령에 상당한 기초가 되었으며, 그 이외의 국가인 싱가포르, 말레이시아, 아시아의료기기 법령(ASEAN Medical Device Directive, AMDD) 제도의 기초가 되었다.

3) 회원국 및 규제당국

호주(Australia)
Therapeutic Goods Administration

브라질(Brazil)
National Health Surveillance Agency (ANVISA)

캐나다(Canada)
Health Canada

중국(China)
China Food and Drug Administration

유럽(European Union)
European Commission Directorate-General for Internal Market, Industry, Entrepreneurship and SMEs

일본(Japan)
Pharmaceuticals and Medical Devices Agency and the Ministry of Health, Labour and Welfare

러시아(Russia)
Russian Minstry of Health

미국(United States of America)
US Food and Drug Administration

1.2 주요 업무

1) 진행 중인 Work Items

표 7.1.1. IMDRF에서 진행 중인 Work Items

Work item	Working Group Membership	Coordinator
Software as a Medical Device (SaMD)	Regulator and stakeholder membership	Bakul Patel, USA
A review of the NCAR system	Regulator membership	Isabelle Demade, Europe
Medical Device Single Audit Program (MDSAP)	Regulator membership	Kimberly Trautman, USA
Regulated Product Submission	Regulator only and regulator and stakeholder membership	Mike Ward, Canada

출처: http://www.imdrf.org

2) 완료된 Work Items

표 7.1.2. IMDRF에서 완료된 Work Items

Work item	Working Group Membership	Coordinator
IMDRF recognized standards	No Working Group required for initial information gathering phase	Matthias Neumann, Europe
Roadmap for implementation of UDI system	Regulator and stakeholder membership	Laurent Selles, Europe

출처: http://www.imdrf.org

1.3 협력 기관

1) 아시아의료기기조화회의 (Asian Harmonization Working Party, AHWP)

　　AHWP는 한국, 중국, 인도, 대만 등 전세계 24개국이 참여하는 의료기기 제도 국제조화 협의체로서 선진국으로 구성된 IMDRF와 연계하여 아시아 및 국제 의료기기 제도의 표준화 및 정기적인 정보교환 등을 목적으로 1996년에 설립된 기구이다. 현재 아시아 이외에 남미, 아프리카 등에서의 가입이 증가하고 있다.

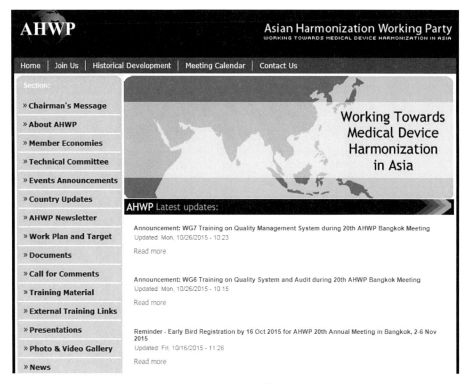

그림 7.1.2. AHWP 홈페이지 화면

출처: http://www.ahwp.info

(1) 목적

AHWP의 궁극적인 목적은 아시아지역에서의 의료기기관리제도가 국제적 방향에 조화할 수 있는 길을 권고하고 연구하는 것이다. APEC과 IMDRF에 정합하도록 하기 위하여 AHWP는 다음의 사항에 대해 노력한다고 명시하고 있다.

- 세계 각국의 품질체계 요구사항에 대해 연구하고 국제적으로 인정된 품질체계표준에 기초를 둔 품질 관리체계표준의 채택에 대한 전망을 연구한다.
- 제품의 안전과 보증을 확인하는 주요 수단으로서의 국제적 표준을 채택함에 있어서 규제의 공통합의를 만들어 나가는 데 노력한다.
- 아시아지역 내에서 채택될 수 있는 공통적 감시에 대한 인식을 쌓아 가는 데 노력한다.
- 아시아지역 내에서 의료기기 감시보고에 대해 조화된 체계가 받아들여지고 감시보고 정보를 공유할 수 있게 노력한다.
- 기술적 사항의 조화노력에 GHTF와 함께 노력하고 GHTF의 스터디그룹(Study Group, SG)에 참가자로서의 대표성을 갖도록 노력한다.
- APEC에서의 의료기기와 장비 부분에 대한 의제의 아시아 지역 내 시행과정을 촉진한다.

(2) 회원국

한국, 중국, 대만, 싱가폴, 홍콩, 필리핀, 베트남, 태국, 인도네시아, 말레이시아, 미얀마, 아부다비, 브루나이, 캄보디아, 사우디아라비아, 쿠웨이트, 요르단, 예멘, 파키스탄, 인도, 라오스, 남아프리카공화국, 칠레, 탄자니아 등 총 24개국.

※ 싱가포르, 중국, 사우디아라비아 등에서 회장을 역임한 바 있으며, 제19회 AHWP 총회에서 한국이 회장으로 선출됨.

(3) 주요 업무

- 국제적으로 인정된 의료기기 품질시스템 기준에 기초한 품질시스템 기준을 적용하기 위한 관찰 및 전세계의 품질관리 요구조건 조사
- 의료기기 제품의 안전과 보증을 위한 주요 수단으로서 국제 기준 인정에 기초한 공동 규제 합의 작업
- 아시아 지역에서 인정될 수 있는 공동 감사 인정 작업
- 지역간의 의료기기 감시보고 시스템 조화와 정보공유 작업
- 기술적 조화를 위하여 GHTF와 작업 및 GHTF의 연구 그룹의 관찰자 역할 모색
- 의료기기 및 장비 관련 APEC 주도 사항에 대한 지역별 이행 과정 촉진'

1.4 국내 대응

1) 국제표준화기술문서(STED) 채택

현재 우리나라 식품의약품안전처는 의료기기 허가·신고·심사 등에 관한 규정에 따라 2014년 1월 1일부터는 체외진단용 의료기기를 제외한 4등급 품목은 STED를 작성하여 식품의약품안전처에 신청하는 것이 의무화 되었다. 다만, 4등급 이외의 품목은 제조업자나 수입업자가 신청을 원할 경우 STED로 신청할 수 있다. STED는 기존의 기술문서 양식에 비해 작성하여야 할 내용이 방대하여 도입 초기에 어려움이 있을 수 있으나, 여러 규제 당국이 요구하는 서로 다른 양식의 기술문서를 효과적으로 관리할 수 있는 수단으로 활용할 수 있을 것으로 기대된다. 이를 통해 여러 규제 당국이 요구하는 필수원칙에 대한 적합성을 입증하기 위한 일관된 양식을 확립하는 데에 도움을 줄 수 있고, 궁극적으로 허가신청에 소요되는 비용과 시간을 줄일 수 있을 것으로 기대된다. 규제 당국 입장에서도 해당 기기가 필수원칙에 따르는지 확인하기 위한 효과적인 방법으로 사용될 수 있으며, 일관성 있는 제출양식을 통해 심사에 소요되는 시간과 비용을 줄일 수 있을 것으로 기대된다. "제7장 2. 의료기기 국제표준화기술문서 (STED)"를 참조한다.

2) 한국의료기기 국제조화위원회(Korea Global Medical Device Harmonization Committee, KGHC)

GHTF 및 AHWP와 연계하여 산업계, 학계 등의 전문가로 구성된 한국의료기기국제 조화위원회(Korea Global Medical Device Harmonization Committee, KGHC)가 2005 년 4월 발족되었다.

산하에 5개의 분과별 기술위원회(제도일반/사후관리/GMP/AUDIT/임상)를 두어 국제조화기구(GHTF: Global Harmonization Task Force) 및 아시아조화회의(AHWP: Asia Harmonization Working Party) 등의 국제기구와 인적 · 물적 교류와 같은 긴밀한 연결체계를 구축하고, 국제동향을 수시로 파악하여 의료기기 제도의 선진화 및 국제경쟁력 확보를 도모하고 있다.

2 의료기기 국제표준화기술문서(STED)

2.1 개요

1) STED의 도입 배경

현재 각국의 의료기기 규제에 대해 조화를 이루기 위한 목적으로 국제의료기기규제당국자포럼

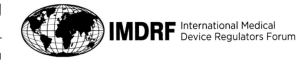

(International Medical Device Regulators Forum, IMDRF)이 운영되고 있지만, 이 이전에 1992년에 설립된 국제조화전문위원회(Global Harmonization Task Force, GHTF)가 있었다. GHTF의 기본적인 목적은 의료기기의 안전성, 유효성/성능, 품질에 관련된 규제의 조화를 위해서 2008년과 2011년에 의료기기와 체외진단용 의료기기로 나누어 국제표준화기술문서(Summary Technical Documentation, STED)를 발간하였다.

STED는 필수원칙 체크리스트를 통해 안전성 및 성능 입증을 위한 요구사항을 구체적으로 규정한다. 이를 통해 필요한 표준화 정보와 자료를 정리할 수 있고, 규제당국 간 차이가 있는 요구사항을 정리할 수 있다. 즉, 양식 통일을 통해 체계적이고 일관성 있게 정리할 수 있기 때문에 제품 허가에 소요되는 시간을 줄일 수 있으며, 미국, 유럽, 일본 등국가 간 진입 장벽을 낮출 수 있을 것으로 기대된다.

2) 국내·외 현황

IMDRF에서 발간한 STED는 기술문서의 공통양식으로서, STED를 통해 시판하려는 의료기기가 안전성 및 성능의 필수원칙에 부합한다는 것을 입증할 수 있다. 2005년 이후로 일본, 캐나다 등은 STED를 도입하였으며, 호주와 유럽연합은 STED로 접수할 것을 권장하고 있다. 미국은 STED 도입을 목표로 2004년부터 예비 프로그램(Pilot program)을 시행하고 있다.

(1) 국내 현황

2012년에 식품의약품안전처는 STED 도입과 관련된 세부방안 마련을 위해 용역 연구를 시행하였으며, 한국의료기기산업협회가 중심이 되어 협의체를 구성 및 운영하였다. STED 제도와 관련된 내용을 「의료기기 허가·신고·심사등에관한규정」에 반영하였다. 특히 잠재적 위해도가 가장 높은 4등급 의료기기는 2014년 1월 1일부터 STED로 기술문서 작성이 의무화되었다.

국내에서 적용되는 STED는 신청내용, 기술문서 개요, 첨부자료로 나누어진다. 신청내용에는 심사의뢰서, 기허가제품과 비교한 자료 등의 내용이 포함되며, 기술문서 개요에는 기기설명 및 제품사양, 표시기재(안), 설계와 제조정보, 필수원칙 체크리스트, 위험분석과 관리요약, 제품검증 및 유효성확인 요약 등의 내용이 포함된다. 첨부자료에는 제조공정 관련자료, 위험분석 보고서, 제품검증 및 유효성 확인 자료, 참고문헌 등이 포함되어 있다.

표 7.2.1. 국내의 STED 작성법

제1부 신청내용 등	1.1 심사의뢰서
	1.2 기 허가제품과 비교한 자료
제2부 국제표준화기술문서 개요	2.1 목차
	2.2 기기설명 및 제품사양
	2.3 표시기재(안)
	2.4 설계와 제조정보
	2.5 필수원칙 체크리스트
	2.6 위험분석과 관리요약
	2.7 제품검증 및 유효성확인 요약
제3부 첨부자료	3.1 목차
	3.2 제조공정에 관한 자료
	3.3 위험분석 보고서
	3.4 제품검증 및 유효성 확인 자료
	3.5 참고문헌

출처: http://www.mfds.go.kr

(2) 국외 현황

① 미국

미국은 IMDRF의 회원국이지만, STED를 필수 요건으로 사용하고 있지는 않다. 장기적으로는 STED를 도입할 것을 목표로 하고 있으며, 2003년에 STED와 관련된 가이던스를 배포하였으며, 2004년부터 예비 프로그램을 시행하고 있다. 이는 PMA 제출과 510(k) 제출을 할 때만 적용된다.

② 유럽연합/호주

유럽연합과 호주의 의료기기 규제는 유사하다. 기술문서와 관련해서는 STED를 의무사항으로 인정하고 있지는 않지만, STED 양식으로 기술문서가 작성되어도 인증기관에서 기술문서로 인정한다.

③ 일본

일본은 '자료개요'라는 STED를 사용하고 있다. 2002년부터 STED 양식의 신청서류와 기존의 허가신청서류를 병행하여 사용하였다. 2005년부터 STED 양식의 의무화를 시행하였으며, STED를 통해 의료기기의 안전성·유효성을 입증하도록 하였다. STED 양식의 의무화 시행 후 3년 간의 유예기간을 두어 필수원칙 중 일반적 요구사항(The General Requirement)만을 작성해도 무관하였으며, 2008년부터 나머지 기본 요건을 포함한 모든 항목을 작성할 것을 요구하였다.

④ 캐나다

캐나다는 2011년 STED 가이던스를 발간하였다.

> "Health Canada has adopted use of the STED for premarket licence applications and licence amendment applications for Class III and Class IV medical devices. Although the use of the STED is not mandatory, Health Canada strongly encourages manufacturers to follow this guidance when submitting Class III and IV medical device licence applications and amendment applications."

STED를 작성하는 것이 의무는 아니지만, Class III와 Class IV 의료기기에 대해서 라이선스를 취득하기 위해서는 STED를 사용하는 것을 허용한다고 밝혔다.

2.2 STED의 구성

1) STED의 개요

국제의료기기규제당국자포럼은 기술문서의 양식을 통일시키기 위해 STED를 개발하였다. 해당 의료기기의 설계 과정 및 제조 과정이 의료기기의 안전성 및 성능의 필수원칙에 부합되는지를 입증하기 위해서 품질시스템을 바탕으로 작성하며, 기기 설계, 위험분석 등의 자료를 추가적으로 확인한다. 국내에서도 국제적인 조화와 의료기기 안전성 및 성능의 제고를 위해 STED를 도입하게 되었다.

국제표준화기술문서(STED)는 「의료기기 허가·신고·심사 등에 관한 규정」(식품의약품안전처 고시) 제27조(국제표준화기술문서 작성) 및 제28조(심사자료의 면제)에 따라 작성한다.

2.1 목차
2.2 기기설명 및 제품사양
　2.2.1 기기설명
　2.2.2 제품사양
　2.2.3 유사기기 및 기 허가된 제품에 대한 참고자료
2.3 표시기재(안)
2.4 설계와 제조정보
　2.4.1 기기설계 개요
　2.4.2 제조공정 요약
　2.4.3 설계 및 제조장소 요약
2.5 필수원칙 체크리스트
　2.5.1 참조규격 일람
　2.5.2 필수원칙 및 적합성 증거
2.6 위험분석과 관리요약
　2.6.1 위험분석 시스템
　2.6.2 주요한 위험요소
2.7 제품검증 및 유효성확인 요약
　2.7.1 일반사항

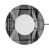

2.7.2 전기 · 기계적 안전성 시험 요약

2.7.3 생물학적 안전성 시험 요약

2.7.4 방사선에 관한 안전성 시험 요약

2.7.5 전자파 안전성 시험 요약

2.7.6 성능에 관한 자료 요약

2.7.7 소프트웨어 검증 및 유효성 확인자료 요약

2.7.8 물리 · 화학적 특성 자료 요약

2.7.9 동물유래물질에 대한 안전성 자료 요약

2.7.10 안정성 시험 요약

2.7.11 복합 · 조합된 의약품에 대한 정보 요약

2.7.12 동물시험 자료 요약

2.7.13 임상시험 자료 요약

2) 기술문서 구성

(1) 기기설명 및 제품사양

제조업자가 의도한 사용목적을 포함해 품목개요, 원재료, 저장방법 및 사용기한 등의 제품에 대한 일반적 설명을 기재한다. '의료기기 품목 및 품목별 등급에 관한 규정'에 따라 품목분류 및 등급을 기재한다. 기허가된 제품과 비교하여 새로운 특성을 기재한다. 제품사양에는 성능을 포함한 제품의 특성, 모양 및 구조(외형사진, 외향설명, 중량 및 치수) 등을 기재한다.

(2) 유사기기 및 기 허가된 제품에 대한 참고자료

국내·외 시판 중인 의료기기에 대해 조사 후, 기허가 의료기기와 안전성, 유효성, 제품의 특징 등을 비교하고, 유사점 및 차이점을 설명한다.

표 7.2.2. 외국의 사용현황 요약 예

국가명	판매명	허가 년/월	사용개시 년/월	연간 사용수	사용목적, 효능 또는 효과	사용방법	비고
★★							허가
○○							허가 · 사용
허가국가의 수				사용국가의 수			

국내·외 유사기기들과 신청하려고 하는 기기와 비교하여 임상적 작용원리, 기술적, 생물학적 안전성 등을 비교한다. 원재료, 성능, 사용목적, 구조, 규격 등 제품 특징 등에 대해 비교하고, 유사점 및 차이점을 설명하며, 신청기기와 기존 기기를 비교하여 안전성

·유효성 측면에서 새로운 사항 또는 차이점에 대해 기재한다.

(3) 표시기재(안)

표시기재(안)은 「의료기기법」제20조 및 제24조1항을 참고하여 '용기 및 외부포장의 표기기재사항'과 '첨부문서의 기재사항'을 준수한다. 첨부문서(안), 사용설명서(안), 카달로그(안) 등의 사항이 표시기재(안)에 포함되어야 한다.

(4) 설계와 제조정보

제품의 설계 단계에 대해 전체적인 경위를 기재하는 것을 원칙으로 한다. 또한, 위탁 공정·검사공정 및 멸균공정을 포함하는 원재료 구입부터 최종제품 출하까지 전체 제조 공정에 대한 흐름도를 기재하고, 각 공정에 대한 설명을 기재한다. 별도로 멸균 프로토콜이 진행되는 경우에는 멸균방법, 멸균규격 및 멸균조건 등을 기재하여야 한다.

(5) 필수원칙 체크리스트

필수원칙 체크리스트에 따라 '일반요구사항'과 '설계 및 제조요구사항'을 기재하되, 기술적 특성을 고려하여 작성하여야 한다.

표 7.2.3. 필수원칙 체크리스트 세부항목

구분	세부항목
일반요구사항	1. 설계
	2. 위험관리
	3. 의료기기의 성능과 기능
	4. 제품 수명
	5. 운송 및 보관
	6. 의료기기의 유효성
설계 및 제조 요구사항	1. 화학적·물리적·생물학적 특성
	2. 감염 및 세균오염
	3. 제조 및 환경 특성
	4. 진단 또는 측정기능이 있는 기기
	5. 방사선에 대한 보호
	6. 전원에 연결 또는 장착되는 의료기기에 대한 요구사항
	7. 기계적 위험에 대한 보호
	8. 공급 에너지 또는 물질에 의해 환자에게 가해지는 위험에 대한 보호
	9. 자가검사 또는 자가투여 기기에서 환자에게 가해지는 위험에 대한 보호
	10. 제조업자가 제공하는 정보
	11. 적절한 임상평가를 포함한 성능평가

(6) 위험분석과 관리요약

위험분석은 ISO 14971 규격에 준하여 실시하여야 하며, 위험분석 실시 구성원, 위험 관리 계획, 위험분석, 위험평가, 위험관리, 잔여위험평가, 포괄적인 잔여위험 평가 시행 내용을 간략하게 기재한다. 이에 따라 식별된 주요 위험요소(Hazard)를 선정하고, 평가 결과에 대해 작성한다.

(7) 제품검증 및 유효성확인 요약

규격에 대한 적합선언을 통해 신청 의료기기의 적합성을 보장하고, 적합성 및 선언에 대해 책임소재를 명확히 한다. 또한, 기기설계의 유효성확인은 적합성을 증명하기 위해 사용된 규격 및 시험방법을 작성한다.

출처: 의료기기국제표준화기술문서 작성 해설서. 식품의약품안전처

3 의료기기 품질경영시스템(ISO 13485)

3.1 개요

1) 일반사항

ISO 13485는 의료기기의 설계, 개발, 생산, 설치 및 서비스를 하는 조직과 관련서비스의 설계, 개발 및 제공하는 조직이 사용할 수 있는 품질경영시스템에 대한 요구사항을 규정한다. 이 국제규격에 명시된 품질경영시스템 요구사항은 제품에 대한 기술적 요구사항을 보완하는 절차이다.

품질경영시스템은 업체의 특성에 따라 수립되어야 하며, 특정 업체의 품질경영시스템을 고안하고 실행하는 것은 다양한 필요성, 특정 목표, 제조하고자 하는 제품, 제조공정, 조직의 규모와 구조의 의해 영향을 받는다. 품질경영시스템의 구조 또는 문서화를 획일화하는 것이 이 국제규격의 의도는 아니다.

2) 다른 규격과의 관계

(1) ISO 9001과의 관계

ISO 13485는 독립표준이지만 ISO 9001에 기초하고 있는데, ISO 9001에서 변경하지 않고 그대로 인용한 항이나 하위조항들은 일반체로 표시되어 있다. 그러나 ISO 13485 내에 본문이 ISO 9001과 상이한 경우에는 해당 문장이나 본문을 포함하여 들여 쓴 부분

에 대하여 전체적으로 기울임체로 표시되어 있다.

(2) 다른 시스템과의 병용성

ISO 13485는 앞서 언급한대로 의료기기 업계 사용자 편의를 위해 ISO 9001 형식에 기초한다. 그러나 ISO 13485는 환경관리, 작업안전 및 보건관리 또는 재무관리와 같은 다른 경영시스템에 해당하는 요구사항들은 포함하고 있지 않다. 의료기기 업체는 ISO 13485의 요구사항에 적합한 품질경영시스템을 수립하기 위하여 기존 경영시스템들을 조정할 수 있다.

다음은 ISO 13485의 상세항목이다. 〈그림 7.3.1. 품질경영시스템의 효과성 유지〉에 있는 품질경영시스템, 경영책임, 자원경영, 제품실현 측정분석 및 개선은 Bold체로 표시되어 있다.

```
Foreword
0 Introduction
    0.1 General
    0.2 Process approach
    0.3 Relationship with other standards
    0.4 Compatability with other management sys-tems
1. Scope
    1.1 General
    1.2 Application
2. Normative reference
3. Terms and definitions
4. Quality management system (품질경영시스템)
    4.1 General requirements
    4.2 Documentation requirements
5. Management responsibility (경영책임)
    5.1 Management commitment
    5.2 Customer focus
    5.3 Quality policy
    5.4 Planning
    5.5 Responsibility, authority & communication
    5.6 Management review
6. Resource management (자원경영)
    6.1 Provision of resources
    6.2 Human resources
    6.3 Infrastructure
    6.4 Work environment
7. Product realization (제품실현)
    7.1 Planning of product realization
    7.2 Customer-related processes
```

7.3 Design and development
7.4 Purchasing
7.5 Production and service provision
7.6 Control of monitoring and measuring Devices
8. Measurement, analysis and improvement (측정분석 및 개선)
8.1 General
8.2 Monitoring and measurement
8.3 Control of nonconforming product
8.4 Analysis of data
8.5 Improvement

3.2 의료기기 - 품질경영시스템 - 규정에 대한 시스템 요구사항

1) 프로세스 접근법

(1) 개요

ISO 13485는 품질경영에 대한 프로세스 접근법에 기초한다. 업체를 효율적으로 경영하기 위해서는 수많은 프로세스들을 확인하고 관리하여야 한다. 프로세스란, 입력을 받아 그것을 출력으로 전환하는 활동이라고 할 수 있는데, 종종 한 프로세스에서 얻은 출력이 다음 공정으로 바로 입력되기도 한다. 즉, 원자재를 수입 또는 제조하고 제공하며 이루어지는 일련의 모든 과정을 프로세스라고 하며, 그 과정에서 멸균, 작업지침서, 샘

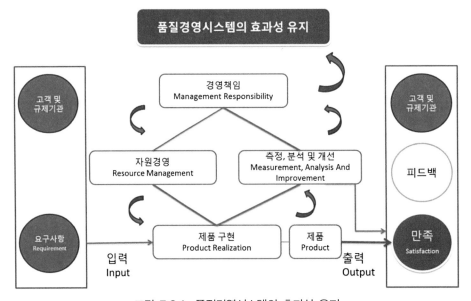

그림 7.3.1. 품질경영시스템의 효과성 유지

플대조, 사내지침서 등이 입력이 될 수 있다. 출력이란, 제조공정의 마지막 단계에서 해당 프로세스가 누구에게서 언제 이루어졌는지에 대한 정보이다. "프로세스 접근법"은 각 프로세스와 프로세스 간의 상호작용의 파악과 함께 조직 내에서 프로세스를 적용 및 관리하는 것을 말한다.

위의 그림은 ISO 13485의 프로세스의 효과성 유지에 대한 개략도이다. 제1절부터 제3절까지는 규격의 목적이 명시되어 있으며, 제4절부터 제8절까지는 ISO 13485의 요구사항과 관련된 상세내용이 기록되어 있다.

ISO 13485 제4절 "품질경영시스템"은 일반적 요구사항으로서 주로 품질경영시스템을 수립하고 문서화하도록 하고, 실행 및 지속적 개선을 요구하고 있다. 해당 문서의 작성 기간, 방법, 내용 등과 같은 작성 요령에 대해 설명되어 있으며, 프로세스의 효과적인 기획, 운영 및 관리를 목적으로 하고 있다. 또한, 품질경영시스템이 효과적으로 운영되고 있음을 증명하기 위해 기록관리에 관한 사항도 포함되어 있다. 해당 기록은 읽기 쉬우며, 파악하기 쉽고, 검색과 식별이 가능하도록 유지되어야 한다는 내용이 포함되어 있다.

ISO 13485 제5절 "경영책임"은 최고경영자(CEO)가 품질경영시스템의 개발 및 실행 그리고 효과성을 유지하겠다는 의지의 증거에 관한 사항이다. 품질경영시스템을 수립할 때, 품질경영시스템을 관리하는 최고경영자는 품질유지계획과 품질경영시스템 각 항목의 충분한 이해를 바탕으로 이루어졌음을 밝혀야 한다.

ISO 13485 제6절 "자원경영"은 업체의 인적자원과 기반시설을 좀 더 효용성 있게 사용하여 보다 나은 제품 품질을 유지 및 개선하기 위한 세부사항에 관한 내용을 포함한다. 인적자원은 품질과 관련된 업무를 수행하는 인원에 대해 교육훈련 등을 통해 능력을 고취시키고, 적절한 업무환경을 조성하여 효과성을 유지하여야 한다는 내용을 포함한다. 기반시설은 업체가 제품 품질에 영향을 미칠 수 있는 프로세스 장비(소프트웨어, 하드웨어 모두 포함) 및 업무 장소의 보수점검을 통해 품질을 유지하여야 한다는 내용을 포함하고 있다.

ISO 13485 제7절 "제품실현"은 단순히 제조의 의미를 넘어 제품이 실현되는 전반적인 모든 사항을 포함하고 있으며, 기획부터 생산 및 서비스 제공 등에 관한 규격이 기술되어 있다.

7. 제품 실현
　7.1 제품 실현의 기획
　7.2 고객 관련 프로세스
　7.3 설계 및 개발
　7.4 구매

7.5 생산 및 서비스 제공
7.6 모니터링 및 측정 장치의 관리

   ISO 13485의 제8절 "측정분석 및 개선"은 제조업체가 지속적으로 고객의 의견과 제품을 모니터링하고, 객관적으로 제품의 성능을 측정분석 및 지속적 개선을 프로세스화 하여 실행해야 한다는 내용이 기술되어 있다. 업체는 고객의 요구사항을 충족시켰는지에 대한 정보를 모니터링하여야 하며, 내부감사를 통해 제품의 요구사항에 대한 충족여부를 검증하여야 한다. 또한, 부적합 제품에 관하여 관리를 하여야 한다. 이러한 종합적 데이터를 바탕으로 업체는 해당제품을 개선하여 보다 좋은 품질의 제품을 제공하여야 한다.

   위와 같은 프로세스를 지속 및 관리하기 위해서는 목표를 설정하여야 한다. 프로세스는 다음과 같은 과정을 통해 이루어진다. 프로세스 및 교육, 문서화 개발과 자원제공을 계획하는 "계획"의 과정을 시작으로, 프로세스를 이행하는 "실행"을 마친후 방침, 목표 및 요구사항을 토대로 보고결과에 대하여 프로세스와 제품을 모니터 하고 측정하는 "점검", 그리고 마지막으로 프로세스 성과를 개선하기 위한 "조치"를 취한다. 이는 PLAN-DO-CHECK-ACT (PDCA) 관리방법론을 기반으로 만들어 진 프로세스 접근방법으로 업무를 원활히 수행하고 확실한 성과를 올리기 위한 경영품질관리 기법이다. PDCA 관리방법론의 경우, 한번의 시행으로 끝나지 않고 같은 순서를 되풀이하며 그 효과성을 극대화한다.

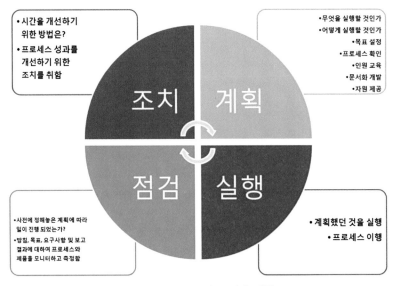

그림 7.3.2. 프로세스 성과 계획

(2) ISO 13485 적용

앞서 언급한대로 ISO 13485는 ISO 9001에 기초하고 있다. ISO 13485는 총 8개의 절로 이루어져 있으며, 제4절부터 제8절까지는 심사대상이 된다. ISO 13485의 1차적 목적은 의료기기 품질경영시스템에 관한 요구사항의 조화를 촉진하기 위함이다. ISO 9001의 내용 중 의료기기의 규제사항에 해당되지 않는 요구사항은 제외되었다. 의료기기에는 ISO 13485가 적용되지만 조직에 의해서 품질경영시스템이 수행되지 않는 경우 업체가 책임을 가지고 이는 품질경영시스템에서 설명되어야 한다. 제7절 "제품실현"에 따르면, 특정 상황을 제외하고는 ISO 13485를 품질경영시스템 설계에 포함하여야 한다. 업체는 요구사항 면제의 정당성을 입증하지 못한다면 해당 요구사항을 반드시 적용하여야 한다.

2) ISO 13485 용어 및 정의

ISO 13485에서 용어 및 정의에 관련사항은 규격의 목적을 위해 ISO 9000에 제시된 용어와 정의를 적용하는 것이다. 조직 내에서 용어의 오남용과 모호성을 배제하기 위해 기술되어 있다.

(1) 권고서

권고서는 의료기기 인도 후에 업체에 의해 발행된 통지서이다. 권고서의 목적은 아래의 사항에 관련하여 추가 정보를 제공하기 위해, 어떤 시정조치나 예방조치가 취해져야 하는지를 권고하는 것이다.

- 의료기기 사용
- 의료기기 변경
- 의료기기를 공급한 업체에 의료기기 반품
- 의료기기 폐기(Destruction)

(2) 고객불만

고객불만은 시장에서 판매되는 의료기기의 식별, 품질, 내구성, 신뢰성, 안전성 또는 성능에 관련된 결함을 진술한 서면, 전자매체 또는 구두로 전달되는 모든 것을 의미한다.

(3) 이식용 의료기기

이식용 의료기기는 다음과 같은 목적을 지닌 의료기기이다.

- 전체 또는 그 일부를 인체나 개구부에 삽입
- 상피표면 또는 안구표면을 대체
- 외과적 수술 후 최소 30일간 유지되며, 내과적 또는 외과적 시술에 의해서만 제거할 수 있는 의료기기

(4) 라벨링

라벨링은 작성, 인쇄, 또는 그래픽 처리된 형태로서, 의료기기의 포장 용기 또는 포장지에 부착되어 있거나 의료기기에 첨부되어 있거나 선적서류를 제외한 의료기기의 식별, 기술설명서 및 사용과 관련된 것을 의미한다.

(5) 의료기기

GHTF(Global Harmonization Task Force)에서 정의한 의료기기의 정의는 다음과 같다.

> 기계, 기기, 장치, 임플란트, 시험시약 또는 눈금 측정기, 소프트웨어, 재료 또는 유사 또는 관련 물품이 단독 또는 리스트의 조합으로, 다음의 하나 또는 그 이상의 목적을 위해 사람에게 사용되도록 제조업체에 의해 제조된 기기를 칭한다.
> - 질병의 진단, 예방, 감시, 치료 또는 완화
> - 부상에 대한 진단, 감시, 치료, 완화 또는 부상의 보상
> - 해부 또는 생리적 과정의 조사, 대체, 변경 또는 지원
> - 생명지원 또는 유지
> - 피임
> - 의료기기 소독
> - 인체로부터 추출된 표본의 시험관 시험에 의해 의료목적을 위한 정보제공

4 의료기기 위험관리(ISO 14971)

의료기기는 인체에 직접 적용되므로 특히 안전성이 중요하다. 제조업자는 의료기기의 안전성 확보를 위해 의료기기의 설계, 생산, 사용 등 전 과정에서 발생할 수 있는 위험을 사전에 파악하는 것이 매우 중요하다.

의료기기 위험관리의 목적은 의료기기를 설계함에 있어서 해당 의료기기가 환자 및 사용자에게 위해를 가할 수 있는 위험요소를 사전에 파악하여 분석, 평가하고, 이를 허용 가능한 수준으로 만들기 위함이다. 이러한 위험관리 과정을 통하여 의료기기의 신뢰도와 제품 경쟁력을 높일 수 있다.

국내에서도 2007년 5월 31일부터 「의료기기 제조 및 품질관리기준」[별표1] 7.1라 및 7.3.2 가목에 따라 위험관리를 적용하여야 한다. 또한, 미국, 유럽 등 대다수의 국가에서도 의료기기 위험관리를 필수 요구사항으로 채택하고 있으므로 의료기기의 수출 경쟁력 또한 높일 수 있다.

4.1 위험관리 국제규격

ISO 14971은 의료기기/의료시스템의 제조업자를 대상으로 개발된 기준으로서 위험 관리시스템 및 절차를 개발하고 유지하는 데 적용되는 규격이다. 의료기기의 위험관리 적용에 관한 ISO 14971에는 IEC 60601-1(의료기기의 전기·기계적 안전에 관한 공통기 준규격) 3판, ISO 13485 (의료기기 품질경영시스템), IEC/EN 62366 (의료기기 사용적합 성), ISO10993 (의료기기의 생물학적 안전에 관한 공통기준규격), IEC 62304 (의료기기 소프트웨어)를 포함한 다수의 주요 의료 기기 국제규격을 참조하여 위험관리 원칙과 실 행이 상세히 기술되어 있다.

의료기기의 사용에 관련된 위험을 관리하기 위한 경험, 통찰 및 판단의 체계가 적용된 ISO 14971에 포함된 요구사항들이 제조업자에게 제공된다. 본 국제규격은 이미 수립된 위험관리 원칙을 토대로 특히 의료기기/의료시스템의 제조업자를 대상으로 개발된 것 이다.

1) 적용 범위

ISO 14971의 적용 범위는 아래와 같다.

- 제조업자가 체외진단용 의료기기를 포함한 의료기기와 관련된 위해요인을 식별하고, 관련위험을 산정하고 평가하며, 이를 통제하고, 그 통제의 효율성을 감시하도록 하는 절차를 규정하고 있다.
- 의료기기의 수명 전주기에 걸쳐 적용된다.
- 임상적 결정을 하는데에는 적용하지 않는다.
- 허용 가능한 위험수준은 규정하지 않는다.
- 제조업자가 품질관리시스템을 가지고 있도록 요구하지는 않으나, 위험관리는 품질관리시스템의 필수불가결한 일부분일 수 있다.

2) 용어 및 정의

ISO 14971 제2절에는 위험관리에 사용되는 용어에 대한 정의가 나타나 있다.

- 안전성(Safety) [ISO/IEC 지침 51:1999 정의 3.1]
  허용할 수 없는 위험이 전혀 없음
- 위험관리(Risk Management)
  의료기기의 설계, 생산, 유통, 사용 등 전 과정에서 발생할 수 있는 모든 위험을 분석, 평가하고 이를 허용 가능한 수준으로 관리하는 시스템
- 위험(Risk) [ISO/IEC 지침 51:1999 정의3.2]
  위해의 발생가능성과 그 위해의 심각성의 조합

- 위해(Harm) [ISO/IEC 지침 51:1999 정의3.3]
  물리적인 상해나 손상 또는 재산이나 환경상의 손상
- 위험요소(위해요인, Hazard) [ISO/IEC 지침 51:1999 정의 3.5]
  위해의 잠재적 발생원천
- 위해상황(Hazardous Situation) [ISO/IEC 지침 51:1999 정의 3.6]
  사람, 재산 또는 환경이 하나 이상의 위험요소에 노출되는 상태
- 사용목적(Intended Use)
  제조업자가 제공하는 사양, 지시서 및 정보에 따라 의도된 제품, 프로세스 또는 서비스의 사용목적
- 절차(Procedure) [ISO 9000:2005 정의 3.4.5]
  어떤 행위 또는 프로세스를 수행하기 위해 규정된 방법
- 프로세스(Process) [ISO 9000:2005, 정의 3.4.1]
  입력을 출력으로 변환시키는 상호 연관된 일련의 과정
- 기록(Record) [ISO 9000:2005, 정의 3.7.6]
  달성된 결과를 기술하거나 수행된 활동을 증명하는 문서
- 잔여위험(Residual Risk) [ISO/IEC 지침 51:1999 정의 3.9]
  예방조치가 취해진 후에도 남아 있는 위험
- 위험분석(Risk Analysis) [ISO/IEC 지침 51:1999 정의 3.10]
  위험요소를 식별하고 위험을 산정하기 위해 가용 정보를 체계적으로 사용하는 행위
- 위험사정(Risk Assessment) [ISO/IEC 지침 51:1999 정의 3.12]
  위험분석과 위험평가를 포함하는 전반적 과정
- 위험통제(Risk Control)
  위험을 규정된 수준 이하로 감소시키거나 유지하도록 하는 결정과 조치가 이루어지는 과정
- 위험산정(Risk Estimation)
  위험요소의 발생가능성과 심각성의 값을 정하기 위해 사용되는 과정
- 위험평가(Risk Evaluation)
  위험의 허용가능성을 결정하기 위해, 정해진 위험기준과 산정된 위험을 비교하는 과정
- 위험관리 파일(Risk Management File)
  위험관리 프로세스에서 생성되는 것으로서 일련의 기록 및 기타 문서
- 심각성(Severity)
  위험요소로 인해 발생 가능한 결과들의 정도

3) 위험관리 파일의 구성

위험관리 파일은 총 3가지로 나누어진다.

(1) 위험관리 계획서

해당하는 의료기기를 선정하고 해당의료기기의 위험관리활동의 범위와 프로세스를 계획한다. 위험관리 계획서의 구성은 다음과 같다.

- 계획의 적용 범위
- 용어 및 정의
- 일반적인 제품 설명(대상 품목 및 등급 표기)

- 의료기기 제품 수명전주기의 단계 식별 및 서술
- 책임과 권한
- 위험관리활동 검토 요구사항
- 검증 활동
- 위험허용기준
- 관련된 생산 후 정보를 입수하는 방법

(2) 위험관리 보고서

위험관리활동에 있어 해당 의료기기에 대한 일반적인 사항에 대해 기술하여야 한다. 또한, ISO 14971 위험관리 시스템을 수립함으로써 해당 의료기기가 안전하고 사용목적에 맞게 판매 및 사용되어야 함을 보증하기 위해 작성한다.

- 개요 및 소개
- 용어 및 정의
- 일반적인 제품 설명(대상 품목 및 등급 표기)
- 위험분석 흐름도
- 위험분석
- 위험평가
- 위험통제
- 전체 잔여위험 허용가능성 평가
- 위험관리 보고서
- 생산 및 생산 후 정보 입수를 위한 방법

(3) FMEA(Failure Mode and Effects Analysis)보고서

FMEA는 고장 형태 영향 분석으로서 개별고장형태의 결과를 체계적으로 식별하고 평가하는 기법이다.

4) 위험관리 프로세스

(1) 위험 분석(Risk Analysis)

위험분석 단계에서는 위해요인을 파악하는 단계로서 다음의 3가지 단계에 따라 활동이 진행되어야 한다.

- 의료기기의 사용목적 및 안전성과 관련된 특성 식별

  제조업자는 ISO 14971:2007 Annex C에 따라 의료기기의 의도된 사용목적 및 합리적으로 예측 가능한 오용에 대하여 기술하여야 하며, 의료기기 안전성에 영향을 줄만한 모든 특성을 분석하여야 한다.

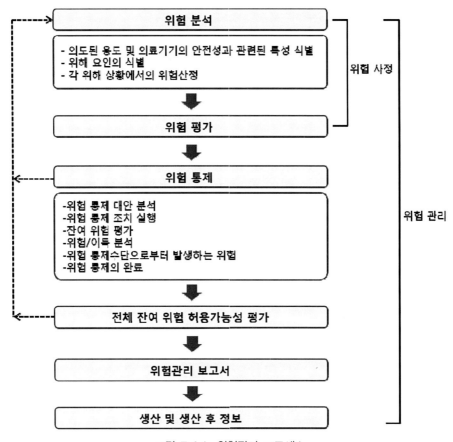

그림 7.4.1. 위험관리 프로세스

● 위해요인 식별

ISO 14971:2007 Annex E.2와H.2.4에 따라 의료기기의 정상 또는 고장상태에서 알고 있거나 예측 가능한 위해요인에 대한 목록을 작성한다.

● 각 위해상황에서의 위험산정

위해상황을 초래할 수 있는 예측 가능한 사건들을 조합하여 각 위해요인에 대한 위험을 산정한다. 위험의 산정은 심각성과 위해상황의 발생 가능성의 조합으로 산정한다.

※ ISO 14971:2007 Annex G, 위험분석 기법

예비 위해요인 분석(Preliminary Hazard Analysis, PHA), 결함수 분석(Fault Tree Analysis, FTA), 고장형태 및 영향분석(Failure Mode and Effect Analysis, FMEA)과 고장 형태, 영향 및 심각성 분석(Failure Modes, Effects, and Criticality Analysis, FMECA), 위해요인 및 운용가능성 연구

(Hazard and Operability Study, HAZOP)와 위해요인 분석 및 주요 관리요소(Hazard Analysis and Critical Control Point, HACCP)와 같은 분석기법들을 상황에 맞게 적절하게 선택하여 사용하여야 한다.

(2) 위험평가(Risk Evaluation)

위험평가 단계에서 제조업자는 위험관리계획서에서 정의한 위험허용기준에 따라 산정된 위험에 대해 위험감소가 필요한지를 결정하여야 한다, 다음의 예시를 통해 위험평가 과정을 이해할 수 있다.

> 아래의 그림은 제조업자가 의료기기A에 대한 위험관리계획서에서 정의한 위험허용기준이다. 가로축은 심각성, 세로축은 발생가능성을 5단계로 나누어 각각 위험허용기준을 정하였다. 산정된 위험을 3가지 영역으로 나누어 구분하였다.
> ※심각성과 발생가능성의 기준은 제조업자가 해당 의료기기를 고려하여 정한 기준이며 여러 단계로 나눌 수 있다.
> • 초록색: 허용 가능한 영역(Acceptable)
> • 노란색: 합리적으로 실현할 수 있는 가장 낮은 영역, ALARP(As Low as Reasonably Practicable)
> • 빨간색: 허용할 수 없는 영역(Unacceptable)

	Negligible(1)	Minor(2)	Moderate(3)	Significant(4)	Severe(5)
Very Likely(5)	5	10	15	20	25
Likely(4)	4	8	12	16	20
Possible(3)	3	6	9	12	15
Unlikely(2)	2	4	6	8	10
Very Unlikely(1)	1	2	3	4	5

> → 위험분석 활동을 통하여 분석한 의료기기 A의 위해요인은 에너지이다. 위해요인에 따른 위해상황 중 하나는 '전류 누설' 이다. 전류 누설의 심각성은 'Significant(4)' , 발생 가능성은 'Possible(3)' 임에 따라 위험은 심각성(4)*발생가능성(3)=12로 산정하였다. 12의 경우 ALARP영역으로서 실용성을 고려하여 합리적으로 위험을 낮추는 활동을 하여야 한다.

(3) 위험통제(Risk Control)

위험평가를 통해 위험 감소가 요구되는 항목에 있어서 다음의 위험통제 활동을 수행하여야 한다.

위험통제 대안 분석 → 위험통제 조치 실행 → 잔여위험 평가 → 위험/이득 분석 → 위험통제 수단으로부터 발생하는 새로운 위해요인 평가 → 위험통제 완료

위의 과정을 통하여 위험을 허용 가능한 수준으로 감소시켜야 한다.

(4) 잔여위험 평가

모든 위험통제 조치가 수행되고 검증된 후 위험허용기준을 사용하여 해당 의료기기에서 식별된 전체 잔여위험이 허용가능한지 여부를 확인하고 기록한다.

Contents

목차

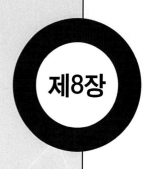

제8장

최신 의료기기 이슈

📋 CONTENTS

디지털 헬스케어는 헬스케어산업과 정보통신산업(Information and Commu-nication Technology, ICT)이 융합되어 개인 건강 및 질환을 관리하는 산업영역이다. 개인의 건강관리와 개선을 목적으로 의료 지식과 IT 솔루션의 결합을 통해 다양한 신기술들이 개발되어 활용폭이 증가됨에 따라 의료서비스가 개선되어 높은 비용절감 효과가 있을 것으로 예상된다.

1.1 개요

인구 고령화, 생활 수준 향상, 의료비 부담 증가에 따라 질병의 예방 및 일상 관리의 중요성이 증대되고 있으며, 건강 수명 연장을 위한 개인 맞춤형 헬스케어에 대한 수요가 확대되고 있다. 따라서 미래의 보건의료 서비스 시장은 치료 분야의 비중은 감소하고, 예방, 진단 및 사후관리 부분의 비중이 커질 것으로 예상된다. 2010년 헬스케어 산업의 분야별 구성 비율이 치료 68%, 진단 16%, 사후관리 10%, 예방 6%이지만, 2020년에는 치료 분야가 57%로 감소하고 진단 21%, 사후관리 12%, 예방 10%로 증가할 것으로 보인다. 디지털 헬스케어는 이러한 패러다임의 변화를 주도할 서비스로 주목받고 있다.

1) 사회적 환경 변화 – 고령화

의료기술의 발달과 출산율 저하로 전세계는 고령화가 빠르게 진행되고 있다. 전세계적으로 60세 이상의 인구가 2015년 9억 명(12.3%), 2030년 14억 명(16.5%), 2050년 21억 명(21.5%)으로 가파르게 증가할 것이라 예상된다.

한국은 전세계에게 가장 빠른 속도로 고령화가 진행되고 있으며, 60세 이상 인구의 비율이 2015년 18.5%, 2030년 31.4%, 2050년 41.5%로 급격하게 증가할 것이라 예측된다.

Western Europe, North America and Australasia (%)

	2015	2030	2050
Australia	20.4	24.6	28.3
Austria	24.2	32.4	37.1
Belgium	24.1	29.5	32.6
Canada	22.3	29.4	32.4
Denmark	24.7	29.4	29.9
Finland	27.2	31.5	32.4
France	25.2	29.9	31.8
Germany	27.6	36.1	39.3
Greece	27.0	33.2	40.8
Israel	15.8	18.1	21.9
Italy	28.6	36.6	40.7
Netherlands	24.5	32.0	33.2
Norway	21.8	26.2	29.5
Portugal	27.1	34.7	41.2
Spain	24.4	33.5	41.4
Sweden	25.5	28.6	29.6
Switzerland	23.6	30.6	34.5
United Kingdom	23.0	27.8	30.7
USA	20.7	26.1	27.9

Eastern Europe (%)

	2015	2030	2050
Bulgaria	26.9	30.1	36.4
Croatia	25.9	31.0	36.8
Hungary	24.9	27.6	34.6
Poland	22.7	28.6	39.3
Russia	20.0	24.0	28.8
Slovakia	20.5	26.4	36.2
Ukraine	22.6	25.7	31.5

Latin America (%)

	2015	2030	2050
Argentina	15.1	17.5	23.6
Brazil	11.7	18.8	29.3
Chile	15.7	23.7	32.9
Colombia	10.8	18.3	27.6
Honduras	7.2	10.7	19.5
Mexico	9.6	14.9	24.7
Paraguay	9.0	12.0	18.3
Peru	10.0	14.7	23.2
Uruguay	19.1	22.1	27.5

Asia-Pacific (%)

	2015	2030	2050
Afghanistan	4.0	5.1	9.0
China	15.2	25.3	36.5
India	8.9	12.5	19.4
Indonesia	8.2	13.2	19.2
Iraq	5.0	5.8	8.8
Japan	33.1	37.3	42.5
Philippines	7.3	10.3	14.0
South Korea	18.5	31.4	41.5
Sri Lanka	13.9	21.0	28.8
Turkey	11.2	17.0	26.6
Vietnam	10.3	17.5	27.9

Africa (%)

	2015	2030	2050
Ghana	5.3	6.5	9.7
Morocco	9.6	15.1	23.4
Rwanda	4.5	6.3	12.0
South Africa	7.7	10.5	15.4
Uganda	3.8	3.7	6.0

그림 8.1.1. 2015년, 2030년, 2050년 예상 국가별 60세 이상 인구 비율

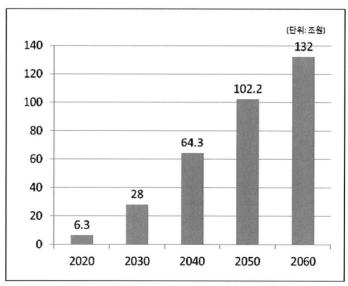

그림 8.1.2. 국민건강보험 재정적자 규모 예상 추이

출처: 인구구조 변화에 따른 건강보험 수입지출 구조 변화와 대응방안, 국민건강보험공단, 2012

OECD 회원국의 1인당 평균 의료비는 연평균 6.4%(2000년-2010년)로 빠르게 증가하고 있으며, 한국의 경우 2020년에 개인의료비로 연간 1,890 달러를 지출할 것으로 전망되어 65세 이후 노년층은 수입의 60~70%를 의료비로 지출할 것으로 예상한다. 국민건강보험공단에 따르면 노인의료비가 급격히 증가하여 건강보험재정 수지가 장기적으로 적자를 보이면서 적자규모가 2020년 6조3천억 원에서 2030년 28조 원, 2040년 64조5천억 원, 2050년 102조1천700억 원에 이어 2060년에는 132조 원에 달할 것으로 전망하였다. 디지털 헬스케어는 의료비 절감과 사회경제적 비용 감소라는 경제·산업적 파급효과뿐만 아니라 공공의료서비스와 예방관리 보건, 의료서비스 질 제고 등 사회·정책적 효과를 기대할 수 있는 효과적 대안으로 주목받고 있다.

2) 기술적 환경 변화 – 기술 융복합

헬스케어 산업은 모바일 기기, 정보통신 기술의 발달로 인해 한 단계 도약할 수 있는 계기를 맞고 있다. 스마트폰이 보편화되고, 사물 간에 인터넷이 연결되어 정보를 교환하는 사물인터넷(Internet of Things, IoT) 서비스가 가능해지면서 기존 의료서비스와 접목되어 고령층을 위한 홈케어 및 만성질환자 치료 및 관리를 위한 원격 환자 모니터링 시스템이 구축되고 있다. 이를 통해 의료비 절감 및 환자 만족도 제고의 효과를 가져올 것으로 기대된다. 또한, 의료기관은 사물인터넷 기술을 적용한 위치추적 시스템 또는 위생관리 시스템을 구축하여 기관 내 비효율과 에러를 제거함으로써 비용절감, 생산성 및 효율성 제고가 가능할 것으로 보인다. 특히, 일반 소비자를 대상으로 새로운 건강증진 제품을 보급하고, 제품과 연계된 융합 서비스를 개발, 보급함으로써 기존에 존재하지 않았던 새로운 시장을 창출해 낼 수 있을 것으로 기대된다.

표 8.1.1. 헬스케어-사물인터넷 적용 분야 및 기대효과

부문	적용 분야	기대 효과
의료 서비스	• 원격 환자 모니터링 시스템 구축 • 고령층 홈케어 • 만성질환 치료 및 관리	• 의료서비스 제공방식 변화 및 맞춤의료 실현 • 의료비 절감 및 의료서비스 품질 제고
의료 관련 산업	• 의료기관 업무흐름 혁신	• 의료기관 업무 효율성 및 생상성 증대 • 의료기관 감염관리 및 환자 안전 제고
개인 소비자	• 일반 소비자	• 새로운 시장 및 부가가치 창출, 개인 만족도 증대 • 부가가치 창출 및 헬스케어 산업 외연 확장

출처: 헬스케어 산업의사물인터넷 적용 동향과 전망, 보건산업진흥원, 2014

사물인터넷 기술은 헬스케어와 ICT 기술의 융합을 통해 실현될 것으로 기대되었던 4P(Personalized(맞춤), Preventive(예방), Predictive(예측), Participatory (참여))를 실현할 수 있는 ICT 기술로 주목받았다.(Schreier G. 2014)

1.2 모바일 헬스케어

1) 모바일 헬스케어의 개요

세계보건기구(World Health Organization, WHO)에 따르면'모바일 헬스케어(Mobile Healthcare)' 또는 '모바일 헬스(Mobile Health: mHealth)'는 모바일 기기로 지원받는 의학 및 공중 건강 업무로 정의되어 있다. 모바일 헬스케어는 무선통신과 웨어러블 스마트 기기의 확산 및 바이오센서 기술의 발달로 ICT와 의료기기의 융합이 활발해지면서 더욱 주목받는다. 또한, 세계적으로 의료비 절감과 치료의 효율성 증진을 위해 모바일 헬스케어에 대한 관심이 커지고 있다. 이러한 모바일 헬스케어에 대한 관심이 커지면서 Apple, Google, 삼성전자 등 글로벌 IT기업들의 시장 진입과 함께 다양한 신생 기업이 등장하였으며, 관련 기업에 대한 투자 열기도 높아졌다.

2) 모바일 헬스케어 트렌드

(1) 웨어러블 디바이스

삼성경제연구소의 보고서에 따르면 웨어러블 디바이스(Wearable Device)는 '다양한 정보를 수집·분석하는 컴퓨터 기기를 신체나 의복에 착용하는 것'을 지칭한다. (출처: 미래산업을 바꿀 7대 파괴적 혁신기술, 삼성경제연구소, 2013) 스마트폰 보급이 점차 확대되고 사물인터넷(Internet of Things, IoT) 서비스가 가능해지면서 웨어러블 디바이스는 스마트폰과 연동 및 호환되는 형태로 발전하고 있다. 또한 배터리를 비롯한 하드웨어의 초소형화, 경량화, 디자인 개선 및 다양한 기술의 발전은 웨어러블 디바이스 시장을 활성화하는 촉매제로 작용한다. 특히 헬스케어 분야는 웨어러블 디바이스의 확산이 가장 빠르게 진행되고 있는 영역으로서, 피트니스/웰니스 시장을 중심으로 성장하고 있으나, 향후 의료서비스 패러다임이 변화함에 따라 건강관리서비스 영역을 넘어 진단 및 치료 부문에도 웨어러블 디바이스의 활용이 확대될 것으로 전망된다.

표 8.1.2. 피트니스 시장과 헬스케어 시장에 출시된 웨어러블 디바이스

시장	구분					
피트니스 시장	제조사	Fitbit	Jawbone	Adidas	Nike	Recon Instruments
	제품명 (출시연도)	Charge(2014)	UP24(2013)	miCoach Fit smart(2014)	Fuelband SE(2013)	Snow2(2013)
	기능	활동·수면 측정	활동·수면 측정	활동·수면 측정	활동·수면 측정	속도·고도·수직강하 표시 고글
헬스케어 시장	제조사	Medtronic	Animas	Insulet Corporation	Pancreum	Corventis
	제품명 (출시연도)	MiniMed530G(2013)	Vibe(2011)	OmniPod(2005)	CoreMD(2011)	Nuvant(2010)
	기능	웨어러블 인공췌장	연속혈당기 탑재 인슐린펌프	피부 부착형 인슐린펌프	피부 부착형 인공췌장	무선 심전도 모니터링 패치
	제조사	Echo Therapeutics	Avery Dennison	Isansys Lifecare	Proteus	
	제품명 (출시연도)	Symphony CGM System(2013)	Metria(2011)	the Lifetouch Sensor(2012)	Digital Health Feedback System(2010)	
	기능	피부 부착형 연속 혈당 측정기	피부 부착형 심박수, 활동량, 수면시간 측정기	가슴 부착형 심박수 및 심폐 활동 측정 패치	몸통 피부 부착형 활동량 측정 패치	

출처: 모바일 세계가 주목하는 미래 스마트헬스케어산업, 산업연구원, 2015

(2) 헬스케어 어플리케이션

모바일 헬스케어 어플리케이션 시장은 건강에 대한 이용자들의 관심 증가와 Apple의 'HealthKit', Google의 'Google Fit' 등의 헬스케어 어플리케이션 개발도구 보급을 통한 개발 플랫폼 조성 등에 힘입어 지속적으로 성장하고 있다. 모바일 헬스케어 어플리케이션은 아래 표와 같이, 행동추적, 신체정보 모니터링, 다이어트와 체중감량, 운동법 제공, 의료/건강정보 및 캠페인 관련 어플리케이션과 의료부문에서 의료관계자용, 환자용 관리 어플리케이션 등으로 나눌 수 있다. 모바일 헬스케어 관련 어플리케이션은 행동 추적이 가능한 웨어러블 기기의 등장과 함께 피트니스와 건강 분야에 집중되어 있다.

표 8.1.3. 모바일 헬스케어의 어플리케이션 기능별 분류

구분	기능
행동추적 (Activity Tracker)	• 칼로리 소모량, 걸음수, 이동거리, 수면 모니터링, 근육 움직임, 자세 교정 등 • 어플리케이션에 정보가 전송되어 실시간 활동량 및 목표 달성률 확인 • 아바타나 게임을 통해 운동 유인
신체 정보 모니터링 (Physical Index Monitors)	• 심장박동수, 체온, 피부전도, 호흡, 포도당수치, 혈류 산소농도, 심박변이도, 혈압 등 측정 • 측정 결과를 분석하여 상태 별로 진단정보 제공 • 전자의무기록(EMR)과 연동하여 측정 기록을 의료기관으로 전송
다이어트 및 체중감량 관리	• 음식물 섭취 및 체중 자가 입력 • 입력된 체중 기록을 추적 및 관리 • 어플리케이션은 칼로리 정보를 제공하여 식습관 패턴과 다이어트 일정 관리에 도움 • SNS로 관련 정보 공유
운동법 제공	• 원하는 타입의 운동방식을 정해서 운동 방법을 습득하거나 관리
의료/건강정보 및 캠페인 제공	• 금연이나 금주를 위한 정보 제공 및 독려 • 안전 수칙, 질병 정보 제공
의료 정보 접근 및 예약 관리	• 검사결과, 병원예약, 복용약품, 백신 접종기록 등 건강정보를 보여 줌 • 의사와의 연락, 가족 건강정보에 접속 가능
의료 담당자(의사, 병원관계자 등)용 관리 프로그램	수술과 외래 진료의 일정 및 절차 관리
건강 통합 서비스	애플은 iOS8을 기반으로 건강 관련 통합 서비스 출시

출처: 모바일 헬스케어 애플리케이션 현황 및 전망, KISDI, 2014

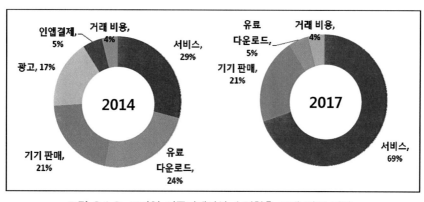

그림 8.1.3. 모바일 어플리케이션 수익창출 모델 비중 변화

출처: research2guidance mHealth App Developer Economics survey 2014

헬스케어 어플리케이션의 수익 구조는 서비스 판매 비중이 지속적으로 증가하여 2017년에는 전체 수익의 69%가량이 서비스 판매에서 나올 것으로 예상한다. 대신 광고

수익이나 유료 다운로드 수익의 비중은 줄어들어 실질적인 서비스 이용에 대한 대가로 수익을 올리는 수익창출 모델이 자리를 잡을 것이다.

(3) 헬스케어 플랫폼

모바일 헬스케어가 글로벌 IT기업들의 새로운 격전장으로 부상하면서 경쟁 우위를 확보하기 위한 플랫폼 개발 경쟁이 점점 치열해지고 있다. 모바일 헬스케어 서비스를 제공하기 위해서는 다양한 웨어러블 기기와 헬스케어 관련 어플리케이션, 헬스케어 플랫폼 등 다양한 제품과 서비스가 필요하다. 따라서 모바일 헬스케어 시장에 진입한 사업자들이 선택한 전략의 키워드는 '개발 플랫폼 구축'과 '협력'이다. 모바일 시장의 큰 축을 이루는 Apple과 Google은 헬스케어 산업에서도 더 많은 제3사업자와 사용자들의 참여를 유도하여 헬스케어 산업영역을 확장하고, 사업 영역 간 시너지를 극대화 하고 있다. (한국방송통신전파진흥원, 2014) 스마트워치를 시작으로 웨어러블 디바이스 시장에 진입한 삼성전자는 헬스케어 분야의 플랫폼과 웨어러블 디바이스 개발을 계획하고 있으며, Pebble과 Hexoskin과 같은 신생 기업들도 소프트웨어 개발 도구(Software Development Kit, SDK)의 공개를 통하여 제3개발자들의 참여를 독려하기 위해 노력하고 있다. 모바일 헬스케어 산업영역 확대를 위하여 각 기업들은 어플리케이션 개발을 위한 외부 개발자와의 협력뿐만 아니라 의료 및 스포츠 관련 기업 등과의 제휴도 활발히 추진 중이다.

1.3 빅데이터를 활용한 헬스케어

차세대 유무선 네트워크 보급, 디지털 데이터 생성원 확대, 콘텐츠 플랫폼 확산 등에 따라 데이터 양이 급증하면서 빅데이터의 활용이 산업 경쟁력의 원천으로 강조되고 있다. 특히, 첨단센서 · 진단기술의 발전으로 뇌 · 혈당 · 유전자 정보 등 방대한 바이오 정보가 생성되면서 의료 · 보건 · 헬스케어 분야에서 빅데이터 기술 활용이 증대되었다. 더불어 치료 중심에서 예방 · 건강관리로 보건의료 패러다임이 이동함에 따라 질병예측, 개인 맞춤형 서비스 등을 제공할 수 있는 바이오 빅데이터가 필수 인프라로 부각되고 있다. (출처: ICT Brief (2015-41호), 정보통신기술진흥센터) 또한, 웨어러블 디바이스를 통해 일상생활에서 끊임없이 자동으로 만들어지는 라이프 로그(life log) 데이터는 사람들의 생활 습관이나 건강정보 등을 풍부하게 담고 있어 헬스케어 분야의 빅데이터로서 활용가치가 매우 크다. 웨어러블 디바이스는 빅데이터 분석을 비롯하여 클라우드 컴퓨팅, SNS서비스와 결합되어 발전해 나갈 것으로 전망된다.

표 8.1.4. 바이오 기업들의 빅데이터 활용 주요 서비스

기업명	소재지	주력분야
Illumina	캘리포니아(미국)	시퀀싱기기, 염기서열 분석 서비스
BGI	베이징(중국)	염기서열 분석 서비스
Foundation Medicine	메사추세츠(미국)	염기서열 분석에 기반한 맞춤형 치료
Genome Liberty	뉴저지(미국)	유전자-약물 상호 관계 분석에 기반한 약물 유전체학 테스트
Genophen	캘리포니아(미국)	유전체 정보와 환경적 요인을 융합한 질병 리스크 분석 및 예방법 제안
ATLAS Sports Genetics	콜로라도(미국)	개인의 운동 적성 테스트
Genetic Performance	더블린(아일랜드)	운동 적성 테스트 및 맞춤형 체중 관리 프로그램
Nutrigenomix	토론토(캐나다)	만성질환 예방을 위한 맞춤형 식단 프로그램
23andMe	캘리포니아(미국)	개인의 선조 찾기 및 염기서열 데이터 제공

출처: 빅데이터를 활용한 보건의료산업 활성화를 위한 사업 및 제도개선 방안, 한국IT서비스산업협회, 2014

1) 개인건강기록(Personal Health Record, PHR)

개인건강기록은 HIMSS(Healthcare Information and Management System Society)에서 발표한 정의에 따르면 "본인이나 가족의 일생 동안의 모든 건강정보에 대해서 안전하게 보관하면서 관리하는 기능을 제공하는 도구"이다. 개인건강기록의 정의에 대하여 NAHIT(National Alliance for Health Information Technology)는 개인건강기록을 전자의무기록(Electronic Health Record, EMR), 전자건강기록(Electronic Health Record, EHR)과 비교하여 다음과 같이 정의하였다.

표 8.1.5. 개인건강기록의 정의

명칭	정의
EMR(Electronic Medical Record)	한 의료기관 내에서 인가받은 의료인 및 의료진에 의해 생성, 수집, 관리, 통제되는 개인의 건강관련 전자기록
EHR(Electronic Health Record)	범국가적으로 인정되는 상호운용성 표준에 부합되고 복수의 의료기관에 걸쳐 인가받은 의료인에 의하여 생성, 관리, 통제되는 개인의 건강관련 전자기록
PHR(Personal Health Record)	범국가적으로 인정되는 상호운용성 표준에 부합되고 다양한 원천으로부터 정보가 도출된 개인이 관리, 공유, 통제하는 개인의 건강관련 전자기록

출처: 개인건강기록(PHR) 서비스 기술 및 산업 동향, 한국산업기술평가관리원, 2013

(1) 개인건강기록 서비스의 중요성

고령화 및 만성질환 증가, 건강에 대한 관심 증가로 사후 치료에서 사전 예방적 의료 서비스에 대한 수요가 급증하고, 자신의 건강정보를 스스로 관리하려는 요구와 양질의 안전한 건강정보에 대한 요구가 증가하고 있으며, 의료소비자가 능동적으로 참여하고자 함에 따라 의료소비자 스스로 정보 수집, 공유, 교환이 가능한 영역에서 개인건강기록을 중심으로 한 비즈니스모델 마련이 필요하다.

(2) 현황

2015년 미국의 개인건강기록 시장은 2010년에 비해 33% 커질 것으로 예상된다. 2010년 개인건강기록 분야의 매출은 3억 1천 220만 달러였으며, 2015년에는 4억 1천 480만 달러가 될 것으로 추정된다. 해당 시장규모는 2010~2015년에 걸쳐 해마다 5.8%씩 성장할 것으로 전망된다. (출처: 프로스트앤설리반) 개인건강기록 이용자는 2010년 전체 미국인의 7%였지만 이 비율은 전자건강기록(디지털 정보로 작성한 건강기록)을 비롯한 디지털 헬스케어의 이용이 늘어나는 데 따라 계속 증가하는 추세이다. 전자건강기록 분야가 성장한다는 것은 건강자료가 자동으로 수집, 통합되어 개인건강기록 플랫폼에 반영될 수 있다는 의미이다. 이는 환자 중심의 새로운 트렌드의 등장을 포함하는 헬스케어의 구조적 변화, 모바일 어플리케이션 사용의 증가 추세 역시 개인건강기록을 확산시키는 데 도움이 될 것으로 보인다. (출처: mHealth Accerators)

(3) 표준화

전자의무기록과 연동된 건강, 의료정보들을 수집하여 개인건강기록을 구축하고 활용하는 데 가장 중요한 문제는 표준화이다. 표준화의 대상은 통신기술이나 운영체제(Operating System, OS) 등 비의료적인 것도 있다. 그러나 이에 대해서는 유럽, 미국을 비롯한 많은 나라들이 관심을 갖고 표준화를 진행해 왔기 때문에 큰 문제는 아니지만 개인건강기록, 건강검진 및 진료와 관계된 내용이 표준화되지 않아 큰 장애가 되고 있다.

- 국제 표준
  - HL7 "Implementation Guide: CDA release 2 - Continuity of Care Document(CCD)"
  - HL7 "PHR System Functional model and Standard"
- 국내 표준
  - TTAS. Ko-10.0236, "u-건강관리 시스템 참조 모델", 2007.06.
  - TTAK. Ko-10.0463, "유헬스 서비스 참조 모델", 2010.12.
  - TTAK. Ko-10.0464, "유헬스 서비스 정보 보호 참조 모델", 2010.12.

출처: 개인건강기록(PHR) 서비스 기술 및 산업 동향, 한국산업기술평가관리원, 2013

(4) PHR 서비스 관련 기술

- 개인 건강 기기(PHD)
  - IEEE 11073 표준 기반 생체정보의 센싱 및 취합 · 전송 기능을 제공하는 기기
  - 혈당계, 혈압계, 심박측정계(heart rate monitor), 산소포화도 측정계, 심전도 측정계 등
- 지식기반 서비스, CDSS
  - 건강 상태 및 생활 패턴의 분석과 피드백을 위한 의사결정을 지원하는 인공지능 전문가 시스템(expert system) 소프트웨어
- 소셜 네트워크 활용 기술
  - 트위터, 페이스북과 같은 소셜 네트워크 서비스(SNS)를 이용하거나 의료 전문 SNS를 이용한 주변과의 지속적인 정보 교류, 환자/의사 간의 협력
- 모바일 헬스 기술
  - 시간과 공간, 장소 등에 구애받지 않고 자유롭게 의료 서비스를 주고받는 것으로 생체신호 계측 및 자동 진단, 응급 경보가 가능한 PHD 및 스마트폰 등의 모바일 기기, 휴대용 의료 기기, 의료정보 시스템 등의 인프라가 유기적으로 연동되어 환경을 구성
- 빅데이터 활용 기술
  - 유전체 분석 기술
  - 건강, 의료 기록 분석 기술
  - 라이프로그 분석 기술
- IT-인지 융합 기술
  - 감성 분석 기술
  - 행동 인식 기술
- 건강정보 시스템 인증기술

출처: 개인건강기록(PHR) 서비스 기술 및 산업 동향, 한국산업기술평가관리원, 2013

(5) 시장 전망

시장분석기관에 따르면 헬스케어 정보기술 시장규모는 2011년 95억 달러를 웃돌았고, 2012년에는 112억 달러에 달할 것으로 보인다. 향후 5년간의 연평균 복합 성장률(CAGR)은 18.5%로 예상되며, 2017년에는 261억 달러에 달할 전망이다. 시장 점유율은 2011년 전자의무기록(EHR)이 가장 높은 57.6%, 그 뒤를 이어 원격의료가 25.1%, 의료영상저장전송시스템(PACS)이 11.0%를 차지했다. EHR과 원격의료는 다른 분야에 비해 급속한 성장을 지속하고 있고, CAGR은 20%에 근접할 전망이며 2017년 시장 점유율은 각각 62.0%, 27.6%에 이를 전망이다. (출처: 헬스케어 정보기술 보고서, BCC research, 2013)

1.4 글로벌 디지털 헬스케어 규제 동향

표 8.1.6. 주요국 헬스케어 관련 활성화 정책 현황

국가	정책
🇺🇸	• 전국민 대상 EHR(Electronic Health Records) 시스템 구축 • Health IT 계획, u-Health 선진화 계획 추진 • 의료용 모바일 앱 규정인 FDA 모바일 앱 의료기기 규제에 관한 가이드라인 마련 • 2015년 초에는 의료기기와 연동 가능한 모바일 헬스케어 어플리케이션을 공식 승인
🇨🇳	• 공업정보화부, 위생부 등 관련 부처는 모바일 헬스케어를 12.5규획 중점 육성산업으로 지정 • 원격진료를 골자로 한 '디지털헬스 육성 계획'을 확정 • 모선통신 업체, 지역 진료소와 함께 '무선 심장 건강' 프로그램 제작 • 모바일 기기 및 온라인 클라우드 시스템으로 부족한 의료진과 병상 수를 해결할 방침
🇯🇵	• 헬스케어를 국가산업으로 선정, 헬스케어 벤처회사에 현금 10조 엔 투자 발표 • 국가차원의 헬스케어 정보화 추진 • 모바일 헬스 산업 집중 육성 대상 선정
🇪🇺	• 지난 2013년까지 u-Health에 6억 유로 투입 • 고령자 대상 u-Health 서비스 제공 • 덴마크는 원격의료 주도, ICT 스마트 헬스케어 국가표준 수립 • 유럽연합 차원의 u-Health 가이드라인과 플랫폼 마련 • AAL(고령자에게 IT기기/서비스 제공) 프로젝트 진행 • 영국 보건부, 2017년까지 300만 명 Tele-Health 시스템 이용 목표 발표

출처: Digieco, KOTRA, 대한병원정보협회, 전자신문

1) 미국의 헬스케어 규제 동향

미국은 고액의 의료비, 인구의 15%가 넘는 의료보험 무가입자 등의 문제를 해결하기 위해서 헬스케어 개혁법 제정 등 의료 개혁을 진행시키고 있다. IT 정책의 관점에서 개인의 건강정보를 축적, 활용하는 구조인 전자건강기록(Electronic Health Record: EHR)의 개발, 보급을 목표로 2009년 경기 활성화 정책에 근거한 총 190억 달러의 표준화, IT 시스템 도입 인센티브 지불이 진행되고 있다. 또한 FDA 2013년 9월 모바일 앱 의료기기 규제에 관한 가이드라인과 2015년 1월 "General Wellness Device"에 관한 가이드라인을 발간하는 등 시장의 변화에 빠르게 대응하고 있다.

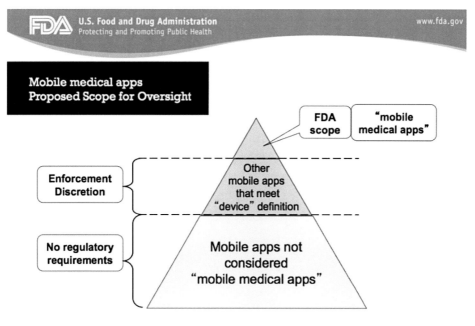

그림 8.1.4. FDA 의료용 모바일 어플리케이션 구분

출처: http://www.fda.gov

2) 유럽의 헬스케어 규제 동향

유럽의 헬스케어 시스템은 각 국가별로 규제가 시행 중이며 현재까지 유럽연합은 각 회원국의 헬스케어 시스템에 대한 별다른 개입을 하지 않고, 제한적인 분야에서 유럽연합 시장 단일화를 위해 규제 통일화를 추진하고 있다. 유럽연합은 인구 고령화, 회원국 간 의료혜택의 격차 심화가 가장 시급한 당면 과제이며, 이를 해결하기 위해 유럽 연합 차원의 u헬스케어 가이드라인과 플랫폼을 마련하고 AAL 프로젝트(고령자에게 IT기기/서비스 제공)를 진행하고 있다. 2004년 E-health 실천 계획을 처음 채택한 이후, 2012년 E-health Action Plan 2012-2020(추진 계획)을 발표하였다. 2011년 E-health Network 구축을 위해 회원국 간 헬스케어 서비스에서 환자의 권리 보호에 관한 지침(Directive on patents' rights in cross-border healthcare, 2011/24/EU)을 채택해 회원국 간 협력의 발판을 마련하였다. 영국 정부는 2017년까지 300만 명의 Tele-Health 시스템 이용 목표를 발표하기도 하였다.

3) 일본의 헬스케어 규제 동향

일본은 국민 생활을 충실하게 하고 국가 경제 발전을 이룩하기 위해 넓은 분야에 걸쳐 IT의 이용 촉진이 필요하다고 인식하여 e-Japan 전략(2001년-2005년), IT 신개혁 전략

(2006년-2010년), i-Japan 전략 2015(2011년-2015년)을 지속적으로 추진해 오고 있다. 이러한 전략에는 의료분야에서의 IT 활용이 중요한 부분을 차지하고 있다. 주요 전략은 진료보수명세서라고 부르는 처방전의 전자화, 의사가 진찰할 대 진찰 내용을 기술하는 문서인 진료기록카드의 전자화, 그리고 이러한 의료 IT화에 따른 개인정보 누설의 위협에 대한 대책 마련 등이 있다. 일본은 관련 규제도 완화하여 기업들이 개발한 기술이 상용화로 이어질 수 있도록 돕고 있다. 이러한 결과로 일본의 헬스케어 산업은 뛰어난 진단 기술과 생체 센싱 기술을 풍부하게 보유하고 있으며 이를 기반으로 건강 상태나 병의 징후 감지, 예후를 관리하는 새로운 기술, 제품, 서비스가 잇따라 개발되고 있다.

4) 중국의 헬스케어 규제 동향

중국은 헬스산업을 경제성장 안전화, 구조조정, 개혁추진, 국민행복 증진을 추진하기 위한 지주산업으로서 지원을 아끼지 않고 있다. 중국은 원격의료를 골자로 한 '디지털헬스 육성 계획'을 확정했고, 무선통신 업체, 지역 진료소와 함께 '무선 심장 건강' 프로그램을 만들기도 하였다. 중국 정부는 모바일 기기 및 온라인 클라우드 시스템으로 부족한 의료진과 병상 수를 해결한다는 방침이다.

5) 한국의 헬스케어 규제 동향

국내의 경우 일반인의 디지털 헬스케어에 대한 인지도가 낮고, 만성 질환자나 보건소 종사자 등은 디지털 헬스 서비스에 대해 이용경험이 부족하여, 디지털 헬스케어 서비스 전반이 미국이나 유럽연합, 일본, 중국 등에 비해 걸음마 수준에 그치고 있다. 또한, 원격의료가 법적으로 허용되지 않아 원격으로 건강 데이터를 전송, 처방을 받는 행위 자체가 불가능하여 모바일 헬스케어 산업을 활성화 하는 것이 쉽지 않은 상황이다. 식품의약품안전처는 2015년 5월, 융복합 헬스케어 활성화 대책을 내놓고 그 동안 기준이 모호했던 웰니스 제품 구분 기준을 마련하여 시장의 불확실성을 해소하고 규제를 완화하여 제품의 신속한 시장 진입이 가능케 하고자 노력하고 있다. 또한 첨단 융복합 의료기기의 신속 제품화를 위한 전략적 지원책을 내놓아 첨단 의료기기의 개발을 촉진하고 관련 산업의 발전을 지원한다.

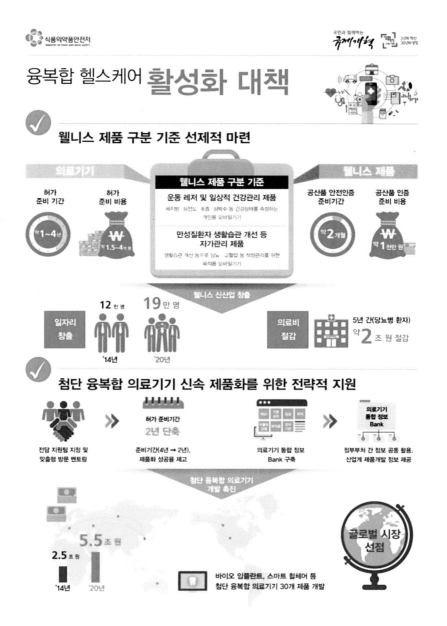

그림 8.1.5. 식품의약품안전처 발표 융복합 헬스케어 활성화 대책

출처: 식품의약품안전처 보도자료, 2015.5.6

1.5 국제 헬스케어 표준화 동향

1) DICOM

DICOM(Digital Imaging Communication in Medicine) 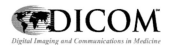 은 미국 방사선학회와 전기공업회가 합동으로 설립한 ACR(American College of Radiology)과 NEMA(National Electrical Manufacturers Association) 위원회가 모체이다. 의료디지털 영상과 부수적인 의료통합정보 전송을 위해 TCP/IP 상에서 동작하는 표준 영상 신호 프로토콜을 제안하여 네트워크를 통한 실시간 디지털 의료영상전송 및 조회를 지원하는 PACS(Picture Archiving Communication System)의 표준 기술로서 대부분의 의료영상정보시스템 기기가 채용하고 있다.

2) HL7

HL7(Healthcare Level 7)은 다양한 의료정보시스템 간 정보교환을 위해 1994년 미국국립표준협회(ANSI)가 인증한 의료정보교환 표준규약으로서 분산된 의료정보의 대용량 정보처리를 위해 시스템 간의 자료 전송을 최대한 효율적으로 수행하고, 전송 중 발생하는 오류를 최소화 할 수 있는 표준의 정립을 목표로 한다. HL7은 ISO/OSI 7 Layer와 상응하는 개념으로써, HL7은 특정한 네트워크 프로토콜에 의존적이지는 않지만 각 계층을 지원하는 기존 네트워크 접속을 전제로 하고 있다. 그리고 표준으로서의 HL7은 의료 환경에서의 전자적 데이터 교환을 위한 어플리케이션 프로토콜을 의미한다.

3) ISO/TC 215

ISO/TC 215(건강정보)는 의료기기간 데이터의 상호 연 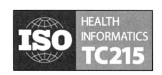 계성 및 호환성 확보, 의료기록의 디지털화에 필요한 표준을 개발하는 국제표준화기구(ISO)의 기술위원회로 8개의 워킹그룹(WG)으로 활동 중이며, 특히 WG7은 의료기기 간 실시간 플러그-앤-플레이 방식의 상호운용성 제공이 목적인 ISO/IEEE 11073 표준화 그룹과 통합되어 이종 의료기기간 데이터 전송 및 교류가 가능하도록 하는 프레임워크와 전송 및 데이터 표준화를 진행하고 있다.

4) IEC/TC 62

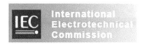

IEC/TC 62에서 제·개정하는 표준은 주로 IEC 60601 계

열의 표준이며, 의료 전기장치 및 시스템에 대한 필수적인 기본 요구사항 및 부가 사항에 대한 표준을 포함하고 있다. 최근에 IEC/TC 62는 연구 분야가 소프트웨어, IT, 통신 등으로 확대되었으며, 이 분야에 대한 새로운 표준을 개발해서 제·개정하고 있다. 이 분과위원회에서 발행된 표준은 diagnostic imaging, radiotherapy, nuclear medicine, radiation dosimetry, electromedicine, anaesthesia, critical care, surgery, artificial respiration, paediatrics 등에 대한 특정 제품을 위한 안전 및 성능을 명시한 표준들을 포함한다. 이러한 안전과 성능 표준에는 data security, integrity, privacy, 환자/운용자/환경을 위한 방사선 보호 등도 포함되어 있다.

5) ITU

ITU-T Study Group 16의 Question 28/16(Multimedia framework for e-health applications)에서는 멀티미디어 통신망에서 e-Health 응용을 위한 상호운용성 표준을 개발

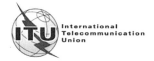

하고 있다. 진보된 디지털 통신 기술의 발전은 원격 진료와 같은 e-Health 응용을 지원하는 멀티미디어 시스템 개발을 촉진시키고 있다. e-Health는 건강 요구를 지원하기 위한 ICT 방법 이용을 선정하였으며, 원격 진료는 원격 지역의 상호 연결을 허용하고 원격 자원을 액세스할 수 있는 e-Health의 일부로 고려된다.

6) ICD

ICD(The International Statistical Classification of Diseases and Related Health Problems, 국제질병사인분류)는 역학(epidemiology), 건강관리(health management), 임상 목적(clinical purpose)을 위한 표준 진단 도구이다. ICD는 사람의 질병 원인 및 사망 원인에 관한 표준 분류 규정으로 세계보건기구(WHO)에서 발표하며 국제질병분류로 줄

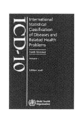

여 부르기도 한다. 현재 쓰이고 있는 ICD-10 분류는 1980년대에 시작된 이래 최신판으로, 1990년 5월 세계보건총회 43개 국가에서 승인되었고, 1994년에는 세계보건기구 회원국에서 사용하기 시작했다.

2　환자맞춤형 정밀의학

2.1 환자맞춤형 정밀의학의 배경 및 필요성

18~20세기초 전염병의 예방과 확산을 방지하는 공중보건의 시대와 20세기 말 질병을 치료하고 환자의 기대수명을 연장시키는 질병치료의 시대를 거쳐, 21세기가 도래한 지금 헬스케어의 패러다임 변화와 함께, 우리는 개인 맞춤형치료를 통하여 질병을 예방하고, 의료비를 절감하는 헬스케어3.0 건강수명의 시대에 살고 있다. 우리나라를 포함한 OECD 국가들 사이에서는 이른바 4P(Predictive, Preventive, Personalized, Participatory) 의료 시대가 도래하고 있으며, 특히 맞춤의료는 급속도로 발전하는 정보통신 및 생명공학 기술이 근간이 되어 4P 모든 영역을 포함하는 중요한 미래의료 패러다임으로 주목받고 있다. 4P는 미국의 생물학자 르로이 후드(Leroy Hood) 박사가 언급한 미래의학의 모습이며, 질병예측(Predictive), 질병예방(Preventive), 개인맞춤(Personalized), 환자의 자발적인 참여(Participatory)를 뜻한다.

과거에는 특정 질병에 대해 개인의 특성을 고려하지 않은 표준치료 방법이 적용되었고, 고비용·저효율 구조로 사회 경제적 비용의 부담은 가중되었다. 미국의 다국적 제약회사 GSK의 부사장 Allen D. Roses 박사의 말에 따르면, 90%이상의 약들이 단지 30~50%의 환자들에게만 유효하다고 지적하였고, 질병에 따라 사용되는 주요 의약품은 그 유효성이 모든 환자에게서 나타나지 않는다고 언급하였다.

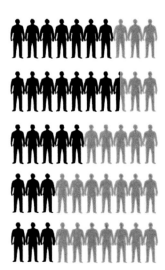

Hypertension Drugs 10-30%
ACE Inhibitors

Heart Failure Drugs 15-25%
Beta Blockers

Anti Depressants 20-50%

Cholesterol Drugs 30-70%
Statins

Asthma Drugs 40-70%
Beta-2-agonists

그림 8.2.1. 주요 의약품별 유효성 정도

출처: White House, Personalized Medicine Coalition, 2007.06

　분자진단 및 유전체의학의 발달과 같은 기술혁신은 의료 패러다임을 변화시키고 있어, 개인의 유전적 특성과 체질을 고려한 환자 맞춤형 치료가 가능하게 되었다. 환자맞춤형 정밀의학(Precision Medicine)은 환자 각 개인의 유전체 정보를 기반으로 약물 또는 약물용법에 대한 선택적 진료를 가능케 하는 방식으로서, 이전의 다수를 대상으로 하는 표준치료 형태가 아닌 환자의 특성에 맞게 특정 질병에 대한 민감성 반응차이의 지표를 기반으로 질병을 예방하고 관리하는 진료방법이다. 환자 개인의 유전정보, 진료정보, 생활환경 및 습관에 따라 치료전략제시가 가능하다.

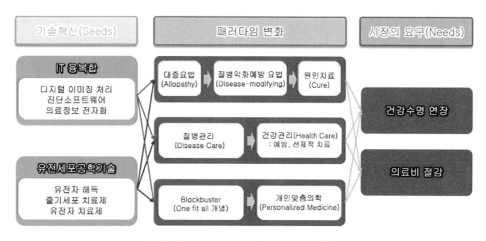

그림 8.2.2. 보건의료 패러다임의 변화

출처: 줄기세포 현황 및 미래의료 대응전략, GSRAC 센터, 2015.06.

　정밀의학의 실질적인 개념이 탄생하고, 실현되고 있는 분야는 암(Tumor) 진료분야이다. 암세포의 유전자, 단백질의 발현, 대사물질, 미세환경의 수준을 모두 파악하고 분석한 빅데이터뿐만 아니라 개개인의 유전적 특징, 직업, 생활환경, 식생활 습관의 특징까지 모두 포함하는 방대한 규모의 정보를 종합 분석해 개인에게 최적화된 치료법을 제시한다. 이처럼 환자의 정보를 기반으로 하여 최소의 부작용과 최대의 효과를 기대하는 진료를 제공하는 것이 정밀의학이 제시하는 목표이다.

　현 기술 수준에서는 암의 발생과 관련된 모든 인자들은 다 밝혀진 상태가 아니며, 개개인의 유전체를 모두 알 수 있는 수준도 아니다. 그러나 질병과 관련된 빅데이터를 모으고 분석하고 적용할 수 있는 기술과 지식은 꾸준히 축적되고 있다. 이를 통해 가까운 미래에는 훨씬 더 세분화되고, 개개인이 조금 더 건강한 삶을 유지할 수 있고 질병을 보다 현명하게 극복할 수 있는 환자맞춤형 정밀의학이 보편화 될 것으로 기대된다.

2.2 환자맞춤형 정밀의학의 산업 동향

1) 해외동향

(1) 미국

① 정밀의학 이니셔티브 프로그램(Precision Medicine Initiative, PMI)

2015년 1월 미국 오바마 정부가 2016년 예산안에서 우선정책 중 하나로 환자맞춤형 정밀의학에 대한 대규모 투자를 선언하였다. 미국 정부는 정밀의학 이니셔티브 프로그램(Precision Medicine Initiative, PMI)에 2억 1500만 달러의 예산을 투자한다고 발표하였고, 이에 따라 정밀의학의 중요도가 다시 한 번 강조되었다. 오바마 정부는 미국 국민의 유전정보, 진료정보, 생활 환경 및 식습관 등에 관한 정보를 모으는 국가적 코호트 연구에 1억 3000만 달러를 투자한다고 밝힌 바 있다. 정밀의학 이니셔티브 프로그램(PMI)의 목표는 유전자 분석을 기반으로 현재 치료가 힘든 암 질환에 대해 보다 효과적으로 치료 및 예방을 하는 것이다.

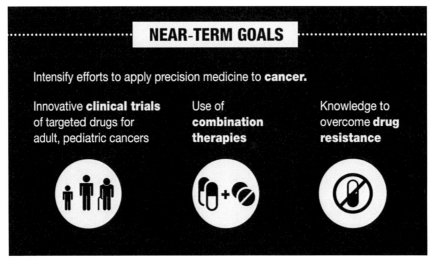

그림 8.2.3. 정밀의학 이니셔티브 프로그램(PMI)의 단기적 목표

출처: White House, Precision Medicine Initiative

미국 오바마 정부가 발표한 정밀의학 이니셔티브 프로그램(PMI)의 단기적 목표는 환자맞춤형 정밀의학을 암 질환의 효과적 치료를 중점으로 진행하는 것이다. 이는 표적치료를 위해 임상시험을 지원하고, 새로운 약물치료를 통해 의약품의 약물조합에 따른 반응도를 예측하는 모델을 만드는 목표를 제시한다.

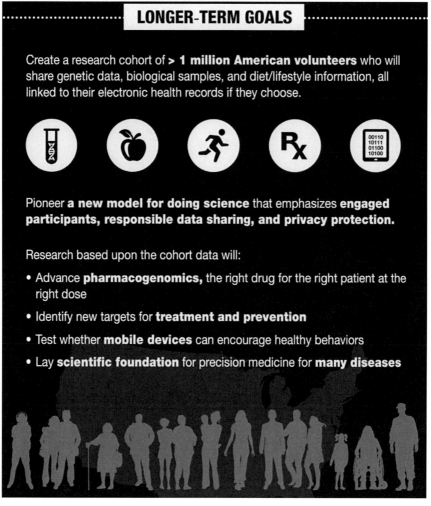

그림 8.2.4. 정밀의학 이니셔티브 프로그램(PMI)의 장기적 목표

출처: White House, Precision Medicine Initiative

정밀의학 이니셔티브 프로그램(PMI)의 장기적 목표는 미국인 1백만 명 이상의 지원자를 받아 유전자 정보뿐만 아니라 생활습관과 식습관에 이르기까지 의학정보의 공유를 통한 국가적 코호트를 구축하는 것이다.

이와 같은 환자맞춤형 정밀의학은 환자의 유전정보를 바탕으로 환자에게 최적화된 치료법을 제공하여, 의약품 및 치료의 효율성을 높여 사회 경제적 보건의료 비용을 줄이고, 질병을 사전에 예방하고 예후를 측정하며, 재발가능성을 예측함으로써 의료산업의 새로운 패러다임을 제시하는 것이다.

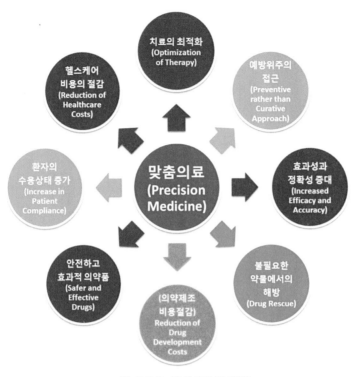

그림 8.2.5. 맞춤의료의 적용

출처: GBI(Global Business Intelligence) research, 2012.12.

미국의 환자맞춤형 정밀의료는 급속한 성장을 보이고 있는 분야로서 앞으로 커다란 성장이 예측된다. 2013년 발간된 한국보건산업진흥원의 맞춤의료(Personalized Medicine) R&D 조사분석보고서에 따르면, 미국의 환자맞춤형 정밀의료시장의 경우, 연간 11%의 높은 성장률을 보이고 있다. 2009년 2,300억 달러 규모를 달성하였고, 2015년에는 4,500억 달러, 2020년까지 7,600억 달러에 이르는 시장규모를 달성할 것으로 전망된다. 특히, 암과 같은 난치성 질환의 빠른 진단, 효율적 치료방법에 대한 수요가 시장을 견인할 것으로 전망한다. 2015년 들어서 의료서비스 분야에서 가치 중심의 헬스케어 모델이 발전되어 감에 따라 전세계 다국적 생명과학 회사들은 대규모의 데이터 분석, 기술통합 및 산업 간의 협력을 필요로 하는 환자맞춤형 정밀의학 분야에 역량을 집중하고 있다. 의료기기산업계에서도 진단기기 업체와 대형 제약업체, 의료기기 업체와 생명공학기기 업체, 그리고 중소기업과 중견기업체 간에 눈에 띄게 협력관계가 활성화 되고 있어 향후 관련 헬스케어 시장의 판도변화가 예상된다.

따라서, 환자맞춤형 정밀의학은 앞으로 의료기기 시장에서 중요한 역할을 차지할 것으로 전망된다. 이는 의료시스템 중심이 기존에 질병의 치료를 그 목적으로 두었다면 미래의 의료시스템은 질병의 치료를 넘어 예방중심으로 보건의료 패러다임이 변화될 것임을 의미한다.

② 정책동향

미국은 선도적으로 환자맞춤형 정밀의학(Personalized Medicine) 정책을 논의하며 발전을 촉진하고 있다. 2010년 5월, 정밀의학 관련 제품의 생산 및 사용을 확대하기 위한 목표로 Genomics and Personalized Medicine Act 법안이 하원의원에 제출되었다. 더불어 FDA는 In Vitro Companion Diagnostic Devices에 관한 최종 가이던스를 2014년 8월에 배포하였으며, 환자맞춤형 정밀의학에 관한 정의, 표준, 프로세스 등을 제시하였다. 미국에서는 약물 및 생물의약품은 CDER(Center for Drug Evaluation and Research)과 CBER(Center for Biologics Evaluation and Research)에서 담당하며, 의료기기 등은 CDRH(Center for Devices and Radiological Health)에서 담당한다. 약물 치료와 진단이 동시에 이루어지는 분야인 환자맞춤형 정밀의학을 구현하기 위해서는 제품별로 구분되어 있는 조직 간의 협력을 강화하여 환자맞춤형 정밀의학의 규제 및 승인을 촉진하여야 할 것이다.

(2) 일본

① 바이오뱅크 프로젝트(Biobank Japan Project)

일본의 약물유전체학과 맞춤형 의료의 현황은 현재 개인화된 의료 프로젝트인 '바이오뱅크 프로젝트(Biobank Japan Project)'를 통해 구현되고 있다. 2003년 6월 시작된 일본의 바이오뱅크 프로젝트는 3가지 주요한 목적을 달성하기 위해 시작되었다. 첫째, 질병과 관련되거나 다양한 약물의 효과 및 부작용과 관련된 유전자를 발견하고, 둘째, 환자맞춤형 의료를 구현하기 위한 중요 유전정보를 밝히고, 마지막으로 질병예방을 위한 유전자와 환자 주변환경의 상호작용을 연구 목적으로 삼았다. 이러한 목적을 달성하기 위하여 일본의 바이오뱅크 프로젝트 팀은 47개의 통상적인 질환을 앓고 있는 30만 명의 환자로부터 유전정보를 취합하여 최대 백만 개의 DNA 시료 및 3백만 개의 혈청 시료를 보관할 수 있는 바이오뱅크를 구축하기 시작하였다.

② 정책동향

일본 정부의 바이오뱅크 구축 정책과 함께 규제기관들의 역할이 중요해지며 본령, 연구 관련 지침 또한 구체화 되었다. 「Submissions of information to regulatory authorities for preparation of guidelines for the use of pharmacogenomics in clinical studies」를 통해 집단간 차이에 민감한 결과를 나타내는 약물유전체 연구 관련 임상 지침들이 공포

되었다.

2) 국내동향

(1) 산업현황

국내의 맞춤의료산업 및 시장은 아직 초기단계 수준이다. 외국에 비해 맞춤의학과 관련된 유전체 진단을 제공하는 업체가 거의 없으며, 대부분 해외업체로부터 장비, 시약을 수입하여 서비스를 제공하는 수준에 머물러 있다. 한국보건산업진흥원의 맞춤의료 R&D 조사분석 보고서에 따르면, 맞춤의료의 진단 및 분석에 사용되는 바이오칩의 제조와 분석서비스 부문의 국내시장규모는 2008년 기준 600억원 수준으로서, 이는 30억 달러에 달하는 미국 분자진단 시장의 1/50 규모이다. 유전체 기반의 맞춤약물치료 기술의 임상 적용은 삼성서울병원, 서울대병원, 서울아산병원, 부산백병원 등 일부 대학병원 및 특화된 연구기관 중심으로 이루어지고 있다. 국내 기업들은 유전체 분석과 바이오마커 개발분야를 중심으로 맞춤의료 시장에 진출을 시도하고 있다.

(2) 정책동향

보건복지부는 한국인 맞춤의료 실현을 위해 '차세대 맞춤의료 유전체 사업단'을 2011년 출범시켰다. 질병 중심의 유전체 연구를 진행하여, 질병의 진단 및 치료, 예후판정 및 예방기술과 같은 임상적용이 가능한 전략분야에 집중투자를 하기 시작하였다. 정부의 유전체 연구 육성 및 기술개발 지원은 비교적 이른 1999년부터 이어져 왔으며, 보건복지부 산하 질병관리본부 국립보건연구원의 유전체센터에서는 한국인유전체 역학조사사업(Korean Genome and Epidemiology Study, KoGES)을 통해 한국인을 대상으로 한 대규모 유전체역학 코호트를 구축하고 있다.

3 | 3D 프린팅

3.1 개요

3D 프린팅 기술은 1986년에 처음으로 특허 출원하게 되었으며, 그 당시 시장은 대량생산을 주로 하고 있었기 때문에 시장이 형성되어 있지 않았으나, 이후 사용자 맞춤형, 다품종 소량생산이 주목받으면서 3D 프린팅 기술이 부각되기 시작하였다. 2013년 미국

의 오바마 대통령은 3D 프린팅기술의 잠재력에 대해 강조하였고, 2013년 매킨지 보고서 (McKinsey Report)에 따르면 12가지 잠재적인 혁신 기술 중 하나로 3D 프린팅 기술이 선정되었다.

　3D 프린팅은 소비재/전자제품 분야뿐만 아니라 보건산업 분야에서도 주목을 받고 있다. 3D 프린팅을 통하여 의료비용의 절감 및 환자 맞춤형 의료기기 생산 등이 기대된다. 개인 맞춤이 반드시 필요한 재활의학 등의 분야에서 3D 프린팅 기술을 먼저 도입하기 시작하였고, 이후 이비인후과, 치과 등에서도 3D 프린팅을 사용하면서 보건산업을 이끌어갈 핵심 기술로 자리매김할 전망이다. 여기에서는 3D 프린팅 기술이 보건 산업에 어떻게 적용되고 있는지 등을 살펴보고, 3D 프린팅 기술에 대한 규제 방안에 대하여 전반적으로 알아보고자 한다.

3.2 3D 프린팅의 정의

　2013년 매킨지 보고서에 따르면 3D 프린팅이란, '적층제조(Additive Manufacturing) 기법을 통하여 맞춤 형상에 맞도록 무수한 반복으로 쌓아서 올린 인쇄'라고 정의한다. 이는 전통적 방식인 절삭제조(Subtractive Manufacturing)와는 대조적인 방식이라고 할 수 있다.

　3D 프린팅에 사용되는 3D 프린터는 사용하는 재료에 따라서 아래와 같이 분류할 수 있다.

표 8.3.1. 3D 프린팅의 분류

재료	재료 종류	조형방식	제품 예
액체 기반형	액체 형태의 재료	레이저나 강한 자외선을 이용하여 재료를 순간적으로 경화하여 형상 제작	미국 3D system사의 SLA(Stereolithography) 시스템
분말 기반형	미세한 플라스틱 분말(powder), 모래, 금속 성분의 가루 등	분말 형태의 재료를 가열한 후 결합하여 조형, 재료 형태에 따라 접착제를 사용하거나 레이저를 사용하는 프린터가 있음	독일 EOS사의 SLS(Laser Sintering) 시스템

재료	재료 종류	조형방식	제품 예
고체 기반형	와이어 또는 필라멘트 형태의 재료	필라멘트 등 열가소성 재료를 열을 가해 녹인 후 노즐을 거쳐 압출되는 재료를 적층하여 조형	미국의 Stratasys사의 FDM (Fused Deposition Modeling) 시스템
	왁스 성질을 가진 펠릿(Pellet), 작고 둥근 알 또는 공 모양의 알갱이)	재료를 헤드에서 녹여 노즐을 통해 분사	이스라엘의 Objet 사의 Polyjet 시스템
	얇은 플라스틱 시트나 필름 형태의 재료	플라스틱 시트를 접착하면서 칼을 사용해 절단 후 적층하여 조형	미국의 Elisys사의 LOM (Laminated Object Manufacturing) 시스템

출처: KB 금융지주 경영연구소 (2013)

3.3 보건산업영역에서의 적용

1) 이비인후과

(1) 부비동암 수술

2013년, 삼성서울병원 이비인후과에서는 부비동암 수술에 3D 프린터를 이용한 시뮬레이션을 수행하였다. 부비동암은 수술 후 부작용으로 얼굴이나 눈이 함몰될 가능성이 있어, 이전에는 CT 등의 자료만을 활용하여 수술을 진행하였다. 그러나 영상자료만으로는 정확하게 얼굴 골격을 확인할 수 없어 수술 후 부작용이 나타날 가능성이 있었다. 이 점을 해결하기 위해 CT 영상을 활용하여 3D 프린팅 모형물을 제작하였다. 이를 토대로 수술 중 예상 절제범위를 확인하고, 뼈의 두께 등을 확인하여 수술에 활용할 수 있었다.

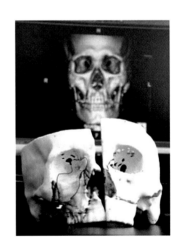

(2) 맞춤 보형물 – 인공기관 이식

2014년, 포스텍과 서울 성모병원 연구진은 3D 프린팅 기술을 이용하여 인공기관을 신체에 이식하는 프로젝트를 국내 처음으로 성공하였다. 연구팀은 태어날 때부터 콧구멍과 코가 없는 몽골 어린이 환자에게 3D 프린팅을 이용해 '맞춤형 인공 콧구멍과 기도 지지대'를 제작하여 주었다.

환자는 한국에서 코 재건을 위해 이마에 식염수를 넣어 피부를 늘리고, 이마의 피부를 코 쪽으로 이동시켰다. 코를 재건하고 콧구멍을 만들어 주었지만, 구강 점막이 쪼그라들어 콧구멍이 다시 막혀서 이를 유지해줄 기관의 필요성이 제기되었다. 시중에서 유통되는 지지대의 형태는 원기둥 모양으로 매우 단순하여서, 3D 프린팅 기술을 활용해 실리콘 인공 지지대를 만들게 되었다. 인공기관을 환자에게 성공적으로 삽입하였다.

2) 정형외과

2013년 한국방사선학회지에 따르면 3D 프린팅 기술로 환자 맞춤형 대퇴골(Femur)을 제작하여 시뮬레이션을 하면 수술 중에 발생 가능성이 있는 2차 손상을 방지하며, 수술시간 단축 및 정밀수술이 가능하다고 보고되었다. 대퇴골은 사람의 뼈 중 가장 길고 크며, 해면골이 거의 없기 때문에 골절될 경우 뼈가 잘 붙지 않는 단점을 가지고 있다. 특히 복합 골절 환자의 경우 Nail을 삽입하게 된다. 이때 대퇴골의 중심방향으로 삽입하지 못하면 2차 골절이 발생할 수 있다. 따라서 환자 대퇴부를 3D 프린팅으로 제작하여 수술 시뮬레이션을 하면 수술 중 발생할 수 있는 2차 손상을 방지할 수 있을 것으로 기대된다.

3) 바이오 프린팅(Bio-printing)

현재 장기 기증자의 부족으로 많은 환자들이 장기 기증을 기다리고 있다. 막연하게 장기 기증을 기다려야 하는 문제점을 해결해 줄 수 있는 것이 바로 바이오 프린팅이다.

바이오 프린팅이란 살아 있는 세포를 원하는 형상으로 3D 프린팅 기술로 적층하여 조직 또는 장기를 제작하는 기술이다. 이를 통해 근육, 뼈 제작은 물론 각종 장기 제작 등 다양한 분야에 활용될 수 있을 것으로 기대된다.

바이오 프린팅을 위해서는 아래의 3가지 단계를 거쳐야 한다.

① 전처리(Preprocessing) - CAD(Computer Aided Design), 청사진(Blueprint), 프리컨디셔닝(Preconditioning)
② 주처리(Main Processing) - 실제 프린팅(Actual Printing), 경화(Solidfication)(
③ 후처리(Postprocessing) - 관류(Perfusion), 포스트컨디셔닝(Postconditioning), 조직성숙 과속화(Acceleated Tissue Maturation)

출처: 한국 CAD/CAM 학회지 제14권 제1호, 5-11, 바이오프린팅 기술의 소개, 추원식 외 (2008)

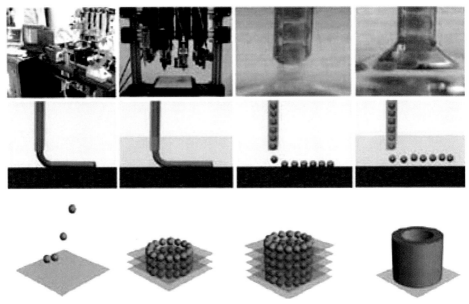

그림 8.3.1. 바이오프린팅 적층 방식

출처: 한국 CAD/CAM 학회지 제14권 제1호, 5-11, 바이오프린팅 기술의 소개, 추원식 외 (2008)

장기 제작 시, 3차원 구조를 재현하기 위해 세포와 젤을 층별로 적층한다. 세포는 적절히 적층되고, 세포들이 살 수 있는 환경을 만들어 주기 위해 특수 물질 위에 쌓이면서 3차원으로 만들어진다. 이렇게 제작된 3차원 형상에 관류액을 흘려 보내 동맥, 정맥, 모세혈관 등을 제작할 수 있다.

3.4 의료영역에서의 3D 프린팅 인허가 제도

1) 3D 프린팅 의료기기 인허가 제도 개요

의료영역에서 3D 프린팅 기술의 활용이 증가함에 따라 각국 정부는 시장 선점을 위한 정책을 내놓고 관련 규정을 정비하고 있다. 3D 프린팅으로 제작된 의료기기는 현재의 대량생산 체제에 적합한 품질관리 시스템으로는 관리하기 어려운 측면이 있기 때문에 이를 관리할 수 있는 새로운 제도와 기준의 마련이 필요하다. 그리고 보험 적용, 안전성 평가 등 보험과 인허가와 관련된 이슈에 대해서 정부의 선제적인 대응이 요구된다. 이 외에도 3D 프린팅 기술은 저작권 침해, 기술 악용 등에 이슈가 수반될 수 있기 때문에 이에 대한 대응책 마련이 필요하다.

2) 유럽연합의 인허가 제도

(1) 관리 현황

유럽연합은 의료기기지침(Medical Device Directive, MDD 93/42/EEC)에서 주문제작기기(Custom-made device)로 관리하고 있다. MDD 제1조(정의, 범위) 제2항 제d호에서 주문제작기기를 다음과 같이 정의하고 있다.

'custom-made device' means any device specifically made in accordance with a duly qualified medical practitioner's written prescription which gives, under his responsibility, specific design

characteristics and is intended for the sole use of a particular patient. The abovementioned prescription may also be made out by any other person authorized by virtue of his professional qualifications to do so. Mass-produced devices which need to be adapted to meet the specific requirements of the medical practitioner or any other professional user shall not be considered to be custommade devices;

'주문제작기기'는 공인 자격을 갖춘 전문의가 자신의 책임 하에 구체적인 설계 특성을 명시하고, 특정 환자에게만 사용하도록 의도하여 작성한 처방전에 따라서 특별히 제작되는 모든 기기이다. 상위에 언급한 처방전은 전문적인 자격 인증에 의하여 권한을 부여 받은 사람은 누구든지 작성할 수 있다. 전문의 또는 여타 전문 사용자의 특별한 요구사항을 충족시키기 위해 채택할 필요가 있는 대량생산기기는 주문제작기기로 간주되지 않는다.

주문제작기기는 관련 전문가가 처방, 제작하는 기기이기 때문에 규제 강도는 미약한 수준이다. 주문제작기기는 의료기기지침(MDD 93/42/EEC)의 부속서 I과 부속서 VIII에 따라 다음과 같은 사항들을 선언하고, 인증기관의 평가를 받지 않는다. 인증기관의 평가를 받지 않기 때문에 주문제작기기는 CE 마크를 부착할 수 없다.

- 제조업자명 및 주소
- 해당 기기의 식별 데이터
- 환자명과 해당 환자의 독점적 사용을 목적으로 한다는 설명
- 처방전을 작성한 의사 또는 전문가(권한이 있는 자)의 성명 및 병원명
- 처방전에 따른 제품 특성
- 부속서 I에서 요구하는 필수요구사항을 준수한다는 선언

(2) 영국 MHRA(Medicine and Healthcare Products Regulatory Agency)의 가이드에 제
시된 주문제작기기(Custom-made device)의 예

표 8.3.2. 영국 MHRA 가이드에 제시된 주문제작기기의 예

기기	처방자	제조자	비고
치과용품	치과의사	치기공소	
특수 안과용 처방	안과의검안의안경사 (부분적)	안경점	렌즈와 테가 대량생산되어 있지 않은 경우
의안 / 미용용 쉘	의안기공사 / 안와기공사	의안기공사 또는 안구기술자	환자 특화
악안면 보철물	의료 컨설턴트 또는 보철기공사	보철기공사	환자 특화
보청기 삽입부	의료 컨설턴트, 청각공학자, 보청기 조제자	삽입부 제조자	환자 특화
귓속형 보청기	의료 컨설턴트, 청각공학자, 보청기 조제자	보청기 제조자	환자 특화
정형용 신발	교정의, 신발 정비공	제화공	환자 특화
관절 교체 삽입물(특정 개인을 위한 설계)	정형외과 의사	임플란트 제조자	
보철 및 보조기구	재활 컨설턴트, 정형외과 컨설턴트 또는 민간 부문의 보철기공사	보철 및 교정 서비스 제공 기업 및 NHS(National Health Service)	

출처: MHRA

위 표에 제시된 제품들은 대부분 3D 프린팅 기술을 이용하여 제작할 수 있으며, 실제
로도 활발하게 사용되고 있다. 참고로 인체에 이식되는 치과용 재료들은 의료기기로 관
리되지만 치기공소 등에서 사용하는 주조기 등은 의료기기로 관리되지 않고 있다. 2015
년 현재, 3D 프린터는 의료기기로 관리되지 않고 공산품으로 관리되며, 해당 기술로 생
산된 주문제작기기만 의료기기로 관리한다.

(3) 현 인허가 제도의 한계점

3D 프린팅 기술을 활용한 주문제작기기에 대한 법적 정의가 부실하여 사실상 원재료
및 3D 프린터는 의료기기로 관리되지 않고 있으며, 주문제작기기는 규제 정도가 낮아
최종 제품의 안전성에 대한 문제가 제기될 수 있다.

(4) MDD 개정안 발표

유럽연합은 프랑스에서 제조된 공업용 실리콘을 사용한 유방 보형물이 약 3만 명에게 이식되어 문제가 발생한 사건이 발생한 후 2012년 10월, 의료기기 규제가 대폭 강화된 MDD 개정안을 발표하였다. 개정안에 따르면 주문제작기기에 대한 품질관리시스템 (Quality Management System, QMS) 적용을 의무화하는 등, 주문제작기기의 품질관리에 대한 규제를 강화하고 있다. 주문제작기기를 위한 별도의 부속서를 신설하여 적용할 예정이다. 현재 워킹파티(Working Party) 차원에서 주문제작기기(Custom-made device) 관련 규제안이 논의 되고 있으며, 바코드 부착 의무화, 제조업체 등록 관리 등이 논의되고 있다.

표 8.3.3. 워킹파티에서 논의되고 있는 MDD 개정안

항목	내용
적합성 평가 절차	이식용 기기를 제외한 주문제작기기 제조자는 부속서 XI에 명시된 절차에 따라 제품을 출시하기 전에 부속서에 규정된 선언을 하여야 함. 아울러 기술문서 내에 설계 문서의 평가와 함께 부속서 VIII(동 부속서의 2장은 제외)에 따른 전체 품질 보증에 따라 적합성 평가 절차를 적용하여야 함
고유식별코드 시스템	기존에 제외되던 주문제작기기의 고유식별코드 부착을 향후 적용
기기 제조 및 유통업체 전자등록 시스템	기존에 제외되던 주문제작기기의 제조업체 전자등록을 향후 시행

출처: European Commission

3) 미국의 인허가 제도

(1) 관리 현황

미국 FDA는 3D 프린팅 기술이 사용된 제품을 기존 의료기기 관리체계인 시판전 신고 (510(k)), 시판전 허가(Premarket Approval, PMA)로 규제하고 있다.

표 8.3.4. 미국 의료기기 허가 절차

절차	내용
시판전 신고(510(k))	시판전 신고(510(k))는 기존에 법적으로 시판되고 있는 제품과 비교하였을 때 사용 목적과 성능이 본질적으로 동등하고 관련된 기술이 안전성 유효성에 문제를 일으키지 않는다는 것을 확인하는 절차임. (Class II 대상)
시판전 허가(PMA)	시판전 허가(PMA)란, 기본적으로 기존에 합법적으로 시판되고 있는 의료기기와 본질적으로 동등하지 않은 제품에 대한 심사절차로서, 시판전 신고(510(k))를 통해 시판되는 제품과 비교할 때 성능 및 안전성과 유효성 측면에서 불확실한 요소를 많이 가지고 있는 제품들이 그 대상이 되는 시판전 절차임. (Class III 대상)

출처: 의료기기산업 북미시장 진출 매뉴얼, 보건산업진흥원, 2011.11

미국은 별도로 주문제작기기에 관한 법령이 마련되어 있고, 세부 시행 가이던스가 고시되어 있다.

(2) 출시 중인 제품

표 8.3.5. 시판 중인 3D 프린팅 기술이 사용된 의료기기

510(k)	등재일	제조자	제품명
K121818	2013.2.7	Oxford Performance Materials, LLC	OsteoFab Patient Specific Cranial Device(OPSCD)
K133809	2014.7.28	Oxford Performance Materials, LLC	OsteoFab Patient Specific Facial Device(OPSFD)
K140027	2014.5.22	Materialise NV	Zimmer® Patient Specific Instruments, Zimmer® Patient Specific Instruments Planner

출처: FDA 510(k) Database

(3) 주문제작기기에 대한 가이던스 발표

미국 FDA는 2014년 9월, 매우 드문 상태 또는 질환 치료를 목적으로 제조하는 제품을 위해 다음과 같은 주문제작기기에 대한 가이던스(Custom Device Exemption)를 발표하였다.

- 개별 의료 전문가의 요구에 따라 연간 5개를 넘지 않는 수량이 제조 또는 개조된 주문제작기기는 일반적인 시판전 신고(510(k)) 또는 시판전 허가(PMA)와 같은 의무가 면제된다.
- 면제되는 사항은 「식품·의약품·화장품법(FD&C Act)」의 520(b)조항에 따라 시판전 신고(510(k)), 시판전 허가(PMA)이며, 설계 관리(21 CFR 820, Quality System Regulation), 이상반응 보고(21 CFR 803, Medical Device Reporting), 라벨링(21 CFR 801, Labeling), 수정 및 제거(21 CFR 806, Medical Devices; Reports Of Corrections And Removals), 등록 및 리스팅(21 CFR 807, Establishment Registration And Device Listing For Manufacturers And Initial Importers Of Devices)을 포함한 품질시스템 규정(Quality System Regulation, QSR)은 준수하여야 한다.
- 주문제작기기의 정의에 해당하지 않는 경우는 허가 받지 않은 의료기기의 인도적 사용에 관한 절차(Guidance on IDE Policies and Procedures)를 통해 진행할 수 있다.
- 이미 시판전 신고(510(k))가 완료된 제품을 주문제작기기의 목적으로 개조 및 수정할 경우에는 새로운 시판전 신고(510(k))는 필요하지 않다.

가이던스에 따른 주문제작기기의 기재사항은 다음과 같다.

- 사용설명서
- 제품을 요구한 의사/치과의사 또는 환자의 이름
- 사용목적
- 멸균상태
- 연관 정보(재질, 원자재 등)
- 보관 방법

(4) 현 인허가 제도의 한계점

3D 프린팅 기술로 제조된 의료기기는 기계적 특성, 생물학적 안전성, 설계 검증에 대한 안전성 우려가 존재한다. 의료기관 등 임상현장에 설치된 3D 프린터로 제조되는 의료기기의 제조업자는 누구이며, 법적 책임을 누가 지는지에 대한 사항이 명확하지 않다는 한계가 있다. 또한, 의료기관에서 제조되는 제품들을 감독할 FDA의 역할이 명확하지 않다.

4) 한국의 인허가 제도

(1) 관리 현황

식품의약품안전처는 3D 프린팅 기술을 이용하여 일정 치수의 범주 내에서 환자에 따라 다양한 치수로 제조되는 의료기기가 허가된 사례가 있다. 이는 기존 허가 체계 내에서 이루어지고 있는 것으로 안전성 확인을 위한 성능시험 등은 각 제품의 제조 범위를 대상으로 하여 실시하고 있다. 그러나 기본적으로 한국은 주문제작기기에 대한 별도의 규정이 존재하지 않으며, 의수나 의족 등은 의료기기로 관리하지 않고 장애인복지법에서 재활보조기구로 관리하고 있다. 2015년 12월, 식품의약품안전처는 '3D 프린터를 이용하여 제조되는 맞춤형 의료기기 허사심사 가이드라인'을 발간하고, 세부내용 및 개발 사례 등을 안내하기 위한 설명회를 개최하였다. 가이드라인에서 언급하고 있는 식품의약품안전처의 '3D 프린팅 의료기기'의 적용 및 관리 방안은 다음과 같다.

> '3D 프린터를 이용하여 제조되는 맞춤형 의료기기 허사심사 가이드라인' 중 적용 및 관리 방안(발췌)
> 가. 동 가이드라인은 3D 프린터를 이용하여 환자맞춤형으로 제조되는 의료기기(이하 '3D 프린팅 의료기기')의 기술문서 심사 등에 적용한다.
> 나. 3D 프린터를 이용하여 환자의 신체 부위에 적합한 형태로 성형하기 위해 제작된 금형(몰드)은 인체에 직접 접촉, 삽입, 이식되지 않고 성형용 제조에 사용되는 기구이므로 의료기기로 분류하지 않되, 사용형태에 따라 다음과 같이 관리한다.
> (1) 3D 프린터로 제작된 금형(몰드)을 이용하여 액상이나 분말의 재료형태로 허가된 의료기기를 인체부위에 맞게 의료기관 내에서 성형하는 것은 허가범위(사용목적, 사용방법 등 준수) 내에서 사용가능하며, 위생관리(세척, 멸균 등)를 철저히 시행한다.
> (2) 완제품 의료기기를 제조하기 위해서 3D 프린터로 제작된 성형용 금형(몰드)을 사용하는 것은 제조설비로 간주하여 제조원의 의료기기 제조 및 품질관리기준(GMP)에 따라 관리한다.
> 다. 3D 프린터를 이용하여 제조된 인체모형이 교육 및 환자 상담 등의 목적으로 제조되는 경우는 의료기기로 분류하지 않는다.

출처: 3D 프린터를 이용하여 제조되는 맞춤형 의료기기 허가심사 가이드라인, 식품의약품안전처, 2015. 12.

(2) 현 인허가 제도의 문제점

식품의약품안전처는 [의료기기 품목 및 품목별 등급에 관한 규정]을 정하고 있으나, 현재 3D 프린터와 관련한 의료기기 품목이 별도로 마련되어 있지 않다. 품목의 특성을 고려하여 재분류가 필요한 품목등급분류체계의 개선 및 심사의 가이드라인을 세분화 함으로써 혼란을 방지하는 것이 필요하다. 무엇보다도 주문제작기기에 대한 정의 및 관리체계 수립이 선행되어야 하며, 이에 따라 3D 프린터로 제작된 의료기기를 해당 체계에서 관리할 수 있을 것이다.